JN046200

感染症の脅威
新型コロナとの死闘
(PART2)

　新型コロナウイルスとの戦いは、米中冷戦から実戦へと向かう緊張の真っ只中で、全世界で続いている。約 14 億人の人口を有する中国と約 3.3 億人の米国は、太平洋の小国、約 1.25 億人の日本を挟むような形で、その緊張関係がいつ切れてもおかしくない中、対峙している。この新型コロナが最初に発生した中国・武漢市では、日常がほぼ戻りつつあることをテレビは伝えている一方、米国では、12 月 22 日時点で感染者数 1,771 万人以上、死亡者数約 28 万人と厳しい数値が並んだ（WHO データ：中国は、95,916 人の感染者数、4,772 人の死亡者数）。本シリーズ Part1 でも記載したが、IT 全体主義の中国は、2020 年 6 月の北京での第 2 波、そして、10 月での青島での新規発生をいずれも力ずくで、しかも、科学的視点からも完璧な形で、押さえ込むことができた。青島では、約 1000 万人の住民全体の PCR 検査を数日で終了し、日本とは雲泥の差を感じさせられた。武漢での第 1 波の時も、新型肺炎専門病院「火神山医院」を 1 月 25 日の建設開始からわずか 10 日間で完成させた。重要案件の立案、承認、実施の過程が、今回のワクチン開発で人口に膾炙した「ワープスピード」そのもので、世界の人々を驚愕させたことは記憶に新しい。

　ワクチン開発がこの新型コロナウイルスの収束に向けての最重要事項であることは、この 1 年の膨大な科学論文を紐解くと、誰もが、帰着するところである。米国トランプ大統領らが主導した「ワープスピード」作戦が功を奏し、2020 年 12 月には、開発開始から 1 年未満の超スピードで、世の中に出始めた。mRNA というまったく前代未聞のジャンルのワクチンが世界の絶望的状況に幾分明るい日差しを投げかけ始めた。勿論、短期的中長期的なワクチンの安全性の確認という重要な課題は残されている。

　ブラジルのマナウス（人口約 200 万人）では、2020 年 5 月には、医療崩壊がおこり、棺桶がまったく足りなくなり、多大なる犠牲者のもとで、集団免疫

が達成されたらしいことも報告された。新型コロナウイルスに感染して免疫ができる自然免疫による集団免疫の悲惨さが伝わってきた。

　自然感染による免疫とワクチンによる免疫では、その誘導される免疫能には確かに差があると思われるが、人類は、最初のハードルを越えようとしている。今回の新型コロナウイルスが、季節性の従来のコロナウイルスやインフルエンザウイルスのような形で、収束するのは、そう遠くない日であることと期待される。その間、新型コロナウイルスの重症化リスクの高い、高齢者や基礎疾患を持つ人々の犠牲を最小限化するための一般国民も含めた日本、そして、世界全体の努力が必須である。「世界全体が幸福にならないうちは個人の幸福はあり得ない（宮澤賢治：農民芸術概論網要）」この言葉が感染症の恐怖の世界では絶対的な命題であることが肌身にしみた１年であった。後、１，２年辛抱の時が続くかもしれないが、命あっての物種なので、どうしても、この感染症の危機を一人一人の意識革命で生き残らなければならない。

2020 年（令和２年）12 月 24 日

筆者代表　吉成　河法吏

4

7

第 1 章
はじめに

　本書 Part2 のポイント：

1) SARS-CoV-2 は、SARS-CoV に比べて致死率は低いが、高齢者や基礎疾患者には非常に驚異的なウイルスである。

2) 無症候性感染者：当初は 80%程度と言われたが、現在の知見では 20%程度

3) COVID-19 回復者の一部に、若者も含めて、後遺症が観察される。

4) 免疫：中和抗体の場合短期間で消失する傾向にあるが、横浜市立大等の結果は、6 ヶ月維持

5) 免疫：細胞性免疫がどの程度継続するかが重要となる

6) 治療薬：期待されたレムデシビルは、ほとんど効果がないのか？

7) 治療薬：アビガンは、日本で、承認される見込みとなったが・・・

8) 治療薬：デキサメタゾンが安価で有効である。

9) ワクチン：脅威的なスピードで開発が進み、12 月、英国でのワクチン承認

10) 新規な検査方法：2020 年の Nobel 化学賞対象技術：クリスパー技術を用いると、わずか 5 分での検出も可能

11) 集団免疫：自然免疫で達成するためには多大なる犠牲を伴い、非現実的

12) 血液型：O 型血液型のヒトは SARS-CoV-2 に感染しにくい

13) ネアンデルタール人遺伝子：遺伝子を引継いだヒトは、SARS-CoV-2 に感染し易い

14) BCG ワクチン：自然免疫能を高めて、SARS-CoV-2 感染を防御する可能性がある

15) ADE：抗体依存性感染増強に関しては、今後の課題

16) 既存免疫：SARS-CoV-2 感染を防御している可能性

17) 英国、南アフリカそしてブラジルからの変異株の出現

登山家アルピニストなら、世界の最高峰であるエベレスト登頂に命をかけるであろう。科学者・研究者にとっての最高峰は、英国 Nature 誌や米国 Science 誌であり、それらの山は、断崖絶壁なぐらいに、中途半端な科学者・似非科学者を弾き飛ばしてしまう孤高の双璧である。

　2020 年 8 月 7 日に、科学技術指標 2020 が、文部科学省 科学技術・学術政策研究所 (NISTEP) 科学技術・学術基盤調査研究室から発表された。その中で、研究開発のアウトプットの一つである論文（自然科学系）数に関して、各国間の比較を行った。今回の調査で初めて、自然科学系論文数全体で、中国が米国を抜いて第 1 位(305,927 件)となった。そして、米国が第 2 位(281,487 件)、日本は、第 4 位（64,774 件）であった。注目度の非常に高い Top1％補正論文数で比較すると、米国が第 1 位（4,501 件）、中国が第 2 位（3,358 件）となり、質的、内容的には、かろうじて、米国が首位を維持した。因みに、日本は、第 9 位（305 件）であり、注目度においては、米中に大きく引き離されていることがわかる。

自然科学系論文全体

全分野	2016-2018年 (PY) (平均) 論文数		
国・地域名	分数カウント		
	論文数	シェア	順位
中国	305,927	19.9%	1
米国	281,487	18.3%	2
ドイツ	67,041	4.4%	3
日本	64,774	4.2%	4
英国	62,443	4.1%	5
インド	59,207	3.9%	6
韓国	48,649	3.2%	7
イタリア	46,322	3.0%	8
フランス	45,387	3.0%	9
カナダ	41,071	2.7%	10
全体	1,537,322	100.0%	

自然科学系論文：Top1％補正論文

全分野	2016-2018年 (PY) (平均) Top1％補正論文数		
国・地域名	分数カウント		
	論文数	シェア	順位
米国	4,501	29.3%	1
中国	3,358	21.9%	2
英国	976	6.4%	3
ドイツ	731	4.8%	4
オーストラリア	507	3.3%	5
カナダ	434	2.8%	6
フランス	427	2.8%	7
イタリア	390	2.5%	8
日本	305	2.0%	9
オランダ	288	1.9%	10
全体	15,362	100.0%	

　これらの論文の基盤となるであろう大学の 2021 年版ランキングが、英国の専門誌 {Times Higher Education} に、2020 年 9 月 8 日付けで、発表された。93 の国及び領域の 1,500 以上の大学のランキングである。

大学ランキング（2021年版）

順位	国名	大学名
1	英国	オックスフォード大学
2	米国	スタンフォード大学
3	米国	ハーバード大学
4	米国	カリフォルニア工科大学
5	米国	マサチューセッツ工科大学
6	英国	ケンブリッジ大学
7	米国	カリフォルニア大学バークレー校
8	米国	エール大学
9	米国	プリンストン大学
10	米国	シカゴ大学
20	中国	精華大学
23	中国	北京大学
36	日本	東京大学
54	日本	京都大学

（出典：Times Higher Education ホームページ）

本専門誌は、「オックスフォード大学は5年連続で首位を維持している一方、中国の精華大学がアジア勢として初めてトップ20入りした」と伝えている。また、インドから新たな14大学のエントリーがあり、最も多い新規エントリー数であると述べている。ベスト100で見ると、日本が東京大学と京都大学の2大学が入っているが、中国は、精華大学を始め6大学が入っている。中国での研究も質的に急速に向上していることがわかる。

2020年10月4日、NHKのニュースで、世界における博士号取得者数の比較に関する発表をした。文部科学省によると、ピーク時の平成15年（2003年）のおよそ12,000人から、2019年はほぼ半分の5,963人まで減少した。2008年を基準に博士号取得者数の比較を行ったのが、下図である。日本では、2014年のデータであるが、日本のみが、博士号取得者数が減少していることがわかる。特に、人文・社会科学で少ないが、自然科学においても、減少傾向にある。自然科学分野においては、博士号取得者が、研究、少なくとも基礎研究の中核になることから考えて、この傾向が推移するとすれば、これからのデジタル化も含めた科学技術で、後塵を拝することになり、非常に、危機的な状況に向かいつつあると言える。

科学者にとっては憧れの学術誌であるNature誌の2020年8月6日号に、米国ボストンの科学ジャーナリストであるMegan Scudellari氏の「パンデミックの将来」と題する記事が掲載された。冒頭から恐怖の言葉が並んだ。

（予測）2021年6月。世界は、1年半の間、パンデミックの状態の中にいる。ウイルスは、緩慢な速度で、拡散し続け、断続的なロックダウンが、新常態となった。承認されたワクチンの防御効果は、わずか6ヶ月であり、世界的な規模での取引のため、その流通が遅れている。COVID-19感染者は、2億5千万人と

13

博士号取得者数（人口 100 万人あたり）

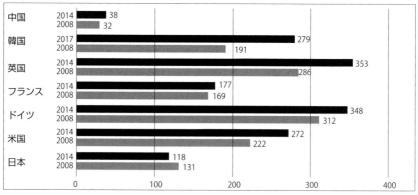

（出典：文部科学省 科学技術・学術政策研究所、「科学技術指標 2018」を基に、著者が加工・作成
https://www.nistep.go.jp/archives/37708 より）

なり、死亡者は、175 万人となった。因みに、2021 年 1 月 13 日時点（WHO デー
タ）では、感染者数 90,054,813 人、死亡者数 1,945,610 人である。1 月
時点で、死亡者数は、既に予測値を大幅に超えた。

　このようなシナリオは、COVID-19 パンデミックがいかに人間を疲れ果てさ
せるかを想像させる。香港大学の疾患数理モデラーである Joseph Wu 氏は、
収束に関して、「今後は、社会的な交わりがどの程度再開されるのか、そして、
どのような防止対策を行うのかに、多いに依存している」と述べている。成功
したロックダウンからの最新モデル及び証拠から、行動変容が、必ずしも、全
員ではないが、多くの人々が遵守されるのであれば、COVID-19 の拡散を減
少させることができることを示唆している。ウイルスに対する免疫が、例え
ば、循環している他のヒトコロナウイルス同様に、1 年より短いとしたならば、
COVID-19 感染における年ごとの大波が、2025 年、そして、それを超えて、
押し寄せることになるであろうと推測している。

それでは、近い将来には何がおこるのだろうか？

　「今後、SARS-CoV-2 のアウトブレイクは、毎冬、波となって、起こると思
われる。既に COVID-19 に罹患した成人のリスクは、インフルエンザ同様に、
減少すると思われるが、このコロナウイルスに対する免疫が如何に迅速に消え

ていくかにかかっている」とスイス・バーゼル大学の計量生物学者、Richard
Neher 氏が述べている。

　このパンデミックの終息のためには、このウイルスが、世界中から消え失せる
か、あるいは、人々が自然感染またはワクチンを通して、十分な免疫を構築し
なければならない。国によっても異なるが、この集団免疫のためには、人口の
55%から 80%が、免疫を獲得しなければならない。

2021 年そして、その後に何がおこるのであろうか？

　2021 年のパンデミックの進路は、ワクチンの開発状況、そして、ワクチン
接種後または感染からの回復後に、免疫系の防御能がどの程度維持できるのかに
依存している。はしかやポリオなど、多くのワクチンは、何十年も防御能があるが、
百日咳やインフルエンザを含めて、他のワクチンは、時間とともに、防御能が徐々
になくなっていく。ハーバード大学公衆衛生学部の疫学者、Yonatan Grad は、
2025 年まで、SARS-CoV-2 の全体の発生率は、免疫の持続期間に決定的に
依存すると述べている。同大学の疫学者、Marc Lipsitch らは、2020 年の 5
月の論文にて、本シリーズ Part 1 でも紹介したが、北米や欧州のような温暖地
域で、「COVID-19 がどのように出現して、そして出て行くのか」を予測するた
めに、コロナウイルス対する免疫がどの程度続くのか、季節の役割そして他のコ
ロナウイルス感染が何らかの免疫を与えるのかどうかの要因の影響をモデル化し
て、今後、何が起こるかを予想した。SARS-CoV-2 免疫がどのぐらい続くのか
に関しては、まだ、わからないが、回復患者に対するある研究では、中和抗体は、
感染開始後、40 日まで保持されていたが、他のいくつかの研究では、抗体レベ
ルは、何週間か何ヶ月後に、衰退していた。COVID-19 が、SARS と同様なパター
ンを示せば、抗体は 5 ヶ月間、高レベルを維持し、そして、2-3 年かけて、ゆっ
くりと減少していく。抗体産生のみが、免疫防御の唯一の形態ではなく、メモリー
B 細胞及びメモリー T 細胞もまた、2 度目の感染に対して防御するが、SARS-
CoV-2 感染において、それらの役割がまだほとんど知られていない。

　本ウイルスが、他の 2 つのコロナウイルス、OC43 や HKU1 と同様に、大体、
40 週間程度の短期的な免疫を誘導するならば、人々は、再感染し、毎年、アウ
トブレイクが発生する。

1000 人当たりの発生数
（パンデミックの開始時期：2020 年 3 月）

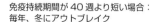

免疫持続期間が 40 週より短い場合：
毎年、冬にアウトブレイク

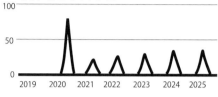

免疫持続期間が 100 週の場合：
アウトブレイクは、何年か毎に発生

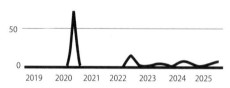

感染伝搬が季節性の場合：
最初にピーク、その後、冬にアウトブレイク

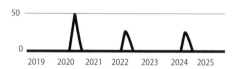

他のコロナウイルスが交差免疫性を与える場合：
明らかに消失して、後に、再発

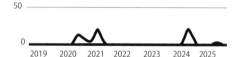

（出典：Science 誌ホームページ　DOI: 10.1126/science.abb5793 より）

他の可能性として、SARS-CoV-2 に対する免疫が、永久的であることである。この場合には、ワクチンがないとしても、世界を一掃するアウトブレイクの後に、このウイルスは、自分自身で燃え尽きて、2021 年までに消え失せるであろう。しかしながら、もし免疫が、約 2 年間程度続くぐらいの中程度であれば、ウイルスは消え失せたように思えても、2024 年までに、またぶり返すことであろう。但し、これらの予測は、有効的なワクチン開発を考慮していない。ヒト臨床試験でたくさんのワクチン開発が進められている現状から見ても、ワクチンがないとの仮定はあり得ないかもしれない。2020 年 11 月に立て続けに発表された第 III 相臨床試験の中間報告、Pfizer 社（BioNTech 社）と Moderna 社のワクチンなどの有効性が 90% を超える値であり、誰もが予測していない高い有効性を示している。但し、副反応に関しては、短期及び長期間のフォローアップが必要で、その評価に対してはしばらく時間がかかるものと思われる。

第２章
国内の感染状況及びコロナ禍での安倍首相辞任発表

　厚生労働省・健康局・結核感染症課は、2020 年（令和２年）１月 16 日、新型コロナウイルスに関連した肺炎の患者の発生について（１例目）と題して、神奈川県在住の 30 代男性から同ウイルスが検出されたことを公表した。

　政府は１月 28 日、新型コロナウイルス（2019-nCoV）感染症を感染症法上の「指定感染症」と検疫法上の「検疫感染症」に指定する政令を閣議決定し、同日、新型コロナウイルス感染症を指定感染症として定める等の政令を公布した。感染症法上の {指定感染症} に指定する政令について、施行日を２月１日とした。これにより、2019-nCoV 感染症の国内感染拡大を阻止するために、強制入院、就業制限、入国者への検査指示などが可能となった。

　感染症法に基づく主な措置及び対象ウイルスは、厚生労働省から発表されている資料を纏めると、下表のようになる。指定感染症は、一〜三類感染症に準じた対人、対物措置をするとなっている。

感染症法に基づく主な措置及び対象ウイルス

分類	対象例	濃厚接触者の外出自粛要請	消毒	就業制限	入院勧告	無症状者への適用	交通の制限
新型コロナウイルス		○	○	○	○	○	○
新型インフルエンザ等感染症		記載なし	○	○	○	○	△
1類	エボラ出血熱、ペスト等	×	○	○	○	○	○
2類	結核、SARS、MERS、鳥インフルエンザ（H5N1、H7N9）等	×	○	○	○	×	×
3類	コレラ、腸チフス等	×	○	○	×	×	×
4類	E型肝炎、A型肝炎、ウエストナイル熱、マラリア等	×	○	×	×	×	×
5類	季節性インフルエンザ、アメーバ赤痢、クロイツフェルト・ヤコブ病、風しん、麻しん等	×	○	×	×	×	×

（出典：厚生労働省　https://www.mhlw.go.jp/stf/seisakunitsuite/bunya/
kenkou_iryou/kenkou/kekkaku-kansenshou/kekkaku-kansenshou11/01.html#list01https://www.mhlw.go.jp/content/10906000/000589260.pdf

令和２年（2020年）10月９日（金）の記者会見にて、田村憲久厚生労働大臣は、新型コロナウイルス感染症を指定感染症として定める等の政令の一部を改正する政令を、本日、閣議決定したと発表した。改正ポイントは２点。1）措置入院対象者の絞り込みで「高齢者や基礎疾患を有する方等、重症化リスクのある方に限って重症者、中等症者のような形での入院」、それ以外の軽症、無症状者などは、入院以外の対応、自宅や療養施設での療養となること、2）疑似症患者の届出の変更で、今までは、軽症者も含めてすべて届出をしたが、これからのインフルエンザの流行も勘案して、入院の場合、つまり重症患者の入院の場合に限って保健所に報告をし、それ以外の方々は保健所に報告の必要なしとする。季節性インフルエンザのように５類にすべきであるとの専門家の意見等もあったが、指定感染症は外すことなく、一部の変更を行い、入院措置は、10月24日から、疑似症患者の届出見直しは10月14日から施行するとした。

　厚生労働省は、新型インフルエンザ等対策特別措置法基づき、令和２年（2020年）４月７日、新型コロナウイルス感染症緊急事態宣言を発出し、５月25日、緊急事態措置を実施する必要がなくなったと認めたため、緊急事態が終了した旨を宣言した。その間、俗称「アベノマスク」と揶揄されることとなったガーゼ製の布マスクを全世帯に２枚づつ、配布し始めたのが、５月になってからであった。そして、菅義偉官房長官の６月25日の記者会見で、政府による全世帯向けの布マスクの配布が６月20日までに完了したと明らかにした。いわゆるアベノマスクの大きさは、縦9.5cm、横13.5cmと小さめで、実用的ではなく、このマスクをつけているのは、テレビで見かける限り、安倍首相のみかと思われるぐらいの不評であった。

　さらに、朝日新聞デジタル（2020年９月25日）版では、新型コロナウイルス対策として政府が全国の世帯に配った布マスク、通称「アベノマスク」について、業者に発注した枚数と単価が開示されなかったのは不当だとして、神戸学院大の上脇博之教授が国に対し、開示などを求める訴訟を、大阪地裁に提訴した。このような中、2020年６月21日、感染者が新たに56人確認され、そのうち、35人が東京都であった。35人のうち、31人が、20〜30歳代の若者で、「夜の街」関連の感染者は18人であった。西村康稔経済再生担当相は６月24日の記者会見で、新型コロナウイルス対策を検討する政府の専門家会議を廃止し、

代わって「新型コロナウイルス感染症対策分科会」を新たに設置する方針を明らかにした。分科会は、改正新型インフルエンザ対策特別措置法に基づく有識者会議の下部組織として位置付け、感染症専門家のほか、地方自治体の代表や危機管理対応の専門家らの参加も求める。今後は、政策実行の責任は政府が負うということとった。

専門家会議から分科会へ（新型コロナウイルス感染症対策）

　6月24日、専門家会議のこれまでの対応の課題を踏まえて纏めた提案の概要が明らかにされた。専門家会議は、政府に対して医学的な見地から助言などを行う組織として立ち上げたが、現実的には、国民に直接情報を伝えようとして、尾身副座長が中心となり、国民へ随時緊張感を持ちながら伝えた。このような姿勢を「前のめり」として反省して、今後は、会議は状況の分析や評価を政府に伝え、政策実効の責任は政府が負うという役割分担が必要であると言及した。

　政府が新型コロナウイルス等対策有識者会議の下に新設した「新型コロナウイルス感染症対策分科会」の初会合が、7月6日に開催された。感染症対策と経済活動の両立を図るため、感染省の専門家以外にも経済の専門家や自治体関係者がメンバーとして参画することになった。尾身茂分科会長、脇田隆字分科会長代理を含む総勢18名の構成員であった。

　6月下旬から感染者数が再度増加し始め、7月17日、参院予算委員会の閉会中審査で、東京大学名誉教授の児玉龍彦氏は、新宿区で感染者の集積地にあたる「エピセンター」が形成されているとの見解を示し、「総力を挙げて感染拡大を止めないと、ニューヨークの二の舞になる」と述べ、大規模なPCR検査の実施などを通じて感染者の制圧が重要であることを訴えた。このような状況の中、コロナ死か経済死かの議論に繋がる Go To トラベルのキャンペーンに関する議論が進められた。

　国の需要喚起策「Go　To　キャンペーン」の1つである「Go　To　トラベル」は、屋内の旅行代金総額の35%を補助する制度で、事業費合計約1.3兆円の規模である。後に日本感染症学会（8月19日）の舘田一博理事長が「今、日本は第2波のまっただ中にいる。この先、どう推移するのか注意が必要だ」と見解を示すことになった、第2波の上昇傾向にあった7月22日から、Go To トラ

報告日別による陽性者数の推移（東京都）

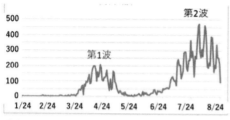

（出典：東京都ホームページ都内の最新感染動向
https://stopcovid19.metro.tokyo.lg.jp/ より）

沖縄県の感染者数の推移 （2020年8月24日時点）

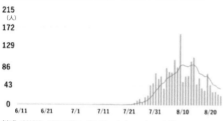

（出典：NHK、https://www3.nhk.or.jp/news/special/
coronavirus/data/pref/okinawa.html から）

ベルが開始された。但し、東京都では、感染者数が特に著しく増加傾向にあるため、東京都の発着を対象から外して、それ以外の旅行に関しては、感染防止対策をとることを条件に、予定通り、非難の続出する中、開始された。

厚生労働省などでのデータから、東京都内の7月15日から21日の人口10万人あたりの新型コロナウイルス感染者数は11.7人に上り、緊急事態宣言が出される直前の4月5日の5.0人を大きく上回った時期にキャンペーンは、開始された。

このような再び心理的にも暗い日々が続く中、明るいニュースも飛び込んできた。天才棋士、藤井聡太氏が、新型コロナウイルスの影響で対局が延期になっていた第91期棋聖戦で、2020年6月4日を皮切りに、7月16日に行われた第4局で勝利し、17歳11ヶ月という若さで、棋聖のタイトルを獲得し、最年少の記録を更新した。

第2波が続く中、今度は、安倍晋三首相が、8月28日午後5時からの記者会見で、持病である潰瘍性大腸炎が悪化したとの理由で、辞任を表明した。記者会見では、8月上旬にその持病の症状が再発して、「国民の負託に自信をもって応えられる状態でなくなった以上、首相の地位にあり続けるべきではない」と説明した。そして、その後任として、菅義偉官房長官、岸田文雄政調会長そして石破茂元幹事長が自民総裁選に出馬し、安倍首相が菅官房長官を事実上、後継指名し、9月14日の開票結果は、菅氏377票、岸田氏89票そして石破氏68票で、菅氏の圧勝であった。

2020年9月16日、安倍内閣が総辞職した。安倍首相の在職日数は、

2012 年 12 月の第２次内閣から連続で 2,822 日、第１次内閣を含めると通算 3,188 日となり、いずれも、史上最長を記録した。

　成蹊大学時代の恩師である成蹊大学名誉教授、加藤節氏は、「安倍首相の成蹊大学時代の "恩師" が苦言「首相としてもう少し知的になってほしかった」」と題した記事を、AERAdot 誌（2020 年９月９日配信）に掲載した。普通、恩師は、例え、不肖の弟子であったとしても、幾分は良い点を何とか探して褒めるのだが、加藤氏のコメントは非常に手厳しいものであった。政治哲学が専門である加藤氏からみて、安倍政権の７年８カ月をどのように総括されますかとの質問に対して、加藤氏は、「率直に言って、僕は安倍政権には「負の遺産」しか見つかりません。なかでも３つの点で、非常に問題がある政権でした。」ときっぱりと答えている。要約すると、１つ目は立憲主義を否定して法的安定性を崩壊させたこと、２つ目は、政権全体に無責任体制が敷衍したこと。政治はあらゆることに結果責任が伴いますが、安倍さんは閣僚の任命責任を一度も取っていません。閣僚が不祥事を起こすたびに「責任を痛感している」と繰り返すだけで、責任を「取る」ことをしない。財務省公文書改ざん事件で近畿財務局の職員（赤木俊夫氏）が亡くなったことに対しても、麻生太郎財務相、安倍首相ともにまったく責任を取る様子はない。こうしたトップの姿勢が政権全体、ひいては官僚組織における無責任体質につながりました。３つ目は長期政権の病理です。安倍一強と言われたこの８年弱は、まったく政策論争が行われなかった。そこまで自民党の力が落ちてしまったということです。と、総括している。このように、日本の中では、特に知識層と言われる人々の間での安倍氏に対する評価は惨憺たるものであった。他方、世界に目を転じれば、評価が一変する。米国元国家安全保障会議（NSC）アジア上級部長マイケル・グリーン氏　は、「日本の外交政策において、安倍首相は吉田茂元首相以来、最も重要な政治指導者だったと思う」と述べている（朝日新聞デジタル版 2020 年９月１日配信）。

　安倍前首相は、７年８ヶ月という首相在任記録を誇らしげに打ち立てたが、その裏で、森友・加計問題、さらに桜を見る会で、民主主義そして自由主義を標榜する日本に、コロナ禍にも匹敵するぐらいの負の衝撃を与えたことでも歴史に名をとどめることにもなった。欧米諸国は契約社会の思想が根底にあるから、この日本のような公文書改ざんなどは激しく糾弾・指弾されていたと思われる。上

述した藤井聡太天才で代表される将棋でいう詰めの局面に入っていた安倍首相の辞任は、改ざん発覚当時、遅くとも、近畿財務局の赤木俊夫氏が自殺に追い込まれる前に、民主主義を標榜する欧米諸国なら、退陣させられていたと思われる。AI（人工知能）にも匹敵する、あるいは、それ以上の藤井聡太天才でも、このような、忖度によるのかどうかは不明であるが、公文書改竄、文書のシュレッダー廃棄、関係者の遠方への人事異動など、前代未聞の禁じ手を打つことは想像すらできなかったと思われる。結果的に、日本の民主主義が根底から覆され、"体の良い"独裁国家のような色彩を帯びてしまった。亡くなった職員の妻・赤木雅子さんは、国と当時財務省・理財局長であった佐川宣寿氏に1億1,000万円余りの損害賠償を求めて、裁判を通じて、夫の自殺の原因と経緯を明らかにしたいと述べ、2020年7月15日から裁判が始まった。その後、財務省の決裁文書の改ざんに関与させられ自殺した近畿財務局の男性職員の妻が「真実が知りたい」として国などを訴えているこの裁判で、国側は回答期限の9月25日、書面を提出し、妻が求めていた改ざんの経緯の詳細な説明について「回答する必要はない」と拒んだ（NHKニュース2020年9月26日）。

　2020年10月1日から、Go Toキャンペーンの Go to トラベルに、東京も追加され、日本国内での移動が本格化し始めた。さらに、Go to イート、Go to イベントそして Go to 商店街も含めた、Go to キャンペーンの全てが動き始めた。同時に全てのキャンペーン（令和2年度補正予算額1兆6,794億円）を始めてしまい、後に、それらの各施策の感染拡大に及ぼす影響を分析することを不可能にさせてしまった。そのような中、異国の地から訃報が届いた。世界的に活躍したファッション・デザイナーの高田賢三氏が、パリ郊外の病院で、新型コロナウイルス感染の結果、死去したことが伝えられた。9月10日に新型コロナウイルス感染で、入院して、10月に入って体調が悪化して、10月4日に81歳で死去した。{KENZO}ブランドの名を目にした方は多いものと思われる。2020年9月16日、安倍氏の後を引継ぎ、第99代内閣総理大臣となった菅義偉氏の支持率は、政権交代直前の安倍首相の支持率（34%）から、一気に62%までに上昇した（NHK世論調査）。その後、10月13日のNKHの調査では、支持率が7ポイント下がって55%と急落した。この背景には、日本学術会議の推薦されたメンバーの任命拒否問題もあった。日本学術会議が推薦した会員候補

６人に対する任命拒否で、この６人は、安倍政権時代に、安保法制、特定秘密保護法、辺野古などで政府に異論を発した人であった。１０月５日、菅首相は、内閣記者会のインタビューで、任命しなかった理由について、「総合的・俯瞰的に活動を確保する観点から、今回の任命について判断した」と、誰もが理解不可能な言葉を繰り返し述べた。その後も国民にはまったく納得のできない形での答弁に終始した。2008年にノーベル物理学賞を受賞した益川敏英・京都大名誉教授は「菅首相がこんな乱暴なことをしたということは歴史上長く糾弾されるだろう。戦争の反省の上に作られた日本学術会議に汚点を残すものだ」と批判するメッセージを寄せた（毎日新聞2020年10月14日）。また、静岡県の川勝平太知事は、比較経済史が専門で、早稲田大の元教授で、英オックスフォード大で博士号を取得しているが、10月7日の会見では、学術会議の問題について「菅義偉という人物の教養のレベルが露見した。学問をされた人じゃない。単位を取るために大学を出たんじゃないか」と批判。「任命しない理由を明らかにすべきだし、学問がなっていないという理由以外は認められない」と語気を強めた（朝日新聞デジタル2020年10月13日）。後に、これらの言葉を撤回したものの、このような状況下での菅内閣の支持率は低下した。

　コロナ禍での鬱屈した気分を晴らすかのように、アニメ映画「劇場版「鬼滅の刃」無限列車編」(外崎春雄監督)の興行収入が10月16日の公開から10日間で100億円突破、そして、72日目（12月26日）で、歴代第1位となり、27日時点で約324億円となった。巣ごもり生活を余儀なくされてきた反動が一気に解放されたかのような社会現象となった。

　香川県は、11月5日、三豊市の養鶏場で高病原性の疑いのある鳥インフルエンザウイルス（H5亜型）を検出したと発表。その後も、連続的に発生し続け、コロナ禍での燻る危機が更なる不安を煽る状況となった。その後、福岡県、兵庫県、そして、宮崎県でも検出される事態となって、緊張の度は、さらに増した。このような中、一番恐れていた新型コロナウイルス感染の第3波が晩秋とともに明確に確認されるようになった。

　2020年11月11日、日本医師会の中川俊男会長は、記者会見で、全国の新型コロナウイルス感染拡大に関し、「第3波と考えてもよいのではないか」との現状認識を示した（東京新聞）。全国の感染に関し、「北海道が先行し、だんだ

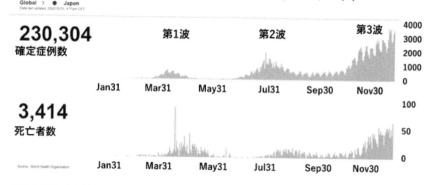

日本　2020年12月31日現在（WHOデータ）

Global ＞ ● Japan
Data last updated 2020/12/31, 4:11pm CET

230,304
確定症例数

第1波　第2波　第3波

3,414
死亡者数

（出典：WHO ホームページ　https://covid19.who.int/region/wpro/country/jp より）

ん全国で感染者数が増えている」と危機感をあらわにした。東京都医師会の尾崎
治夫会長は、11 月 20 日、新型コロナウイルス感染者の急増を受け、都内で緊
急会見を開き、政府の観光支援事業「Ｇｏ　Ｔｏ　トラベル」について「一度中断
する決断をしていただけないか」と訴えた（東京新聞）。そして、少なくとも東
京や北海道といった感染者数の多い地域はキャンペーンの対象外にすべきだと主
張した。因みに、東京都は、Go To キャンペーンが 10 月 1 日から開始されて
いた。11 月 18 日、政府の分科会の尾身茂会長は、衆議院厚生労働委員会で「ク
ラスターが多様化していたり、PCR 検査の陽性率が少しずつ増加したりしてい
る。このまま行くと、国民の努力だけではコントロールするのが難しく、さらに
強い対応をしないといけない事態になる可能性がある。そうならないために、感
染リスクが高まる場面を避け、先の分科会の緊急提言を踏まえた対応を早急に実
施することが求められていて、今がもう一度、"ふんどし"を締め直す時期だ」
と危機感を露わにした（NHK、2020 年 11 月 18 日）。

　政府は 11 月 24 日、観光支援事業「Ｇｏ　Ｔｏ　トラベル」で、新型コロナウ
イルスの感染が拡大している札幌、大阪両市の一時除外を決定した。そのニュー
スとともに、安倍晋三前首相側が主催した「桜を見る会」の前夜祭を巡り、安倍
氏らに対して政治資金規正法違反容疑などの告発状が出されていた問題で、東京
地裁特捜部が安倍氏の公設第 1 秘書らから任意の事情聴取をしていたことが報
道された（読売新聞 2020 年 11 月 23 日）。そして、「桜を見る会」前夜祭で、

会場のホテル側に支払われた総額が昨年までの 5 年間に計 2300 万円に上り、参加者からの会費徴収額が計 1400 万円あまりで、残りの 800 万円超を安倍氏側が補填していた可能性が明るみになった。そして、国内の感染者は、特に高齢者の感染者数も増え始め、重症者数の絶対数も増加して、12 月には、医療崩壊寸前まで進み始めた。

　11 月 25 日、西村経済再生担当大臣が「この 3 週間が勝負だ」として、感染対策を短期間で集中的に行うと呼びかけてから、12 月 16 日で 3 週間となった。1 週間あたりの感染者数は 15 日まででおよそ 1 万 8100 人、死者数は 257 人と過去最多を更新し、感染拡大に歯止めがかからない状況が続き、医療体制が厳しい状況に置かれる地域も出てきていて、亡くなる人も増え続ける状況になった。(NHK ニュース 2020 年 12 月 16 日)。Go to トラベルに関連して、東京大学大学院予防医学の宮脇敦士助教らは、査読前の論文にて、Go to トラベルの感染拡大への影響を調べた。2020 年 8 月 25 日から 9 月 30 日までの大規模なインターネット調査データを解析した。この結果、Go To トラベル利用者では、高熱、喉の痛み、咳、頭痛や嗅覚味覚異常が、利用しない対照群に比べて、高い発生率であった。Go To トラベルによる症状の発生リスクは、1.26 倍から 2.13 倍であった。

　そして、2020 年 9 月に英国で初めて検出された新規変異種(VUI-202012/01、別名 B.1.1.7)が、12 月 9 日の週にはロンドンで症例の 60％以上で検出され、感染拡大が急激に増加した。欧州の各国でも検出され始め、日本の第 3 波の急激な感染拡大に、更なる緊張を高めた。WHO の新型コロナウイルス対策技術責任者のマリア・ファンケルホーフェ氏は、12 月 21 日の記者会見で、「この変異種は、感染者を従来種より重症化させたり致死率を上げたりする証拠は現時点では見つかっていない」と述べた(NHK ニュース 2020 年 12 月 22 日)。12 月 21 日、日本医師会等 9 団体は、合同記者会見で、新型コロナの感染拡大に伴い、通常の医療を提供できない恐れがあると警告する「緊急事態宣言」を発表した。

　2020 年 12 月 28 日の NHK ニュースは、立憲民主党の羽田雄一郎参議院幹事長が、27 日、東京都内の病院で、新型コロナで死亡したことを伝えた。53 歳の若さであった。羽田氏は、24 日に発熱して体調不良が続き、27 日に

PCR 検査を受けるために秘書が運転する車で医療機関に向かう途中で呼吸が荒くなり、「俺、肺炎かな」と言ったあと会話が途切れたという。発熱からたった3日、53歳での死亡。新型コロナの恐怖が高齢者以外の勤労世代にも再び重くのしかかった。糖尿病と高血圧の基礎疾患はあったと言う。

　2021年の新年を迎えても、国内の感染者及び死亡者はさらに増加をし続け、再び、緊急事態宣言を発出する事態になった。2021年1月7日、新型コロナウイルス対策で、菅総理大臣が東京など首都圏の1都3県を対象に緊急事態宣言を出すのを前に、専門家に意見を聴く諮問委員会が開かれ、東京、埼玉、千葉、神奈川の1都3県を対象に、期間を2月7日までとする政府の方針が了承された（NHK ニュース）。そして、同日夕刻、緊急事態宣言が、1都3県を対象に発出され、期間は1月8日から2月7日までとなった。その後、1月14日、緊急事態宣言の対象エリアが、大阪、京都、兵庫、さらに、愛知、岐阜、福岡そして栃木に拡大されていった。

第 3 章
国外の感染状況

　中国・北京では、2020 年 6 月 11 日、食品卸売市場〔新発地市場〕で起きた新型コロナウイルスの集団感染がおこったが、22 日までに、227 人となった。中国疾病予防コントロールセンターの専門家は、6 月 18 日の記者会見で、市場にかかわる流行のピークは 13 日で、「北京の流行はすでに制圧された」と述べた。北京では、3 月 23 日以降、国際航空便の直接乗り入れ禁止などの防疫措置を取ってきていた。中国での第 2 波の詳細は、第 12 章に記してある。

　そして、2020 年 10 月 12 日、青島衛生健康委員会が、青島胸部外科病院の関連者 3 人が COVID-19 感染確定されたと発表した。8 月 16 日以降で、初の国内発生とのことであり、無症状感染者であった。青島防疫当局は、12 日から 5 日間で約 900 万人に及ぶ住民を対象として PCR 全数検査を行うことも明らかにした。この桁違いの PCR 検査数と迅速なる判断が中国での感染防止対策の強みであると思われた事例であった。

　ブラジルでは、2020 年 6 月 21 日で、死者が 5 万人を超えた。このような状況の中、経済活動の再開が進み、感染収束が見えない状況が続いている。ブラジルの感染者は、「ファベーラ」と呼ばれる貧民街を中心として、爆発的に増加し、6 月 19 日に感染者が 100 万人を超えた。リオ市内の病院では、ICU 稼働率が一時 90％を超えた。

　英国では、2020 年 6 月 23 日、新型コロナウイルスの流行が収まりつつあるとして、3 月から営業を禁止していた飲食店等の再開を 7 月 4 日から認めるとした。

　ドイツではノルトライン・ウェストファーレン州政府は、州内の食肉加工工場で、従業員約 1500 人が集団感染し、この工場のある郡を含む 2 郡の行動制限の強化を図った。ドイツでは、4 月中旬以降、行動制限が徐々に緩和されていた状況であった。

年月日 (CET)	感染者数	1千万人毎 の間隔日数	死亡者数 (累積)	1千万人 あたりの 死者数
2020/1/4	1	最初の症例		
2020/6/28	1千万人	177	494,230	494,230
2020/8/12	2千万人	45	733,455	239,225
2020/9/18	3千万人	37	945,536	212,081
2020/10/19	4千万人	31	1,114,478	168,942
2020/11/9	5千万人	21	1,256,449	141,971
2020/11/26	6千万人	17	1,417,012	160,563
2020/12/13	7千万人	17	1,599,704	182,692
2020/12/29	8千万人	16	1,771,128	171,424
2021/1/13	9千万人	15	1,946,610	175,482

（出展：WHO ホームページ　https://covid19.who.int/ より）

世界的な COVID-19 パンデミック状況の中で、世界の指導者も COVID-19 に次々と罹患していった。2020 年 3 月に、英国のジョンソン首相（56 歳）、4 月に、ロシアのミシュスチン首相（54 歳）、7 月に、ブラジルのボルソナロ大統領、ベラルーシのルカシェンコ大統領などが次々と罹患していく中、とうとう、10 月 2 日未明、米国のトランプ大統領が、ツイッターで、「新型コロナウイルス検査の結果、陽性と判定された」ことを明らかにした。米国の大統領選の終盤戦の渦中での新型コロナウイルス感染であった。世界経済及び米国大統領選に計り知れない衝撃を与えた。米国ホワイトハウス報道官のケイリー・マクナニー (Kayleigh McEnany) 氏の 10 月 2 日付けの発表によれば、「PCR 検査で陽性の確定後、念のため、Regeneron 社のポリクローナル抗体 8 ｇの単回点滴を問題無く終了して、亜鉛、ビタミン D、ファモチジン（胸やけ用薬として一般的で、日本でのガスター、米国での Pepcid）、メラトニンと毎日のアスピリンを摂取した。大統領は、当日午後、疲れ気味ではあるが元気である。ファーストレディーのメラニア・トランプ婦人は、軽度の咳と頭痛のみで、良好な状態である。大統領の家族の他のメンバーは、本日の SARS-CoV-2 検査は陰性であった」と報告した。その夜に、ホワイトハウスの医師は、トランプ大統領がレムデシビル治療を始め、酸素補助も必要ではなく、良好であると述べた。その後、米国 Science 誌のスタッフライター Jon Cohen 氏の記事によれば（2020 年 10 月 5 日改訂配信）、Regeneron 社のポリクローナル抗体は、実は、2 つのモノクローナル抗体のカクテルであり、一つは、SARS-CoV-2 感染から回復した患者由来で、もう一つは、スパイクタンパク質を組み込んだマウス由来で、ヒト免疫システムに遺伝子工学的に改変した抗体であった。10 月 4 日、ホワイトハウスの医師 Sean Conley 氏は、記者会見で、トランプ大統領は、ステロイド剤デ

キサメタゾンを使用し始めたと発表した。そして、トランプ大統領は、わずか 3日間で回復して、10 月 5 日に退院し、ホワイトハウスに戻った。この無謀とも思える早期の退院も含めて、新型コロナウイルスに対する姿勢に対して、世界で最も権威のある医学ジャーナルである「ニューイングランド・ジャーナル・オブ・メディシン（NEJM）」（2020 年 10 月 8 日配信）に、「空虚なリーダーシップ下で死んでいく」と題する論説を掲載した。

　1812 年の創刊以来、初めて、政権批判の記事を掲載した。政治と科学の独立性も維持できなくなってしまったがための、最後通牒のように思えた。要約すると以下のようになる。

　COVID-19 は世界中に危機を生み出した。そして、この危機が指導者をテストすることになった。残念ながら、米国では、指導者は、このテストに落第した。世界の中で、米国の COVID-19 の感染者数及び死亡者数は、中国のように巨大な人口を抱える国よりも、はるかに多い。米国での死亡率は、隣国カナダの 2倍以上、高齢者社会で感染に脆弱な日本よりも 50 倍も多く、ベトナムのような低中所得国よりも、約 2,000 倍も多い。

　米国の現在の政治的指導者は、彼らが、危険極まりないほど、無能であることを証明した。われわれ一般国民は、彼らを助けるべきではなく、そして、かれらに政権を維持させて、さらに何千人もの米国人の犠牲者を出すべきではないと激しい口調で批判した。米国の Science 誌、American Scientific 誌、英国のNature 誌も同様にトランプ大統領を批判した。

　そのような中、米国大統領選が 11 月 3 日にあり、大量の郵便投票、そして、トランプ大統領の敗北宣言をせず、法廷闘争への突入等の影響もあり、マスメディアが、「大統領選で勝利を確実にしたのは、1942 年生まれの民主党ジョー・バイデン氏であること」を報じたのは、11 月 7 日であった。NHK ニュース（11月 14 日）では、米大統領選に関して、全米 50 州と首都ワシントンのすべてで体勢が判明し、獲得する選挙人は、トランプ大統領が 232 人、バイデン氏がこれを 74 人上回る 306 人となったことを伝えた。選挙後 10 日間もの長い時間の後の結果発表となった。

　米国大統領選と前後する形で、新型コロナウイルス感染拡大の第 2 波が欧州を席巻し始めた。フランスでは 2020 年 10 月 17 日からパリなど 9 都市に夜

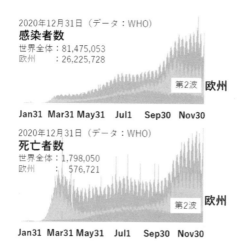

2020年12月31日（データ：WHO）
感染者数
世界全体：81,475,053
欧州　　：26,225,728

第2波　**欧州**

Jan31 Mar31 May31　Jul1　Sep30 Nov30

2020年12月31日（データ：WHO）
死亡者数
世界全体：1,798,050
欧州　　：576,721

第2波　**欧州**

Jan31 Mar31 May31　Jul1　Sep30 Nov30

間外出禁止令をだし、その後、22日、夜間外出禁止令の対象が人口の約3分の2に拡大された。アイルランドでは10月21日から2度目のロックダウンに入り、2020年3月に欧州で初めて新型コロナウイルスの感染爆発が起きたイタリア北部ロンバルディア州で10月22日から外出禁止令、スペイン政府は、25日、非常事態宣言の再発令で、2021年5月9日まで継続するとした。イタリア政府は、11月6日、全土での夜間外出禁止令を出した。独政府も10月28日、11月2日から同月末まで飲食店閉鎖などの規制策を発表。欧州での第2波は、医療現場での医療崩壊へと向かいつつあった。

　英国で、9月20日、新規変異株B.1.1.7（別名VUI-202012/01）が初めて検出され、11月中旬には感染症例の26％に存在し、12月9日の週には、ロンドンでは、この変異株が感染症例の80％以上に達した（Science, Dec. 20, 2020: doi:10.1126/science.abg2626）。ボリス・ジョンソン首相は、「この変異株は感染力を70％増加させ、再生産数Rを0.4増加させる」と発表した。中国から出現した新型コロナウイルスの変異は、2020年1月以来、1ヶ月あたり1個から2個の変異であったが、B.1.1.7株は、突然、17個の変異を獲得した。この17個の変異の内、8個の変異がスパイクタンパク質（S）にあり、その2つは、特に心配な変異である。N501Y変異は、この変異タンパク質のACE2受容体への結合能を増加させることが示されており、もう1つの69-70del変異は、Sタンパク質の2つのアミノ酸の欠失変異で、この変異は、一部の免疫不全患者の免疫応答を回避したウイルスで検出されている。英国と同じ変異株が、デンマーク、オランダ、オーストラリア等で発見されたとのWHOの発表により、この変異種の感染拡大の緊張が最高度に高まる中、ステイアットホームのクリスマスそして新年を迎えることになった。

第４章
新型コロナウイルスの遺伝子構造及び感染メカニズム

　ヒトに感染するコロナウイルスには，「ヒト呼吸器コロナウイルス」４種類（229E，OC43，NL63，HKU-1），2002 年に発生した「重症急性呼吸器症候群（SARS）コロナウイルス」，2012 年に発生した「中東呼吸器症候群（MERS）コロナウイルス」，そして今回の「新型コロナウイルス」がある。新型コロナウイルスと SARS は，アンジオテンシン変換酵素２（ACE2）をレセプターとして感染する。新型コロナウイルスは、SARS-CoV-2 と命名されたが、β コロナウイルス属の仲間である。

　４種のコロナウイルス（229E,NL63,OC43 及び HKU1）は、上気道のみに感染し、比較的軽度の症状を引き起こすが、下気道で増殖する残りの３種のコロナウイルス（SARS-CoV、MERS-CoV と SARS-CoV-2）は、致死的な肺炎を引き起こす。

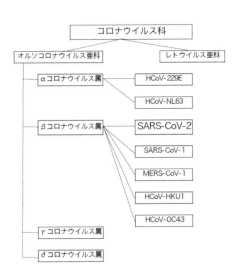

　コロナウイルス（Coronavirus: CoV）は、エンベロープを有する一本鎖プラス鎖 RNA ウイルスで、ニドウイルス目コロナウイルス科オルトコロナウイルス亜科に属し、エタノールや有機溶媒で容易に不活化できる。コロナウイルスのゲノム遺伝子は、約 30kb で、RNA ウイルスでは最大の大きさである。ゲノムの大きさは、HIV や C 型肝炎ウイルス（HCV）よりも３倍以上、インフルエンザウイルスよりは、２倍以上の

図　コロナウイルスの電子顕微鏡写真及びモデル図

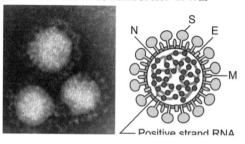

(出典：国立感染症研究所ホームページ
https://www.niid.go.jp/niid/ja/kansennohanashi/9303-coronavirus.html より)

図　新型コロナウイルス、エアロゾル及びモノクローナルIgG抗体の
サイズのイメージ

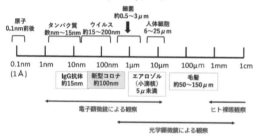

大きさである。コロナウイルス属のウイルス粒子径は、直径約80-100nmである。

　一般的に、「RNAウイルスは、突然変異により絶え間なくゲノム情報を変化させていて、この変異により、ウイルスの免疫感受性、薬剤感受性、細胞指向性、宿主域の変化につながり、予防治療効果の低下や新興再興感染症の原因になる。RNAウイルスである、インフルエンザウイルス、C型肝炎ウイルス、HIV等のレトロウイルスの逆転写酵素には、校正機能（3'-5'エキソヌクレアーゼ活性）が無いため、変異し易いと言われているが、SARS-CoVやMERS-CoVのようなコロナウイルスは、例外的に、非構造タンパク質（nsp14-ExoN）にエキソリボヌクレアーゼ活性があるので、校正機能により変異が起こりにくいと言われている。

4.1　新型コロナウイルスとは？

　新型コロナウイルスのゲノム遺伝子のサイズは、約30kbであり、基本的には、既知のコロナウイルスと同様である。この遺伝子から、16の非構造タンパク質（nsp1 ～ 16）、4つの構造タンパク質（スパイク、膜、エンベロープ及び核カプシド）及び9つのアクセサリー因子（3a, 3b, 6, 7a, 7b, 8, 9b, 9bと10）の合計29種類のタンパク質がコードされると予測される。

SARS-CoV-2 が宿主細胞の ACE2 受容体と結合して細胞内に取り込まれると、複製酵素（Replicase）を発現させて、初期に、２つの前駆体ポリプロテインである pp1a と pp1ab を産生する。そして、２つの顕著なウイルスタンパク質分解酵素、Nsp3 内のパパイン様タンパク質分解酵素と 3C 様タンパク質分解酵素 Nsp5 の作用で、いくつかの中間的前駆体同様に、16 種類の成熟非構造タンパク質（Nsp1 〜 Nsp16）が産生される。

　米国 California 大学サンフランシスコ校の David E. Gordon らは、これらの SARS-CoV-2 タンパク質の宿主との相互作用を、既存薬の標的を見いだすために、解析した（411）。

図　SARS-CoV-2 の遺伝子構造

（非構造タンパク質 NSP16 種類；構造タンパク質４種類；アクセサリー因子９種類；合計 29 種類）
（出典：Nature 誌ホームページ　2020 年４月 30 日 David E. Gordon 他 https://doi.org/10.1038/s41586-020-2286-9 より）

　その結果を表にまとめた。

　ドイツ・ミュンヘン大学の Matthias Thomas らは、「SARS-CoV-2 の Nsp1 タンパク質によるタンパク質翻訳のシャットダウンと免疫回避の構造的基礎」と題する論文を発表した（412）。Nsp1 は、最も悪性度が高い因子である。SARS-CoV-2 ウイルスが感染した場合、宿主細胞の内部では、ウイルスが細胞の翻訳マシーンをハイジャックして自分自身のウイルスタンパク質を作らせるばかりでなく、宿主のメッセンジャー RNA（mRNA）をシャットダウンして、宿主のタンパク質を作らせなくする。Thomas らは、2.6Å（オングストローム）分解能の低温電子顕微鏡法を用いて、Nsp1 がヒト 40S リボソームサブユニットに結合した複合体の構造を明らかにした。細胞の研究から、タンパク質の翻訳のシャットダウンが自然免疫応答をほぼ完全に阻害することもわかった。Nsp1

33

表　SARS-CoV-2 タンパク質、分子量、SARS-CoV との相同性及び機能

番号	種類	タンパク質	分子量(kDa)	(%) ＊	機能（SARS-CoVとの相同性からの推定も含む）
1	非構造タンパク質	Nsp1	19.8	91.1%	宿主抗ウイルス応答の抑制＊タンパク質翻訳を妨害
2		Nsp2	70.5	82.9%	未知
3		Nsp3	217.3	86.5%	Nsp3-Nsp4-Nsp6複合体がウイルス複製に関与
4		Nsp4	56.2	90.8%	Nsp3-Nsp4-Nsp6複合体がウイルス複製に関与
5		Nsp5	33.8	98.7%	3C様プロテアーゼ
6		Nsp6	33.0	94.9%	Nsp3-Nsp4-Nsp6複合体がウイルス複製に関与
7		Nsp7	9.2	100.0%	Nsp7とNsp8の複合体は、RNAポリメラーゼの一部分
8		Nsp8	21.9	99.0%	Nsp7とNsp9の複合体は、RNAポリメラーゼの一部分　＊タンパク質輸送を妨害
9		Nsp9	12.4	98.2%	＊タンパク質輸送を妨害
10		Nsp10	14.8	99.3%	Nsp16のメチル基転移酵素に重要
11		Nsp11	1.3	92.3%	未知
12		Nsp12	106.7	98.3%	RNAポリメラーゼ
13		Nsp13	66.9	100.0%	ヘリカーゼ/フォスファターゼ
14		Nsp14	59.8	98.7%	3'-5'エキソヌクレアーゼ
15		Nsp15	38.8	95.7%	ウリジン特異的エンドリボヌクレアーゼ
16		Nsp16	33.3	98.0%	RNA-capメチル転移酵素＊mRNAスプライシングを妨害
17	構造	S	141.2	87.0%	スパイクタンパク質、ACE2との結合
18	A	Orf3a	31.1	85.1%	NLRP-3インフラマソームの活性化
19	A	Orf3b	6.5	9.5%	未知
20	構造	E	8.4	96.1%	エンベロープタンパク質、ウイルスの形態形成及び集合に関与
21	構造	M	25.1	96.4%	膜糖タンパク質
22	A	Orf6	7.3	85.7%	I型インターフェロン拮抗剤
23	A	Orf7a	13.7	90.2%	未知
24	A	Orf7b	5.2	84.1%	未知
25	A	Orf8	13.8	45.3%	未知
26	構造	N	45.6	94.3%	核カプシドリン酸化タンパク質、RNAゲノムに結合
27	A	Orf9b	10.8	84.7%	宿主抗ウイルス応答を抑制
28	A	Orf9c	8.0	78.1%	未知
29	A	Orf10	4.4	×	未知

＊　（%）：SARS-CoVとの配列相同性（%）

＊　構造：構造タンパク質

＊　A：アクセサリー因子

＊（機能追記）Cell 183, 1-15, November 25,2020, Banerjeeらの論文から）

（出典：Nature誌ホームページ　2020年4月30日David E. Gordon他 https://doi.org/10.1038/s41586-020-2286-9 より）

タンパク質のカルボキシ末端部分が 40S 及び 80S リボソーム複合体に結合して、mRNA が入ってくるトンネルを阻害してしまうことがわかった。その結果、宿主タンパク質が翻訳されなくなってしまう。

　また、米国 California 工科大学の Abhik K.Banerjee らは、「SARS-CoV-2 がスプライシング、翻訳、そしてタンパク輸送を邪魔して宿主の防御反応を抑制する」との論文を発表した（413）。

　Banerjee らは、SARS-CoV-2 タンパク質とヒト RNA との相互作用を解析した。Nsp16 が、U1 と U2 のスプライシング RNA の mRNA 認識ドメインと結合して、SARS-CoV-2 感染後に、全体的な mRNA スプライシングを抑制するように作用することがわかった。NSP1 が、リボソームの mRNA の入り口チャンネルの中の 18S リボソーマル RNA に結合して、感染後の mRNA の全面的な阻害に至らしめる。最終的には、Nsp8 と Nsp9 が、信号認識粒子中の 7SL RNA に結合して、感染後の細胞膜へのタンパク質輸送を干渉することになる。これらの基本的な細胞機能のそれぞれを破壊すると、ウイルス感染に対するインターフェロン応答が抑制されることになる。ちなみに、インターフェロン（IFN：Interferon）は、当初はウイルス感染を抑制する因子として同定された。1954 年に、伝染病研究所所長（当時）の長野泰一と小島保彦が「ウイルス干渉因子」として発見し、1957 年には、英国のアリック・アイザックス（Alick Isaacs）やスイスのジャン・リンデンマン（Jean Lindenmann）たちもウイルス増殖を非特異的に（抗体ではない）抑制する因子として確認し、ウイルス干渉（Interference）因子という意味で「Interferon（インターフェロン）」と命名した歴史がある。

4.2　SARS-CoV-2 の感染メカニズム

ウイルス名	属	受容体
SARS-CoV-2	β	ACE2
SARS-CoV	β	ACE2
MERS-CoV (HCoV-EMC)	β	DPP4(CD26)
HCoV-NL63	α	ACE2
HCoV-OC43	β	HLA class I（またはシアル酸）と Caveolin-1
HCoV-229E	α	アミノペプチダーゼN（CD13）
HCoV-HKU1	β	未知

　SARS-CoV-2 の受容体は、SARS-CoV 及び HCoV-NL63 と同じく、ACE2 である。

　SARS-CoV-2 が細胞の ACE2 受容体に結合すると、宿主細胞のプロタンパク質転換酵素であるフーリン酵素

図　SARS-CoV-2 ウイルスの感染メカニズム概要

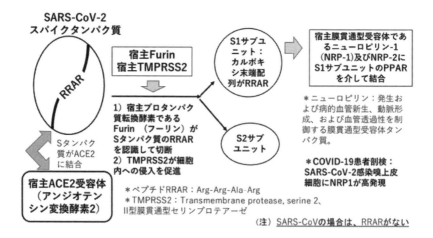

が、ウイルスのスパイクタンパク質上の RRAR 部位を認識、そして、タンパク質を切断して、スパイクタンパク質は、S1 と S2 のサブユニットに分かれる。その時、宿主のセリンプロテアーゼである TMRRSS2 が細胞内への侵入を容易にさせる機能を持っている。

　ドイツ・ミュンヘン工科大学の Ludovico Cantuti-Castelvetri らは、「ニューロピリン 1 が SARS-CoV-2 の細胞への侵入及び感染を容易にしている」との報告をした（421）。ニューロピリン (NRP1) とは分子量約 130kDa の膜貫通型タンパク質であり、VEGF-A（血管内皮細胞増殖因子 A）の受容体として血管内皮細胞に発現しているが、この NRP1 が、ACE2 と同様に、SARS-CoV-2 の感染に関与していることが示された。

　英国・Bristol 大学の James Daly らは、ニューロピリン 1 が SARS-CoV-2 感染時の宿主因子であることを、X 線結晶解析及び生化学的手法で明らかにした（422）。これらの手法で、スパイクタンパク質中の RRAR を含むフーリン切断部位が、宿主細胞表面の NRP1 に結合することがわかった。COVID-19 患者で、臨床的症状として、嗅覚異常が多く観察されるが、本研究からも傍証されたことになる。

　SARS-CoV-2 の感染の際、ニューロピリン１以外の重要な宿主側因子として、ヘパラン硫酸がある。米国 California 大学 San Diego 校の Thomas Mandel Clausen らが、「SARS-CoV-2 感染は、細胞のヘパラン硫酸と ACE2 に依存している」との論文を発表した（423）。

　初代ヒト気管支上皮細胞を用いた実験で、SARS-CoV-2 感染の細胞ヘパラン硫酸（HS）の検討を行った。ヘパラン硫酸を分解することができる HSase(ヘパリン分解酵素) を用いて、細胞のヘパラン硫酸を分解すると、相対的感染が低くなり、また、UFH（治療用未分画ヘパリン）を添加しても、感染が抑制された。また、UFH（治療用未分画ヘパリン）を添加すると、感染を抑制していることから、COVID-19 の治療にも使用できるのではないかと観点から、日本でも治療が試みられた。

　UFH は、豚の腸粘膜から精製され、多様な分子量を持つものが混在し、高分子のものほど生体からのクリアランスは早い。国立国際医療センターの Rubuna Sato らは、「日本における中等症から重症 COVID-19 患者に対する未分画ヘパリン抗凝固治療への新規な挑戦」と題した論文を発表している（424）。68 歳の健康な男性が、７日間の発熱、咳そして呼吸困難で入院し、COVID-19 であることが確認された。ハイドロキシクロロキン、メチルプレドニゾロン、酸素補助療法、そして、UFH を使用した。日本での、中等症から重症 COVID-19 患者に対する抗凝固治療アルゴリズムの最初の症例報告であったが、この 68 歳の

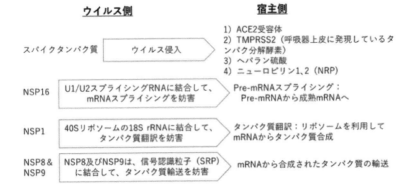

SARS-CoV-2遺伝子のコードするタンパク質の機能

ウイルス側	宿主側
スパイクタンパク質 → ウイルス侵入	1) ACE2受容体 2) TMPRSS2（呼吸器上皮に発現しているタンパク分解酵素） 3) ヘパラン硫酸 4) ニューロピリン1, 2（NRP）
NSP16 → U1/U2スプライシングRNAに結合して、mRNAスプライシングを妨害	Pre-mRNAスプライシング：Pre-mRNAから成熟mRNAへ
NSP1 → 40Sリボソームの18S rRNAに結合して、タンパク質翻訳を妨害	タンパク質翻訳：リボソームを利用してmRNAからタンパク質合成
NSP8 & NSP9 → NSP8及びNSP9は、信号認識粒子（SRP）に結合して、タンパク質輸送を妨害	mRNAから合成されたタンパク質の輸送

男性は UFH 治療で回復できたと述べている。

上述した SARS-CoV-2 の宿主細胞への感染時に関わる分子及び宿主細胞に侵入した後にこる現象を図式化した。

4.3　日本：SARS-CoV-2 の分子疫学調査（国立感染症研究所）

2020 年 8 月 5 日、国立感染症研究所は、7 月 16 日時点での新型コロナウイルス SARS-CoV-2 のゲノム分子疫学調査 2 を公表した（431）

2020 年 7 月 25 日現在で、全世界で 46,000 名の患者の SARS-CoV-2 ゲノム配列がル録されていて、日本でも、3,618 名の国内患者、ダイヤモンド・プリンセス号の 70 名、空港検疫所の陽性患者 67 名（外国人含む）の SARS-CoV-2 ゲノム配列の確定。日本のゲノム情報から塩基変異を抽出し解析した。

1）現時点で、SARS-CoV-2 の変異速度は 24.1 塩基変異／ゲノム／年と推定されているが、日本でも同様な結果。2019 年末から 2020 年 7 月までの 7 ヶ月で、ゲノム全域に平均 15 塩基ほどの変異がランダムに存在。

2）2 月 5 日から本格的検疫を開始したダイヤモンド・プリンセス号の乗員・乗客を基点とするウイルス株は、日本においては終息したと思われる。

3）3 月下旬に地方の大規模クラスターが首都圏出張を基点にしていた。

4）欧州系統の同時多発は全国レベルであったが、その後は、地域固有クラスターが発生

5）6 月の経済再開を契機に、"若者を中心にした軽症（もしくは無症状）患者"が密かにつないだ感染リスクが顕在化したと思え、6 月上旬から少しづつ感染者数が増加傾向へ転じた。6 月下旬以降をネットワーク図で解析すると、欧州系統（3 月中旬）から、さらに 6 塩基変異を有していた。

6）この 3 ヶ月のつなぎ役が見つからず、空白リンクとなっている。保健所が探知しづらい対象（軽症者もしくは無症状陽性者）が感染リスクを静かにつないだ可能性が残る。

4.4　SARS-CoV-2 及び他のヒトコロナウイルスの病因のゲノム決定因子

コロナウイルスは、プラス鎖の RNA 遺伝子をもつウイルスであり、6 つの保存タンパク質と種特異的なタンパク質を持っている。

　SARS-CoV-2 の病原性に対するゲノム内の潜在的決定因子を解明するため、全てのヒトコロナウイルス完全ゲノム（944 個のゲノム）を用いて、米国国立衛生研究所の Gussow らは、解析を行った。

　3 種のコロナウイルス（SARS-CoV-2、SARS-CoV-1 及び MERS-CoV）は、致死率（CFR：Case Fatality Rate）が高いので、便宜的に、「高 CFR 株」とし、その他の通常の風邪の 15 〜 29%を占めているコロナウイルス（HCoV-HKU1、HCoV-NL63、HCoV-OC43 及び HCoV-229E）を、致死率が低いので、「低 CFR 株」とした。ゲノム比較技術と機械学習（Machine leaning）を組み合わせた新規の手法を用いて解析を行った結果、コロナウイルスの高 CFR 株を高い信頼性で予測できるヌクレオチド配列の 11 の領域を同定することができた。これらの領域は、4 種のタンパク質、即ち、pp1ab（ペプチド　nsp3、nsp4 及び nsp14）、スパイク糖タンパク質、膜糖タンパク質及び核カプシドタンパク質に存在している。核カプシドタンパク質における単節型核局在化シグナル（NLS）の漸進的増強と高 CFR コロナウイルスのスパイクタンパク質の異なった挿入は、これらの変化が共通の祖先で起こった一つのイベントではなく、高 CFR ウイルスでの収斂傾向を反映している。これらの挿入は、高 CFR ウイルスの病原性を高めている可能性が最も高く、そして、人獣共通感染症的にヒトへ伝播する能力の一因ともなっている。

4.5　SARS-CoV-2 の S タンパク質における D614G 変異及び感染性

　コロナウイルスは、遺伝子上に校正機能を有しており、従って、コロナウイルスの 1 種である SARS-CoV-2 の遺伝子配列の多様性も非常に低い。しかしながら、自然選択が、まれではあるが有利な変異において作用する。例えば、インフルエンザウイルスの変異が、インフルエンザの流行の期間中に、抗原連続変異により、結果的に徐々に蓄積して行く。そして、免疫学的な耐性変異と適応状況との間の複雑な相互作用により、集団の中で、抗体に対する耐性へと進展することが可能になり、2，3 年ごとに、新規なインフルエンザウイルスワクチンの開発が必要になるわけである。SARS-CoV-2 に関しては、季節性的な衰退の証拠もあるが、パンデミックが持続することで、ワクチンが開発されたとしても、ある集団の中で、免疫学的に関連した変異の蓄積が可能となるであろう。なぜ

なら、抗原連続変異は、通常の風邪コロナウイルスである OC43 と 229E 及び SARS-CoV-1 においても、観察されているからである。拡大しているヒト－ヒト感染に伴う SARS-CoV-2 の抗原連続変異に対する証拠は現時点はないが、SARS-CoV-2 もまた、適合優位性と免疫学的耐性を持った変異を獲得することができると思われる。

　米国の Los Alamos 国立研究所の Korber らは、SARS-CoV-2 のスパイクタンパク質の変異に着目して、その中の変異 D614G が、COVID-19 ウイルスの感染性を増加させていることを示した（451）。

　スパイクタンパク質 D614G 変異とは、SARS-CoV-2 武漢参照株における 23,403 番目のヌクレオチドが、A(アデニン) から G（グアニン）へと変異することにより、スパイクタンパク質の 614 番目のアミノ酸が、D（アスパラギン酸）から G（グリシン）へと変異したものである。アスパラギン酸は、大きな酸性アミノ酸残基であるが、グリシンは小さな疎水性アミノ酸残基であるため、サイズ及び疎水性においても、大きな変化が生じる。この D614G 変異は、2020 年 3 月初期のスパイクタンパク質の変異解析において同定された唯一のサイトであった。この時は、614 番目がグアニンになった G614 は、世界的には非常に例外的であったが、その後、欧州において目立つ存在となってきた。

　この G614 変異は、COVID-19 患者において、より高いレベルのウイルス量と関連しているが、疾患の重症度とは関連していない。英国シェフィールド教育病院 NHS 財団トラストの COVID-19 患者 999 人の SARS-CoV-2 配列が利用できて、それらは、臨床的データとリンクしている。従って、このシェフィールドのデータを用いて解析した結果、G614 状態と疾患の重症度との間には有意な相関がないことがわかった。他方、高齢、男性及び入院の間では、非常に有意な相関関係があることがわかった。また、感染力

図　欧州での D614 から G614 への変化

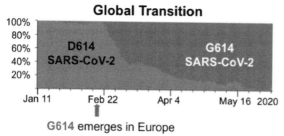

G614 emerges in Europe

（出典：CELL ホームページ 3 July 2020
https://doi.org/10.1016/j.cell.2020.06.043）

表　スパイクタンパク質における D614G 変異

国名	変異種の数	全数	割合%
オランダ	66	112	59%
スイス	29	30	97%
フランス	21	32	66%
英国	12	30	40%
米国	9	123	7%
ブラジル	8	13	62%
ベルギー	7	8	
フィンランド	6	7	
ポルトガル	2	2	
イタリア	2	6	
アイルランド	2	3	
ドイツ	2	9	
デンマーク	2	2	
中国	2	151	1.3%
ロシア	1	1	
メキシコ	1	1	
ルクセンブルク	1	1	
ジョージア	1	3	
チリ	1	7	

(出典、一部改変：athogens (26 April 2020) 2020, 9(5), 324; https://doi.org/10.3390/pathogens9050324)

価測定は偽型 VSV ウイルスとレンチウイルス粒子を用いて測定した結果、G614 をもったウイルスは、D614 をもったものよりも、感染力価は、有意に高く、2.6 ～ 9.3 倍高かったので、G614 の患者は、高いウイルス力価をもつことが示唆された。

　D614G 変異に関して、米国 IBM 社 TJ Watson 研究センターの Koyama らも、2020 年 3 月 20 日時点で、中国 NGDC のデータベースに登録されている 615 の変種のデータを用いて解析した (452)。その結果、D614G 変種の割合を見てみると、欧州、特に、オランダでは、66 例 (59%)、スイスでは 29 例 (97%)、フランスでは 21 例 (66%) と非常に高い比率で検出された。欧州に比べて、米国では、9 例 (7%)、中国では 2 例 (1.3%) と非常に低い数値であり、D614G 変異は欧州で非常に多いことが報告された。

　G614D 変異に関して、英国 Nature 誌のライターである Ewen Callaway が簡潔に、2020 年 9 月 8 日号に、「コロナウイルスは変異しているが、それは重要なのか？」と題して、纏めてある (453)。

　SARS-CoV-2 の RNA 遺伝子 29,903 文字の 1 つのヌクレオチドが変異した D614G 変異が臨床的に重要な意味をもつのだろうか？この変異は、自然選択の産物として出現して、2020 年 6 月末には、ほとんど全ての検体に、D614G 変異が検出された。

　コロナウイルスは、自分自身のもつ校正機能を有する酵素により、他の RNA ウイルスよりは、変異は、ゆっくりとしている。典型的な SARS-CoV-2 ウイルスは、そのゲノム中で、月当りわずか 2 つの 1 文字変異をするばかりであるが、この変異速度は、インフルエンザの約半分、HIV の 4 分の 1 のスピードである。

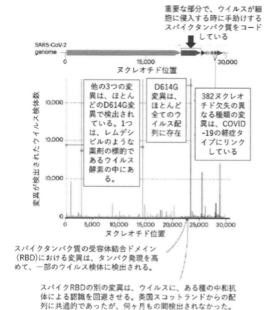

コロナウイルスの変異

重要な部分で、ウイルスが細胞に侵入する時に手助けするスパイクタンパク質をコードしている

SARS-CoV-2
genome

0   15,000   30,000
ヌクレオチド位置

他の3つの変異は、ほとんどのD614G変異で検出されている。1つは、レムデシビルのような薬剤の標的であるウイルス酵素の中にある。

D614G変異は、ほとんど全てのウイルス配列に存在

382ヌクレオチド欠失の異なる種類の変異は、COVID-19の軽症タイプにリンクしている

変異が検出されたウイルス検体数

10,000

10,000

10,000

0
5,000   10,000 15,000 20,000 25,000 30,000
ヌクレオチド位置

スパイクタンパク質の受容体結合ドメイン（RBD）における変異は、タンパク発現を高めて、一部のウイルス検体に検出される。

スパイクRBDの別の変異は、ウイルスに、ある種の中和抗体による認識を回避させる。英国スコットランドからの配列に共通的であったが、何ヶ月もの間検出されなかった。

（出典：Nature ホームページ　doi: 10.1038/d41586-020-02544-6
L. Van Dorp et al.（http://go.nature.com/3GSRNH6）;
B. E. Young et al. Lancet 396, 603-611 (2020) より）

非常にゆっくりとした変異ではあったが、SARS-CoV-2 ゲノムに生じた 12,000 以上の変異を集積した。多くの変異は、タンパク質の形を変化させなかったので、ウイルスが疾患を拡散または引き起こす能力をもたらさなかった。

　D614G 変異が感染性を増加させているのかどうかは、偽型ウイルスを用いて、検証した結果、G 変異をもつウイルスで感染させた細胞では、D 変異のものよりも、ある場合では、10 倍以上、感染能力が高かった。また、D614 感染ハムスターからの抗血清は、D614 ウイルスに対する中和抗体力価よりも、G614 ウイルスに対する中和抗体力価がわずかながらより高かった。このことは、現在臨床試験に使用されているワクチン（D614 相当）の COVID-19 を防御する能力を減少させるものではないことを示唆しているが、治療用抗体は、血液中の G614 ウイルスに対する検査を実施すべきである。

　このように、D614G 変異がワクチンの効果に影響を与えるのかどうかは、大きな懸念事項であるが、25 人の回復期血漿と 6 つの受容体結合ドメイン結合抗体を用いた実験等で、D614G 置換が SARS-CoV-2 中和能を有意には変化させないことも報告されていて、今まで、野生株の S タンパク質に対して作成されているほとんどのワクチンは、D614G 株に対しても有効であることが示唆された。

4.6 SARS-CoV-2 の英国及び南アフリカ変異株出現

　SARS-CoV-2の新規変異種（英国変異株VOC202012／01[別名B.1.1.7、VUI202012/01、501Y.V1]及び南アフリカ変異種501Y.V2）が、2020年12月ぐらいから英国や南アフリカ以外の国々で検出されるようになってきた。英国変異株は、感染性が増加しているが、重篤な症状との関連性は不明である。そして、南アフリカ変異種も、感染性がさらに高いとも言われているが、重症化との関連性は同様に不明である。

　英国での新規変異株 VOC 202012/01 の感染性及び重症度の推定がロンドン大学衛生熱帯医学大学院の CMMID（Centre for Mathematical Modelling of Infectious Diseases）の Nicholas Davies らにより 2020 年 12 月 23 日に報告された（4601）。VOC 202012/01 は、SARS-CoV-2 の現行種に比べて、感染性が 56%（95%信頼性区間、50-74%）高かった。因みに、英国で夏の終わり頃から秋の初めに出現した変異株 B.1.1.7 は、英国公衆衛生サービス（Public Health England]）により、Variant of Concern 202012/01（VOC）と 命名。B.1.1.7 変異株は、オリジナルな武漢株とは、29 ヌクレオチド置換の違いがある（4602）。また、香港大学の Kathy Leung らの報告では（4603）、2020 年 9 月上旬から 11 月中旬まで循環していた英国の SARS-CoV-2 の変異株 501Y 系列は、オリジナルの 501N 系列に比べて 10%（6 ～ 13%）感染性が高く、9 月下旬以降優勢となった 69-70 欠失変異を同時にもった 501Y 変異株（VOC に相当）は、501N 系列に比べて、75%（70 ～ 80%）感染性が高くなった。2020 年 12 月 31 日、Imperial College London の Eric Volz, Neil M Ferguson らは、英国での SARS-CoV-2 系列 B.1.1.7（VOC）に関する、査読前の論文を発表した（4604）。複数の遺伝的変化（置換及び欠失変異）は免疫学的に意味を持っていて、例えば、診断検査の失敗に関係してくる。PCR 検査で本来なら陽性となるべき S 遺伝子標的の不在（例えば、HV69-70 欠失変異）は、VOC に対する特異性の高いマーカーであるように思える。本研究では、VOC 頻度とコミュニティーでの日常的 PCR 検査における S 遺伝子標的検出の失敗（SGTF: S-gene target failure、結果が偽陰性）と呼ばれるものとの間の高い相関関係を見いだした。このことによ

り、SGTF 頻度を地域毎の経時的 VOC 及び非 VOC 出現率の推定として使用できるようになった。解析の結果、VOC は、実質的感染伝播の優位性（非 VOC に比べた感染伝播の増加）を持ち、VOC と非 VOC 間の再生産数 R の差異は、0.4 ～ 0.7 と推定され、再生産数の比は、1.4 ～ 1.8 の間と計算された。また、20 歳以下の若者では、VOC 症例は、非 VOC 症例よりも、より高い比率で構成されていることがわかった。但し、この若者でのより高い比率は変異株の感染拡大による影響を部分的には受けていたのかもしれないが、この時期は、「ロックダウンは実行されていたが、学校は休校していなかった。即ち、若者の学校での行動は抑制されていなかった」時期であることも考慮すべきである。従って、若者への感染性に関しては更なる研究が必要である。著者の一人である Neil Ferguson 氏は、「本研究で、VOC は、英国で今まで循環していた SARS-CoV-2 ウイルスよりも実質的により高い感染伝播性をもっていることを示した。このために、逆に、感染拡大を抑制することがさらに困難になり、できるだけ迅速なるワクチン接種の本格的展開の緊急性を際立たせることになった」と述べている。

　米国 Science 誌に、Kai Kupferschmidt（カイ・クップファーシュミット）特派員が、2020 年 12 月 20 日、23 日そして 2021 年 1 月 1 日に、英国及び南アフリカ変異株に関する記事を寄稿した（4605 ～ 4607）。

　英 国 変 異 株 B.1.1.7（ 別 名、VUI-202012/01：VUI, variant under investigation）は、2020 年 9 月 20 日、Kent 郡で、初めて検出され、11 月中旬には、COVID-19 症例の 26%、そして、12 月 9 日の週には、ロンドンで、

図　スパイクタンパク質の構造（SARS-CoV-2 と SARS-CoV）

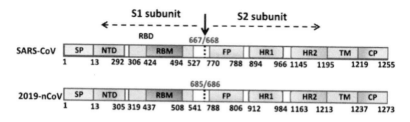

（略号：SP、シグナルペプチド；NTD、N末端領域；RBD、受容体結合ドメイン；RBM、受容体結合モチーフ；
　　FP、融合ペプチド；HR、ヘプタッドリピート；TM、膜貫通領域；CP、細胞質領域）
（出典：Cell Mol Immunol ホームページ　11 Feb 2020　doi.org/10.1038/s41423-020-0374-2 より）

症例の 60% 以上がこの変異株になっていた。B.1.1.7 変異株は、17 個の変異を突然獲得した。科学者は今まで同時に 10 個以上の変異を獲得するウイルスを見たことがなかったので、彼らは、恐らく、一人の同一の患者で、長期間感染状態が続き、その結果、多くの変異株が、生存に有利になるように競合する過程で、急速な進化が起こったと考えている。17 個の変異のうち、8 個が、スパイクタンパク質をコードする遺伝子内にある（4608）。

　そのうち、2 個の変異は特に心配すべきもので、1 つは、N501Y 変異（501 番目のアミノ酸が、アスパラギン N からチロシン Y に変異）である。N501Y 変異は、SARS-CoV-2 の受容体である ACE2 への結合性が高まることが知られていた。米国 Michigan 州立大学の Jiahui Chen らは、スパイクタンパク質と宿主 ACE2 の結合自由エネルギーを代数的トポロジーベースのマシーンラーニング手法にて計算することにより、受容体結合モチーフ（RBM）の 452，489，500、501 そして 505 番目のアミノ酸の変異が、有意に感染性をより高めることを、6 月の時点で、オンライン上で発表していた（4609）。Fred Hutchinson がん研究センターの進化生物学者 Jesse Bloom 氏は、この N501Y 変異が、このタンパク質の ACE2 受容体への結合能力を高めることを示した。この変異は、南アフリカで発見された変異株 501Y.V2 でも存在していて、この南アフリカの系統の方が、さらに感染拡大を早くさせているように思える。免疫不全患者で SARS-CoV-2 感染が長期間続き、N501Y 変異を含むウイルス変異が蓄積された症例も、米国 Boston のハーバード大学医学部ブリガム＆ウィメンズ病院の Bina Choi らから報告された（4610）。びまん性肺胞出血を合併した重症抗リン脂質抗体症候群の 45 歳男性患者が発熱で入院して、入院初日に、COVID-19 と診断された。レムデシビル、グルココルチコイド投与を受け、5 日目に退院、6 日目から 68 日目まで、3 度の入院を含めて、自宅隔離。72 日目に、低酸素血症で 4 度目の入院。COVID-19 の再発の懸念で、再度のレムデシビル投与。その後、RT-PCR で SARS-CoV-2 陰性化。105 日目に、蜂窩織炎で入院。111 日目に、低酸素血症が進展。128 日目に、2 度目の COVID-19 再発。レムデシビル投与後、RT-PCR 陰性化。静注免疫グロブリン、静注シクロホスファミド等投与。143 日目に、3 度目の COVID-19 再発の懸念。Regeneron 社の抗体カクテル投与。150 日目に、気管内挿管。151

日目に RT-PCR の Ct 値が 15.8 で、Aspergillus fumigatus が増殖。レムデシビルと抗菌剤投与。154 日目に死亡。152 日目の検体で、N501Y 変異を含む複数の変異が検出された。ほとんどの免疫不全者は効率的に SARS-CoV-2 感染を一掃するが、この症例では、持続的感染の可能性が明らかとなり、免疫不全状態に関連してウイルス進化が加速化したことがわかった。

　もう一つは、HV69-70 欠失変異である。スパイクタンパク質の 69 番目の H（ヒスチジン）と 70 番目の V（バリン）の 2 つのアミノ酸の欠失である。この欠失変異は、ある免疫不全患者の免疫応答を回避したウイルスで見つかった。Cambridge 大学のウイルス学者、Ravindra Gupta は、69-70 欠失変異が数ヶ月間感染状態であった患者のウイルスで、D796H 変異と一緒に出現したことを報告した。この患者は、治療のために、回復者血漿が投与されていた。Gupta らは、この 2 つの変異を持ったウイルスは、野生株ウイルスよりも、回復者血漿に対する感受性が少なくなっていることを見いだした。このことは、野生株を標的としている抗体を回避できることを示唆している。レンチウイルスを用いた実験系で、この欠失変異のみのウイルスは、感染性が 2 倍になることも明らかとなった。

　2020 年 6 月、Gupta 氏は、COVID-19 のがん患者の治療を手伝い始めたが、COVID-19 診断の 101 日後に、その患者は死亡した。レムデシビルと回復者血漿 2 ラウンドを投与したが、死亡した。Gupta 氏は、その患者のゲノム配列解析により、SARS-CoV-2 が、抗体を回避したかもしれないいくつかの変異を獲得したことを見いだした（4611）。

　先述したようにスパイクタンパク質の D614G 変異は、中国で最初検出され、その後急速に世界中で検出され、感染の 90％以上を占めるまでになった。動物モデルでは、この変異株は、感染性と感染伝播性を増加しているように思えた。また、HV69-70 欠失変異は、最も多く見られる欠失変異であるが、このダブル欠失変異は、多くの無関係の系統樹で検出され、例えば、デンマーク北ユトランドでのクラスター 5 'ミンク関連変異株でも検出されている。

　デンマークでのミンクの遺伝子変異解析に関しては、デンマークの政府機関である Statens 血清研究所（SSI）が、2020 年 11 月 10 日、オンライン上で発表している（4612）。動物への感染流出が起こると、ウイルスは新しい宿主

表　SARS-CoV-2 感染ヒトで検出されたミンク
　　関連スパイク変異の組合せ及び頻度

スパイク変異組合せ	略号	臨床検体中の陽性数
Y453F	F	142
69-70delHV, Y453F	ΔF	162
69-70delHV, Y453F, 1147L	ΔFL	18
69-70delHV, Y453F, I692V, M1229I	ΔFVI	12

＊全ての SARS-CoV-2 ミンク関連配列は、D614G 変異を含む
＊配列決定した検体は、2020 年 10 月 31 日まで。同一人からの
2 重検体を含むので、必ずしも感染者数を意味してはいない
（出典：https://www.ssi.dk/-/media/arkiv/dk/aktuelt/nyheder/
2020/mink-cluster-5-kort-rapport.pdf?la=da より）

に適合しようとして変異を引き起こすことになるが、このことが、ミンクで生じた。スパイクタンパク質で４つの置換及び１つの欠失が見つかった。

Y453F 変異を含む臨床分離株は、デンマークで優勢を占める未変異／野生株と同等の効率性で複製増殖する。これとは異なり、４つの変異をもつΔ FVI 株は、野生株や他の変異株よりもゆっくりと増殖する。

次に、これらの変異ウイルスは、SARS-CoV-2 感染またはワクチン接種で誘導される抗体タンパク質の認識能力を減弱させてしまうのかどうかの問題が残る。残念ながら、実際、回復者血漿を用いて実験を行った結果、Δ FVI 変異株の場合、中和力価が高い回復者血漿検体では、おおきな影響はなかったが、中和力価が低いまたは中程度の回復者血漿検体では、約４倍程度、中和活性の低下が認められた。即ち、COVID-19 患者の回復者血漿が、このΔ FVI 変異株を野生株と同程度に効率的に中和することができなかった。多くの現在のワクチン開発はこのスパイクタンパク質に対する免疫誘導を引き起こすようにしているので、これらのワクチンが、Δ FVI 変異株に対して作用しないのではないかとの懸念が残る。そして、実際、デンマークでは、表にもあるように、12 人にこのΔ FVI 変異株が検出されている。

ECDC（欧州疾病予防管理センター）は、2020 年 11 月 12 日、「ミンクに関連した新規な SARS-CoV-2 変異の検出」と題した緊急報告を発出した。

2020 年 11 月 5 日時点で、ミンクに関連した、スパイクタンパク質に Y453E 変異を持っている SARS-CoV-2（以降、ミンク変異株という）に感染したヒト COVID-19 は、214 例報告されている。デンマークで、6 月 8 日から 10 月 18 日までに配列解析されたヒト検体 5102 例の 4.2％に当たる。この期間は、デンマーク北西部の多くのミンク農場での流行が報告されていた時期である。5,102 例は、デンマークで症例報告された全症例 37,967 例の 13％

47

表　各変異株のスパイクタンパク質における変異

変異	部位	UK B.1.1.7	南アフリカ 501Y.V2	Mink
L18F	S1 N末端領域		○	
HV69-70欠失		○		○
D80A			○	
Y144欠失		○		
D215G			○	
R246I			○	
K417N			○	
Y453F	S1 RBD			○
E484K			○	
N501Y		○	○	
A570D		○		
P681H	S2：フリン 切断部位の 近傍	○		
A701V			○	
T716I	S2	○		
S982A		○		
D1118H		○		
692V	S2			○
1147L				○
1229I	S2 膜貫通 領域			○
D614G	S1			○

(RBD、319〜541 アミノ酸部分：南アフリカ501Y.V2、別名、B1.351)

に当たる。ミンク変異株に感染を受けたヒト214症例のうち、12症例が、ΔFVI変異株である。このヒト12症例は、北ユトランド地域で、8月と9月に報告されたものである。これらの知見は、予備的ではあるが、デンマーク政府は非常に重大な問題であると捉えていて、残りの1200万匹のミンクの殺処分の命令を検討している。

このように、HV69-70欠失変異は、多数検出されているけれども、宿主内での出現に関しての報告はなかった。Guptaらは、免疫不全ヒト宿主において回復者血漿治療の後に、スパイクタンパク質サブユニット2（S2）でのD796H変異とともにHV69-70欠失変異が生じたことを見つけた。この患者に、最初の57日間は、レムデシビルを2コース投与したが、全体のウイルス集団構成に変化はほとんど見られなかった。55日目に、スパイクタンパク質のN501Y変異が一過的に検出され、そして、RNA依存性RNAポリメラーゼのV157L変異が出現した。回復者血漿投与の後、S2でのD796H変異とS1のHV69-70欠失変異をもったウイルス種が優勢となった。投与した回復者血漿の抗体価が減少するにつれて、エスケープ遺伝子型をもったウイルスは、頻度的に減少した。試験管内実験では、このダブル変異株は、回復者血漿に対する感受性は低下したが、野生型同様に感染性は維持した。D796H変異が抗体感受性低下の主要な貢献者であるように思えたが、感染性の欠陥も生じさせた。HV69-70欠失変異が、野生型に比べて、2倍高い感染性をもち、そして、D796Hの低下

48

した感染性を相殺するように思えた。RBD の外側にある観察された変異と同様に、RBD をターゲットとしたモノクローナル抗体は、これらの片方若しくは両方の変異による影響を受けなかったが、非 RBD 結合モノクローナル抗体の場合、HV69-70 欠失変異及びダブル変異株に対する活性は低下した。これらのデータから、回復者血漿治療の間、SARS-CoV-2 に対する強力な選択圧が働き、中和抗体に対する低下した感受性をもったウイルス変異株が出現したことが明らかとなった。このような知見から、科学者は、B.1.1.7 変異種も、長期間感染が継続している免疫不全患者から生じたかもしれないと信じている。

　３番目の心配な変異は、フリン切断部位の近傍の P681H 変異である。この部位は、SARS-CoV-2 が SARS-CoV-1 と異なるスパイクタンパク質上の部位の１つである。この変異は、N501Y 同様に恐らく重要な変異であると思われる。

　2020 年 12 月 22 日の記者会見で、BioNTech 社の CEO、Ugur Sahin 氏は、「英国変異株は、mRNA ワクチンでコードされている 1270 以上のアミノ酸のうち、たった 9 つが異なっているだけである」ことを指摘して、「科学的に、このワクチンによる免疫応答は、新規のウイルスにも対応しうる可能性が高い」と述べている。

　このワクチンとは対照的に、Eli Lilly 社と Regeneron 社が開発しているモノクローナル抗体の有効性を懸念する査読前の論文も公表された（4613）。米国 Fred Hutchinson がん研究センターの進化生物学者、Jesse Bloom らの「COVID-19 治療用抗体の結合を回避するウイルス変異の予測的地図」と題する論文である。特に、懸念すべき事項として、緊急使用が承認された Regeneron 社の REGN-COV2 カクテル（REGN10933 と REGN10987 のカクテル）と Eli Lilly 社の LY-CoV016(2020 年 12 月時点で、第Ⅱ粗臨床試験段階) のモノクローナル抗体の結合を回避するウイルス変異である。E406W 変異（406 番目のアミノ酸が、グルタミン酸 E からトリプトファン W に変異）は、REGN-COV2 カクテル抗体を強力に回避する。LY-CoV016 に対するエスケープ地図は、RBD の中のたくさんの異なる部位でのエスケープ変異を明らかにしている。Regeneron 社は、抗体開発時に、構造解析とウイルスエスケープ選択法により、一つのアミノ酸変異ではカクテル抗体中の両方の抗体を同時にエスケープすることはできないだろうとの結論を下して開発を行ったが、この Bloom らの完全な

マップから、Regeneron 社の結論は正しくないことがわかった。

　また、上述したが、COVID-19 診断後 145 日目に REGN-COV2 カクテルを投与した免疫不全患者の検体を用いて、高重複度塩基配列解析を行った。感染のずっと後期での治療であったため、患者体内でのウイルス集団が遺伝的多様性を広範に持つことが可能になった。E484A 変異（筆者らのエスケープ変異ではない）は、治療後に REGN10933 エスケープ変異の F486I と一緒に出現し、そして、N440D 変異（REGN10967 のエスケープ変異）と Q493K 変異（REGN10933 のエスケープ変異）が、最初、REGN10933 エスケープ変異株 Y489H と競合し、そして、次に、E484A/F486I 系列及び Q493K 単独系列と競合することになった。注目すべきは、REGN-COV2 カクテルで治療した患者で検出されたこれらの 4 つの変異のうち 3 つは、REGN-COV2 カクテルのウイルス細胞培養選択法で同定されなかったものである。配列の 0.1％以上で存在した唯一のエスケープ変異は、REGN10933 エスケープ変異 Y453F(配列の 0.2％) と REGN10987 エスケープ変異 N439K（配列の 1.2％、中和活性への影響あり）であった。Y453F は、上述したオランダやデンマークでの独立的なミンク関連アウトブレイクに関連した変異である。

　結論的には、たった一つのアミノ酸変異でも、驚くべきことに REGN-COV2 カクテル抗体を完全に回避できることが明らかとなった。

　スパイクタンパク質の D614G 変異が特に欧州や米国で感染拡大した後、スパイクタンパク質の RBD の N439K 変異系列が、独立的に、欧州及び米国で出現した。南アフリカはアフリカの中で、最大の感染者数を記録しているが、RBD の重要な部位（K417N、E484K 及び N501Y）での変異を含む新規 SARS-CoV-2 系列が発生して感染拡大が続いた。

　南アフリカの KwaZulu-Natal 大学の Houriiyah Tegally らが、その新系列の出現及び急速な感染拡大に関して、査読前の論文を 2020 年 12 月 22 日に、発表した（4614）。この新規 SARS-CoV-2 系列（501Y.V2）は、機能的な重要性を有していると思われる RBD 中の 3 つの重要な部位での変異（K417N、E484K 及び N501Y）を含む、スパイクタンパク質の系列を決定する 8 つの変異で特徴付けられる。E484K と N501Y は、受容体結合モチーフ（RBM）の中にある。RBM は、ヒト ACE2 受容体とのインターフェイスを形成する重

要な機能的モチーフである。E484K 変異は、配列の 0.02% 以下で存在しているのでまれではあるが、ACE2 への結合親和性を幾分高めているかもしれないとの証拠もある。K417N 変異は、hACE2 への結合親和性に関しては、最小の影響であることも示唆された。

　米国 Fred Hutchinson がん研究センターの Allison Greaney らは、回復者血漿中の抗体の認識に影響を与える SARS-CoV-2 スパイクタンパク質（S）の受容体結合ドメイン（RBD）の変異の総合的マッピングの論文を査読前であるが、公開した（4615）。

　COVID-19 患者の回復者血漿中の中和抗体活性の主要な標的は、S タンパク質の RBD である。Greaney らは、回復者血漿抗体がこの RBD の変異にどの程度の影響を受けているかの検討を行った。RBD に対する変異のうち、COVID-19 から回復した患者から採取した血漿中の抗体による結合能と中和活性に最も大きな影響を示した変異の部位は、E484 であった。E484 部位は、南アフリカ変異株 S501Y.V2 及びブラジル系列（B.1.1.28 系列由来）で、E484K 変異として検出された部位である。南アフリカ変異株で検出された K417N と N501Y は、E484K と同時に検出されている。K417N 変異は、一部のモノクローナル抗体による中和をエスケープしているが、417 部位での変異の、評価したいくつかの抗体検体による結合への影響はわずかであった。N501Y 変異は、ACE2 に対する親和性を増加させていて、感染伝播性を増加さえている英国変異株（B.1.1.7）にも検出されている。

　日本では、ブラジル・アマゾナスから羽田空港に着いた 4 人が、空港検疫で、新規変異株に感染していることが確認された（Reuter 社、2021 年 1 月 10 日）。この変異株は、12 個の変異を持っていて、その一つは、英国変異種と南アフリカ変異株と同一であった。

　米国 Michigan 大学の Adam Lauring らは、米国医学会誌（2021 年 1 月 6 日）に、SARS-CoV-2 の遺伝的変異株の意味について、見解を述べている（4616）。変異は、ウイルス複製時に生じる。新規に生じる変異の運命は、自然選択によって決定づけられる。ウイルス複製、感染伝播、または免疫からのエスケープの観点で、競合的な有利性を与えられた変異が頻度において増加し、そして、ウイルスの適合性を減少させる変異は、循環しているウイルス集団の中から、淘汰され

る傾向にある。しかしながら、変異は、偶然のできごとにより、頻度において増加したり減少したりする。例えば、"創始者効果"は、ある限られた個々のウイルスが感染伝播の過程で新しい集団を確立するときにおこる。これらのウイルス祖先の遺伝子に存在する変異が、ウイルスの適合性の効果に関係なく、集団を支配することになる。これと同様な、自然選択と偶然のできごととの相互作用が、宿主内で、コミュニティー内で、そして、各国でのウイルス進化を形成することになる。

　変異（mutation）、変異株 (variant)、そして株 (strain) の術語は、SARS-CoV-2 の疫学を記述する際にしばしば交互に使用されているが、その言葉の違いが重要である。変異は、配列の実際の変化を表現し、例えば、D614G は、スパイクタンパク質の 614 番目のアミノ酸がアスパラギン酸からグリシンへの置換である。配列が異なるゲノムがしばしば変異株（Variant）と呼ばれている。この言葉は、やや正確性にかけている。なぜなら、2 つの変異株は、1 つの変異または多くの変異で異なっている場合もあるからである。厳密に言えば、変異株は、異なった表現型を、例えば、抗原性、感染伝播性または悪性度における差異を持っている時に、"株（Strain）"となる。

　D614G 変異は、2020 年 3 月の始めに出現して、翌月までに世界的な優位性で拡散した。最初、独立的かつ同時的に出現したように思えたこの変異は、多くの地理的領域で、席巻した。この見かけ上の収斂進化が D614G の自然選択及び適合的恩恵を示唆していたが、その後の配列解析から、1 月下旬には、中国のいくつかの省で、D614G 変異が検出された。このことにより、D614G の世界的拡散は、偶然の創始者事象（chance founder event）から起こった可能性が考えられることになった。614G をもったウイルスが、複数の場所で、初期の感染伝播イベントの大半をたまたま開始させた可能性である。

　この初期の偶然のイベントから恩恵を受けたように見える D614G と異なり、B.1.1.7 系列は広範に広がった時に、大幅に増加して、そして、循環している変異株の現行集団を打ち負かすことにより、優位性を獲得したように思える。このことは、集団レベルで、もっと感染伝播性の高いウイルスの自然選択であることを強く示唆している。

　日本では、2020 年 12 月 25 日、英国からの帰国者の空港検疫で、始め

**図　SARS-CoV-2 新規変異株
　　VOC-202012/01**

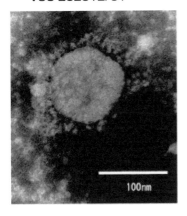

100nm

て、VOC202012 ／ 01 が 検出された。
そして、国立感染症研究所は、2021 年 1
月 4 日、「2021 年 1 月感染性の増加が懸
念される SARS-CoV-2 新規変異株 VOC-
202012/01 の分離に成功」とプレスリ
リースした。

　このように、英国及び南アフリカ変異株
が全世界に拡大し始めて、2021 年の年が
明け、そして、1 月 2 日に羽田空港に到着
したブラジル・アマゾナスからの旅行者 4
人に、英国や南アフリカ変異株とは異なる
新規の変異株（P.1）が検出された。この
ようなエスケープ変異株が封じ込め戦略を妨害するのを防ぐ唯一の対策は、ソー
シャル・ディスタンシングなどの非医薬的介入対策の強化とワクチン接種率を加
速化して集団免疫レベルまでに到達することである。

第5章

新型コロナウイルスの性質

5.1.1 SARS-CoV-2 の安定性

1）ヒト皮膚上での安定性

　京都府立医科大学の広瀬亮平助教らは、ヒト皮膚上での SARS-CoV-2 とインフルエンザウイルスの安定性の比較検討を行った（511）。

　その結果、SARS-CoV-2 は、ステンレス鋼、耐熱ガラスやポリスチレン上では非常に安定で、培養培地での生存時間は、中央値で、2 日から 4 日であった。インフルエンザ A ウイルスは、6 時間から 12 時間程度であった。ヒト皮膚上では、SARS-CoV-2 の生存時間は、中央値で、培養用培地で 9.04 時間、唾液では、11.09 時間、インフルエンザ A ウイルスの場合は、培養用培地で 1.82 時間、唾液で 1.69 時間であった。

　また、80%エタノール処理をすると、15 秒以内で、SARS-CoV-2 が皮膚上で完全に失活した。同様に、インフルエンザ A ウイルスも失活した。

　結論として、SARS-CoV-2 の安定性は、インフルエンザ A ウイルスに比べて、

表　SARS-CoV-2 とインフルエンザウイルスの安定性比較

物質名	生存時間（中央値：単位、時間、Hour）（かっこ内は、95%信頼区間）							
	インフルエンザA ウイルス		SARS-CoV-2		インフルエンザA ウイルス		SARS-CoV-2	
	DMEM		DMEM		粘液		粘液	
ステンレス鋼	11.56	(10.11〜13.22)	84.29	(54.01〜119.56)	1.73	(1.57〜1.91)	64.51	(52.35〜77.73)
ホウケイ酸ガラス（耐熱ガラス）	10.61	(9.18〜12.27)	85.74	(56.27〜119.80)	1.73	(1.58〜1.88)	61.23	(49.03〜74.44)
ポリスチレン	6.07	(5.05〜7.27)	58.07	(37.76〜81.95)	1.96	(1.76〜2.18)	35.92	(29.58〜42.67)
ヒト皮膚（N=3の平均）	1.82	(1.65〜2.00)	9.04	(7.96〜10.22)	1.69	(1.57〜1.81)	11.09	(10.22〜12.00)

＊DMEM：細胞培養用培地
＊粘液：上気道粘液（唾液2g 以上：2019年に急性上気道感染と診断された人から採取）
＊ヒト皮膚：剖検時のヒト皮膚使用（腹部、20歳から70歳、死後1日）

（出典：Clinical Infectious Diseases 誌ホームページ　https://doi.org/10.1093/cid/ciaa1517 より）

非常に安定であるので、接触感染に十分に注意すべきであり、そして、いかに、手指衛生が重要であるかがわかる。

2）媒介物上での安定性

　オーストラリア連邦科学産業研究機構（CSIRO）の Shane Riddell らは、物質表面上の SARS-CoV-2 の安定性を 20℃、30℃及び 40℃の温度、そして、相対湿度 50%の条件下で、検討した（512）。

　その結果、ウイルス力価が最初の力価の 90%に低下するまでの時間（D- 値：10 分の 1 に低下（1log 低下）するまでの時間）で比較して見ると、綿（ポーラス構造）では、20℃で 5.57 日、30℃で 1.65 日、紙幣（非ポーラス構造）では、20℃で 9.13 日、30℃で 4.32 日、そして、40℃で 5.39 時間となった。また、D- 値を 1log 変化させるのに必要な温度変化を Z 値とすると、D- 値を外挿することにより Z 値を求めることができる。

D-値（ウイルス力価が90%減少するまでの時間）

物質名	20℃ (Day)	30℃ (Day)	40℃ (Hour)
ステンレス鋼	5.96	1.74	4.86
プラスチック紙幣	6.85	2.04	4.78
紙幣	9.13	4.32	5.39
ガラス	6.32	1.45	6.55
綿	5.57	1.65	検討せず
ビニル	6.34	1.40	9.90

（出典：Virology Journal 誌ホームページ
https://doi.org/10.1186/s12985-020-01418-7 より）

図　紙幣上での SARS-CoV-2 の安定性
（横軸：日数、縦軸：SARS-CoV-2 の力価（対数表示））

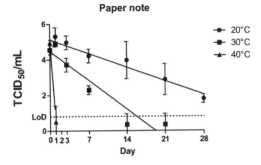

例えば、ステンレス鋼では、D- 値は、20℃で 6.48 日と決定され、そして、Z 値の 13.62℃を用いると、もし、温度を 20℃から 13.62℃低下させると（即ち、6.38℃の温度）、D- 値は、6.48 日から 64 日を超える日数となる。従って、この外挿値からもわかるように、肉加工や冷蔵施設での COVID-19 のアウトブレイクの合理的な説明ができることになる。

　また、紙幣上での SARS-

CoV-2 の生存期間（28 日）は、室温で 17 日と報告されているインフルエンザ A(H3N2) のような他の呼吸器系ウイルスよりも、有意に長い。従って、中国では、紙幣の除染を開始した。また、米国や韓国でも、パンデミックの結果として、海外からの送金紙幣の検疫を実施した。

　ガラス上での SARS-CoV-2 の生存期間も 28 日あり、携帯電話、銀行ATM、スーパーマーケットでのセルフレジそして空港での自動チェックイン機キオスクのようなタッチスクリーンデバイスは、手指消毒のように定期的に消毒されていないので、SARS-CoV-2 の感染のリスクを引き起こすかもしれない。

5.1.2　エアロゾル感染

　真の空気媒介感染（Airborne transmission）とは、1937 年に Wells と Riley により定義されたように、「感染性の小滴核、即ち、より大きな呼吸器小滴から生じる 1 μm から 5 μm の乾燥残留物によるもの」で、それは、通常の空気の流れの中で沈み落ちることなく浮いた状態で、そして、その感染源から 1m 程度以内で沈降してしまう、より大きな呼吸器小滴の軌道を超えて拡散することができる。William Firth Wells は、1887 年に米国ボストンに生まれた衛生工学者で、軍隊で訓練を受けた後、Harvard 大学と Pennsylvania 大学で独創的な実験を重ね、感染の空気媒介拡散（airborne spread）に対する明確な証拠を生み出した。また、Richard L. Riley は、Wells が Harvard 大学での研究をしていたとき、医学生で、Wells と一緒に仕事をし、長年の愛弟子となった。中国 CDC の Song Tang らは、「SARS-CoV-2 のエアロゾル感染に関する証拠、予防及びコントロール」と題する総説を発表した（521）。

1）ウイルスのエアロゾル感染の特徴

　ウイルスを含む体内からの分泌物及び排泄物は、種々の方法で、感染性ウイルスを含む小滴または粒子にエアロゾル化する。呼吸器分泌物は、日常的な活動（例えば、息を吐き出すこと、おしゃべり、咳及びくしゃみ）や医療的行為（例えば、気管挿管、非侵襲的換気、気管支鏡検査、気管切開）でエアロゾル化し、排泄物もまたトイレのフラッシングでエアロゾル化する。生物学的検体は、不適切な実験手順でエアロゾル化する。これら全ての状況下で、感染性エアロゾルは、エア

56

ロゾル化したウイルスの生存、移動及び運命に影響を与える複雑な環境要因による影響を受け、ヒトに対する感染リスクを与えうる。

　一般的に、小滴核（Droplet nuclei）とは、空気力学的直径が５μm以下の呼吸器エアロゾル小滴で、一部の研究者はこのサイズ範囲の呼吸器小滴を"エアロゾル"と称している。空気力学的直径が５μm以下の粒子及び小滴は、バイスタンダーの肺の肺胞領域に、容易に深く浸透する能力がある。これに対して、相対的に大きな小滴は、上部呼吸器官から生じて、直ぐに、そして、それらの発生場所から比較的近くに落ち着くと考えられている。例えば、100μmの小滴は、床に落ちるのに、約10秒かかり、10μmの小滴だと、17分かかる。160cmの身長のヒトが話したり、咳をしたりする時に生じる５μmの小滴は、床に落ちるまで、９分かかる。安全な空間的分離の１mの限度は、ある選択された感染の限定的で昔の疫学的研究に基づいたもので、最近の研究では、小滴は、２mよりもはるかに遠くまで移動することができることが示唆されている。

　感受性のあるヒトが暴露されるかもしれないインフルエンザウイルスエアロゾル小滴及び粒子のサイズ及び濃度は、主に2.5μm以下であり、平均的に、ヒトは、空気１Lあたり500粒子以上を生成することができる。

　SARS、MERS及びノロウイルスは、多くの条件下で、エアロゾル感染を引き起こす。ビル内及び隣接ビルへの驚くべき長い距離でのエアロゾル感染は、2003年の香港・アモイガーデンズとプリンス・オブ・ウェールズ病院でのSARS症例のクラスターであった。また、インフルエンザウイルスは、感染した患者が救命救急室を出てから３時間後、そのエリアにウイルスが検出された。そして、ノロウイルスは、床をクリーニングしている間、エアロゾルを形成して、空気中に検出されている。

２）SARS-CoV-2 エアロゾル感染の証拠

　いくつかの研究で、SARS-CoV-2 のウイルス量は、上気道に比べて肺の方が多い。咳は約3,000の小滴を生み出すが、くしゃみは、約40,000の１〜10μmのサイズの小滴を放出する。通常の呼吸や会話では、小滴のサイズの80〜90%は、１μm以下で、エアロゾルでの輸送を受けやすい。呼吸や会話は、せきやくしゃみよりももっと頻繁に起こっているので、特に無症状症例からのウ

イルス感染伝播の重要な役割を果たしている。COVID-19 の場合、口腔液中のウイルス RNA の平均量は、7 x 10^6 コピー数／mL であるが、一部の患者では、2 桁多いこともある。50 μm の小滴が少なくとも 1 ウイルスを含む確率は 37%であり、10 μm の小滴だと、確率は、0.37%まで下がる。レーザー光散乱手法で解析すると、平均ウイルス量 7 x 10^6 コピー／m L の場合、大きな声で話したとき、1 分間で、1 秒あたり何千個もの口腔小滴を産生して、これらのうち、少なくとも 1000 のウイルスを含む小滴核が、空気中に 8 分間以上、とどまっている。従って、他のヒトが吸入して、新規な感染の引き金となっているように思える。

　COVID-19 パンデミックの間、トイレも日常的に使用しているので、特に病院でのトイレのフラッシングが不適切に使用された場合、便由来のエアロゾル感染を促進しているかもしれない。トイレのフラッシングで、トイレ便座よりも上に、上昇する粒子の 40 ～ 60%が、室内での大規模なウイルス拡散を引き起こすことになる。今までの検査結果から、SARS-CoV-2 の核酸遺伝子が、1）COVID-19 患者が使用したトイレの上部、2）病院のナースステーションの空気中に、3）一般病棟の空気感染隔離室（AIIR：Airborne infection isolation rooms）同様に、患者の病室の空気処理格子、表面、空気出口孔、そして、空気中に、検出された。

　さらに、武漢の人民病院等での研究で、SARS-CoV-2 RNA が、患者の移動トイレ室内（19 コピー数／m 3）、及び医療スタッフエリア（18 ～ 42 コピー数／m 3：防護服更衣室）の空気中に検出されている。さらに、防護服の上あるいは床表面にも SARS-CoV-2 ウイルスが検出され、医療スタッフの移動により、エアロゾルのソースとして、再懸濁されていたことも判明した。イタリア・ベルガモ州の工業地帯では、SARS-CoV-2 RNA が 3 週間にわたって、空気微粒子（PM: Particulate matter）に検出されている。

　SARS-CoV-2 の生存能力に関しても、種々の報告がある。

　外科用マスクの外側で、7 日後でも（22℃、相対湿度 65%）、生存していたし、本シリーズ Part1 でも詳述したように van Doremalen らは、SARS-CoV-2 がエアロゾル（21 ～ 23℃、相対湿度 65%）中で、半減期が 1.1 時間で、3 時間以上生存していたと報告した。SARS-CoV-2 の UK 変異種は、実験的条件

（人工的唾液及び組織培養培地）で、エアロゾル中に少なくとも 90 分生存して
いた。さらに、呼吸可能なサイズのエアロゾル中で SARS-CoV-2 が感染性を
16 時間維持したことも報告された。

　従って、これらの知見から、SARS-CoV-2 は、エアロゾル中で、好ましい条
件下では、比較的長い時間生存でき、そして、エアロゾルを通して感染が拡大す
る可能性も示された。

　また、中国・広東省で、2020 年 2 月に、16 階の長期間空き室であったアパー
トの浴室から採取した表面検体（流し、水道蛇口、そしてシャワーハンドル）に、
SARS-CoV-2 RNA が検出された。この部屋は、1 月 16 日から 30 日の間の
確定 COVID-19 患者 5 人の部屋の浴室のちょうど真上であった。15 階のトイ
レでフラッシングをした後、下水パイプを通して、エアロゾルが上に移動した可
能性が、現場でのトレーサー・シミュレーション実験で、確認された。この実験
では、25 階（2 症例が 2 月 1 日に確認）と 27 階（2 症例が 2 月 6 日と 13
日に確認）のトイレでエアロゾルが検出された。この事例は、2003 年の香港
のアモイ・ガーデンズでの SARS のアウトブレイクと一致している。日本では、
ダイアモンド・プリンセス・クルーズ客船で、ウイルスが、表面に、17 日後に
検出された例もある。

3）飛行機での感染のリスクは？

　ドイツ・ゲーテ大学の Sebastian Hoehl らは、「ある旅行グループの国際便
での SARS-CoV-2 感染の評価」と題した論文を発表した（524）。

　2020 年 3 月 9 日の国際便（イスラエル・テルアビブからドイツ・フランク
フルト行き、ボーイング 737-900、フライト時間 4 時間 30 分）で起こった
感染症例の評価を行った。乗客 102 人のうち 24 人が旅行グループのメンバー
であった。飛行機利用の 7 日前に、そのグループは、後に COVID-19 との診断
を受けたホテルのマネージャと接触した。この旅行グループの誰も、フライト前
に、COVID-19 の診断を受けなかった。そして、感染防止策（マスク着用など）
も取らなかった。

　結果として、旅行グループ 24 人のうち、到着時に、7 人が喉のスワブ検体で
SARS-CoV-2 RNA が陽性、この 7 人のうち、4 人はフライト中に症状があり、

2人が前症候性、そして、残りの1人が無症状であった。この旅行グループの7人の発端者とともに、フライト中に、感染を受けたと思われる2人の乗客が見つかった。

この研究では、飛行機内で感染伝播したと思われる2人は発端症例者から2列以内の座席であり、乗客のマスク着用はなかった。勿論、このキャビン内での感染は、小滴以外の空気（小滴核）感染も否定はできないと追記している。

飛行機の利用は本当にエアロゾル感染のリスクが高いのだろうか？
米国航空宇宙医師会（Aerospace Medical Association）のRui Pombalらは、「空の旅でのCOVID-19のリスク」と題した記事を掲載した（525）。

空の旅で、COVID-19に罹患するリスクは、オフィスビル、教室、スーパーマーケットあるいは通勤電車よりも低い。旅客機の空気は、頭上の吸気口からキャビンに入り、床上の排気口に向かって下方に流れる。空気は、座席の同じ横列または近くの列で、キャビンに入り、そして流れ去る。列間の前後への空気の流れは、比較的少ないので、列間の呼吸器粒子の拡散が起こりにくくなっている。現在のジェット機の中の気流は、普通のインドアの建物内よりも、はるかに早い。この気流の半分は、外気からの新鮮な空気で、残りの半分は、手術室で使用されているフィルターと同型のHEPAフィルターを通して、リサイクルされている。

相当な数の航空旅客者にも関わらず、フライト中での乗客間のCOVID-19感染伝播の疑われる症例や確定された症例の数は、全体でも、約42例であり、少

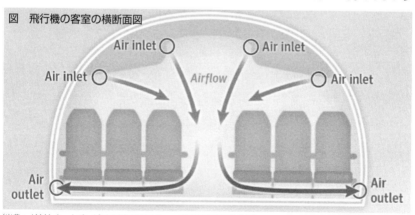

図　飛行機の客室の横断面図

（出典：JAMAホームページ doi:10.1001/jama.2020.19108 より）

60

ないように見える。機内でのリスクは、物理的ディスタンシングが維持できない他の環境と同様に、マスクを着用することでさらに低下させることができるであろう。

　他方、日本の国立感染症研究所は、IASR(病原微生物検出情報)誌（2020年10月等）に、「航空機内での感染が疑われた新型コロナウイルス感染症（COVID-19）のクラスター事例」の記事を掲載した（526）。結論として、航空機乗客における接触者調査では，国際的にもいわゆる「2-row rule」が適用されることが多く，実際にその範囲での感染が確認された事例もあるが、本調査では，前後左右２列を超える座席からも確定例を認めた。確定例の座席の分布から，飛沫感染およびマイクロ飛沫感染の可能性が疑われた。

　以上、紹介した事例では、発端者は、確かに、どちらも場合も、マスクの着用はなかったが、今後、航空機内で感染者が判明した場合、他の乗客・乗員への感染リスクは低いといえども、乗客乗員全員の検査も含めて、検討する必要があるように思える。

4）呼吸器系ウイルス感染の防御法（相対湿度：約40～60％）

　米国 Yale 大学の岩崎明子氏ら、特に、ライノウイルスを用いた研究を行っていた。

　ライノウイルスは、普通感冒（かぜ）の代表的な原因ウイルスであり、喘息悪化の最も重要な原因でもある。ほとんどのライノウイルス株は、体温（37℃）よりも、鼻腔でのもう少し低い温度（33～35℃）の方が、増殖するが、その理由はわかっていない。岩崎氏らは、マウスに順化したウイルスを用いて、ライノウイルスの温度依存性複製のメカニズムの検討を行った（527）。このマウスに順化したライノウイルスをマウスの上気道初代細胞に感染させたところ、33℃に比べて、37℃の方が、抗ウイルス防御応答の発現が驚くべき増加をしていた。

　これらの知見から、マウスの上気道細胞で、ライノウイルスが鼻腔温度（33～35℃）で好んで複製することは、低温において感染細胞の抗ウイルス防御応答の効率性が低下することに一部帰因していると思われる。鼻は、外気からの呼気に接するので、鼻腔温度は、肺の温度（体温）よりも、低下している。

マスクの感染防止の別の効能は、マスクにより、鼻腔温度の低下をある程度抑制でき、その結果、免疫能の低下を抑えることができるためかもしれないと、岩崎氏は述べている。

　岩崎氏は、呼吸器系ウイスルの季節性に関する総説で、インフルエンザウイルスのエアロゾル感染に言及している（528）。ウイルスを含む大気（22～24℃、種々の相対湿度条件下）への暴露条件下でマウスにインフルエンザウイルスを感染させた結果、中間的な相対湿度（約40～60%）で、感染マウスの生存率は77.5%であるのに対し、23%の相対湿度では、すべてのマウスは感染死亡している。従って、室温下で、呼吸器系ウイルスのエアロゾル感染を防御するための理想的な相対湿度は、40%と60%の間であると思われる。

5.1.3　遠紫外線（222nm）による SARS-CoV-2 の死活化

　紫外線（UV）は、波長が 10 - 400 nm、即ち可視光線より短く軟 X 線より長い不可視光線の電磁波で、波長による分類として、波長 380–200 nm の近紫外線 (near UV)、波長 200–120 nm の遠紫外線（far UV）、波長 120–10 nm の極紫外線 (extreme UV) に分けられる。また、人間の健康や環境への影響の観点から、近紫外線をさらに UVA (400–315 nm)、UVB(315～280nm)、UVC (100～280 nm) に分けることもある。太陽からの UV の中の UVC は、オゾン層に吸収されるため、地球表面には到達できない。主に波長254nm の UV を放出している殺菌ランプは、バクテリアを殺すための滅菌用として使用されているが、皮膚や眼に対しては、有害で、紅斑や角膜炎をそれぞれ引き起こす。人や実験動物への重篤な影響は、遺伝毒性による皮膚の発がん性である。それに対して、207～222nm の波長の光は死んだ皮膚の外層および眼の涙液外層に完全に吸収されるので、これらの波長は人に無害である。神戸大学皮膚科学分野の錦織千佳子教授らは、高い殺菌力をもつ 222nm 紫外線（UV-C）を反復照射しても、皮膚がんが発症しないこと、即ち、222nm 殺菌ランプにおけるマウスでの実験で、非常に紫外線に弱いマウスでも皮膚及び眼にはがんや白内障などの影響がないことを明らかにした（531）。

　人に無害な 222nm の紫外線が、呼吸器系ウイルスの不活化をするかどうかの検討がなされた。米国 Columbia 大学 Irving 医療センターの Manuela

表　不活化定数 k、90%不活化（D90）、99%不活化（D99）、
　　99.9%不活化（D99.9）積算光量の比較

種類		k (cm2/mJ)	D90 (mJ/cm2)	D99 (mJ/cm2)	D99.9 (mJ/cm2)
HCoV-229E	α型	4.1	0.56	1.1	1.7
HCoV-OC43	β型	5.9	0.39	0.78	1.2
Infl uenza A (H1N1)		1.8	1.3	2.6	3.8

（出典：Nature Sci Rep ホームページ
https://doi.org/10.1038/s41598-020-67211-2 より）

Buonanno らは、Far-UVC 光（222nm）が空気中のヒトコロナウイルスを効率的かつ安全に不活化することを明らかにした（532）。

　今まで、222nm の UV 光が空気中のインフルエンザウイルスを効率的に殺すことを明らかにしていたが、本研究では、ヒトコロナウイルスのα型の HCoV-229E とβ型の HCoV-OC43 に対する効果を調べた。

　結果として、低量の積算光量 1.7mJ/cm2 と 1.2mJ/cm2 で、エアロゾル状のコロナウイルス 229 と OC432 の 99.9%が、それぞれ、不活化した。以前に測定したインフルエンザウイルス A の外挿値からの推定値も同時に記してある。

　ここで、不活化定数 k は、222nm の紫外線の照射量とウイルスの生存曲線から、求めた数値である。コロナウイルスに関しては、いずれの指標も同様な値となったが、インフルエンザウイルス A とは少し異なる値を示した。これは、ウイルスの構造、ゲノムサイズ、そして、核酸の立体配座の差異、またはアッセイ法の差異に帰因すると思われる。

　222nm 紫外線に関する規制的な面では、上限値として、非電離放射線防護に関する国際委員会（ICNIRP）が、23mJ/cm2　（8 時間の暴露につき）としている。今回の HCoV-OC-43 コロナウイルスの場合、この規制上限値での照射の場合、90%不活化に対しては約 8 分間、95%不活化に対しては約 11 分間、99%不活化に対しては約 16 分間、そして、99.9% 不活化に対しては約 25 分間となる。このように、現行規制上限の遠紫外線光での連続的な空気殺菌は、ヒトがいる室内環境での空中伝播ウイルスの環境レベルを低下させる主要な手段になると思われる。

　実際の SARS-CoV-2 ウイルスを用いた実験が、広島大学病院感染症科の北川浩樹氏らにより実施された（533）。

　北川氏らは、SARS-CoV-2 ウイルスに中心波長 222nm の紫外線による新型コロナウイルスの不活化効果を世界に先駆けて明らかにした。本研究では、プ

ラスチック上の乾燥した環境において、照度 0.1mW/cm2 の 222nm 紫外線を 10 秒から 30 秒照射して、ウイルスの生存率を TCID50 アッセイ法（50%組織培養細胞感染率：50%の組織培養細胞を死滅させうるウイルス量）で評価した。その結果、10 秒間照射（1mJ/cm2=0.1mW/cm2*10sec）で、88.5%、30 秒間照射（3mJ/cm2=0.1mW/cm2*30sec）で、99.7%のウイルスを不活化させることがわかった。RNA 量は、RT-qPCR 法で測定して確認したが、RNA 量の減少はなかった。

このように、ヒトの皮膚や眼に悪い影響を及ぼさない 222nm の紫外線が、低量の遠紫外線光で、新型コロナウイルスが不活化されることが証明されたので、ヒトがいる公共の場所、例えば、病院の待合室や診療室などで、新型コロナウイルスの不活化に、使用できると思われる。

5.2 抗体検査及び致死率

5.2.1 　香港住民及び湖北省からの避難者の低い抗体陽性率

香港大学の Kelvin Kai-Wang To らは、Lancet 誌に、香港住民と湖北省（武漢市）からの避難者に対して SARS-CoV-2 抗体陽性率を調べた結果を報告した（5201）。

抗体検査結果は、452 人中 17 人（4%）が EIA 法かマイクロ中和アッセイ法どちらかで血清陽性であった。17 人の血清陽性者の 15 人（88%）は、マイクロ中和アッセイ法で陽性であった。16 人は、武漢市に住んでいた。血清陽性の 17 人のうち、6 人は、2 つの家族クラスターに由来するものであった。これらの結果から、湖北省（人口 5900 万人）では、220 万人（3.8%）が感染し、武漢市（人口 1,100 万人）では、50 万人（4.4%）が感染したいたと計算できる。2020 年 3 月 31 日での湖北省での症状のある COVID-19 患者数は、67,802 人（推計 220 万人に対して 3%）である。湖北省での残りの 97%の推定感染者は、その当時、診断されなかったのかもしれない。結論として、このように抗体陽性率が、香港及び湖北省で非常に少ないので、多くの香港人や湖北省の人は、COVID-19 に感受性を有していることになり、ワクチンや抗ウイルス薬がなければ、今後の流行の波は不可避となるであろう。

5.2.2　死亡率（年齢層別性差）

1）主要欧州諸国等の約 4 億人のデータ解析

　英国 Newcastle 大学の Sunil S Bhopal らは、英国 Lancet 誌に、「COVID-19 の致死率における性差は、年齢により著しく変化するとの報告をした（5202）。

　本研究では、イングランドとウェールズ、フランス、ドイツ、イタリア、オランダ、ポルトガル、韓国及びスペインのデータを用いて解析した。全体の推定人口は、パンデミックの開始から 2020 年 6 月 21 日までで、男性 194,349,591 人、女性 201,715,364 人。米国とベルギーは年齢のカテゴリーが異なるので、除外した。

図　年齢層別死亡率比（男性 / 女性死亡率比）

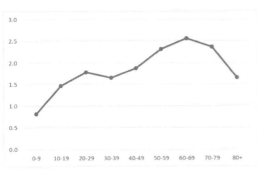

（出典：Lancet 誌ホームページ

　男性 77,652 人、女性 59,591 人が死亡した。全体の 10 万人あたりの致死率は男性対女性の比は、1.4 であった。この比率は、全ての年齢で同じではなかった。例えば、0 〜 9 歳では、0.81、40 〜 49 歳では 1.9、50 〜 59 歳では 2.3、60 〜 69 歳では 2.6、そして、80 歳以上では 1.65 であった。大まかなパターンは同様であるが、国毎にある程度の変化はあった。

　この年齢別性差比率の変化は、職業、ライフスタイル（喫煙やアルコール摂取等）、基礎疾患または、投薬などにおける差異が関係しているのかもしれない。SARS-CoV-2 ウイルスの受容体である ACE2 は、X 染色体（Xp22.2）にあるので、本遺伝子と性差の関係性の解明も重要な課題の 1 つである。

2）抗体陽転率をベースにした致死率推定

　英国 Nature 誌に、2020 年 8 月 28 日付けで、Smriti Mallapatyga が、「コロナウイルスは、高齢者で男性であれば、最も死亡のリスクが高い」との記事を掲載した（5203）。

高齢者そして男性は、死亡のリスクが高いことは、パンデミックの初期から、中国のデータで示されていた。SARS-CoV-2 に対する抗体の存在の陽性率を研究していたチーム（スペイン、イングランド、イタリアそしてスイスのジュネーブ）がこのリスクを定量化した。検査をしなかったヒトや症状を現さない人々も含めて、ウイルスに感染したヒトすべての感染者の死亡率を示す IFR（Infection fatality ratio：感染者の死亡率）を調べた。

2.1）England での REACT-2 研究

　England での 2020 年 6 月 20 日から 7 月 13 日までの 109,076 人の成人参加者検体に対して、ラテラルフローイムノアッセイ（Lateral Flow Immunoassays）法で、SARS-CoV-2 に対する IgG のテストを行い、抗体陽転率を調べた（5204）。5,544 検体が IgG 陽性であり、検査性能で調整し、サンプリング加重した抗体陽性率は、6.0%（95% CI；5.8 ～ 6.1%）となった。ロンドンで最も高く 13.0%（95% CI；12.3 ～ 13.8%）。抗体陽性者の 3 分の 1（32.2%）が無症状。この結果、Engand では、2020 年 6 月までに、336 万人（5598 万人の人口の 6%）が感染したと推定できた。この結果に基づき、England での致死率の計算を行った。その結果、全体の致死率は、0.9%（男性 1.07%、女性 0.71%）であった。

図　England における性別・年齢層別致死率（%）

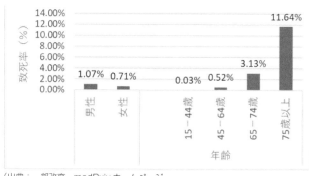

致死率は、15 歳から 44 歳の年齢層では、0.03% と少なく、65 歳から 74 歳で 3.1% に増加し、もっと高齢な 75 歳以上では 11.6% となった。

（出典：一部改変、medRxiv ホームページ
doi.org/10.1101/2020.08.12.20173690 より）

2.2）スペインでの REACT-2 研究

　本研究は、スペインのカルロス III 保健研究所の Roberto Pastor-Barriuso らが実施して、「スペインの血清疫学的研究における SARS-CoV-2 致死リスク」として報告した（5205）。

　2020 年 7 月 25 日までに、ラボで確認された COVID-19 の死亡者 19,228 例と全ての原因による過剰な死亡者 24,788 例が、高齢者施設の外で住んでいる住民の間に、生じていると推定された。

　全体的に、IFR の推計は、確定 COVID-19 死亡者に対しては、0.83%（95 ％ CI：0.78 ～ 0.89）、過剰な死亡者に対しては、1.07%（95% CI：1.00 ～ 1.15）であった。男性に対しては、それぞれ、1.11 ％ と 1.40%で、女性に対しては、それぞれ、0.58%と 0.77%であった。即ち、死亡者データのソースにも依存することであるが、男性は、女性よりも、81％と 93％の間の%で、より多く死亡するように思われる。IFR は、50 歳以下では、ほぼゼロのままで、80 歳以上の男性では、

図　SARS-CoV-2 抗体陽転率（%）:
年齢・性別にあまり関係なくほぼ一定の陽転率である。

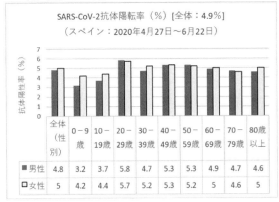

（出典：一部改変、medRxiv ホームページ
doi.org/10.1101/2020.08.06.20169722 より）

図　性別・年齢層別致死率（%）

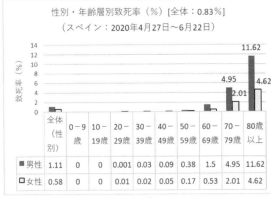

（出典：一部改変、medRxiv ホームページ

11.6％まで上昇している。女性の場合は、その半分以下の 4.6％である。

　本研究は、抗体陽転率の試験では世界でも最も大規模な試験の一つであるが、IFR の推定値は、0.83％～ 1.07％と計算できた。この推定値は、季節性インフルエンザの IFR よりも約 10 倍程度高いので、強力な抑制対策を行う必要があることをサポートするデータとなる。

5.2.3　死亡率（SARS-CoV-2 ウイルス量）

　通常、SARS-CoV-2 の検出に、RT-PCR 検査を実施して、陽性か陰性の判定をする定性的 RT-PCR を行っているが、検体中のウイルス量を測定する定量的 RT-PCR 法も可能である。

　COVID-19 患者における SARS-CoV-2 ウイルス量が、感染性、疾患の表現型、病状及び死亡リスクとの間に相関関係があるかどうかを、米国、マウントサイナイ医科大学の Elisabet Pujadas らが報告した（5207）。大規模な入院患者コホート（N=1145）で、診断時の SARS-CoV-2 ウイルス量が死亡率の独立的な予測パラメーターであることを明らかにした初めての報告である。

　2020 年 3 月 13 日から 5 月 4 日の間に、SARS-CoV-2 陽性で入院した患者で、完全な生存データ（退院または院内死亡）が存在する患者 1145 人を解析の対象とした。全体の平均ウイルス量は、5.6log10 コピー数 /ml、ウイルス量の中央値は、6.2log10/ml であった。平均ウイルス量は、生存している患者（N=807、平均ウイルス量が、5.2log10/ml（SD, 3）と死亡者（N=338、6.4log10/ml(SD, 2.7)）の間では、有意な差異があった。Log10 で、1.2 の差があるので、ウイルス量が約 15 倍違うことになる。

　年齢、性別、喘息、心房細動、冠動脈疾患、慢性腎疾患、慢性閉塞性肺疾患（COPD）、糖尿病、心疾患、高血圧、脳卒中、及び人種で補正した Cox 比例ハザードモデルによると、ウイルス量と死亡率との間には有意な独立的な相関関係が見られた（ハザード比、1.07　[95% CI：1.03—1.11、P=0.0014]。従って、ウイルス量が 1log10 コピー数 /ml 上昇すると、死亡率は、7％上昇することになる。

　単変量生存解析により、高ウイルス量（全部の平均ウイルス量が、5.6Log10 コピー数 /ml 以上）患者は、それ未満の患者に比べて、生存の可能性が有意に

表　米国赤十字への供血者における SARS-CoV-2 抗体陽性者

変数		全数	反応陽性数	%	多変量解析		
					オッズ比	95%CI	p値
全体		953,926	17,336	1.82%			
血液提供回数(この項目のみは、2変量解析)							
	初回	160,328	4,786	2.99%	1.92	1.85-1.98	
	リピート	793,598	12,590	1.59%	1	参照値	
年齢							
	16−17歳	8,375	188	2.24%	1.79	1.03-3.12	0.04
	18−24歳	51,763	2,003	3.87%	2.43	1.94-3.04	<0.001
	25−39歳	204,407	4,684	2.29%	1.98	1.69-2.31	<0.001
	40−54歳	262,912	4,919	1.87%	1.35	1.15-1.58	<0.001
	55歳以上	426,469	5,542	1.30%	1	参照値	
人種／民族							
	アフリカ系	19,185	788	4.11%	2.58	1.71-3.88	<0.001
	アジア人	20,639	471	2.28%	1.91	1.33-2.75	<0.001
	白人	861,863	14,221	1.65%	1	参照値	
	ヒスパニック	31,769	1,381	4.35%	2.31	1.77-3.00	<0.001
	多人種／民族	9,996	196	1.96%	2.00	1.2-3.34	0.01
	原住民	2,574	55	2.14%	1.84	0.72-4.71	0.21
	その他	4,601	130	2.83%	0.79	0.35-1.79	0.58
	回答保留	3,299	94	2.85%	1.14	0.51-2.54	0.76

(出典：JAMA ホームページ　doi:10.1001/jama.2020.18598 より)

低いことがわかった（P=0.0003）。

　このように、ウイルス量の定性的検査から定量的測定に変更すれば、臨床医が
患者のリスクの層別化、そして、利用可能な治療及び試験の中での選択に手助け
になると思われ、そして、ウイルス量は、感染性に基づく隔離手段にも影響を与
えることになると思われる。

5.2.4　死亡率（ACE1 遺伝子）
　東京医科歯科大学の山本直樹らは、SARS-CoV-2 感染症例数及びウイルス感
染による死亡者数が、ACE1 II(Insertion/Insertion) 遺伝子頻度の増加ととも

に、減少するという負の相関関係を明らかにした（5208）。血清 ACE1 レベル
は、DD（Deletion ／ Deletion）型の患者で、ID 型または II 型の患者に比べ
て、有意により高かった。そして、ウイルスに感染すると、ACE2 機能が抑制
され、RAS の過剰な活性化及び肺のシャットダウンに重要な ACE1 ／ ACE2
の不均衡を引き起こすことになる。これは、さらに、ACE2 の効果を減少させ、
ACE1 により産生されるアンジオテンシン II の病理生理学的効果と拮抗するこ
とになり、病状を悪化させるかもしれない。D 対立遺伝子を持つ患者、特に、
DD 遺伝子型の患者では、敗血症、ARDS（急性呼吸窮迫症候群）、恐らく、ア
ンジオテンシン II により誘導される炎症、血管障害、及び凝固障害による、ある
種の心臓、肺及び腎臓疾患からの罹患率と死亡率のより高いリスクが報告されて
いる。このように、ACE1 ／ ACE2 の不均衡が、「ACE1 に D 対立遺伝子を持っ
ている患者は、特に、DD 遺伝子型の患者は、COVID-19 のより高い重症度と
罹患率を持つこと」を予測できる。

5.2.5　供血者における抗体陽性率（米国）

　COVID-19 パンデミックは、適正な血液供給に課題を突きつけた。新規の供
給者及び回復者血漿を採取するために、多くの採血機関は、SARS-CoV-2 抗体
の供血者の日常的な検査を実施した。米国赤十字社の Roger Dodd らは、米国
での 2020 年 6 月から 8 月の供血検体における SARS-CoV-2 抗体及び供血
者の特徴について、報告した（5209）。

　米国赤十字は、44 州から、米国の血液の約 40％を採取しているが、2020
年 6 月 15 日から全ての供血検体に対する検査を開始した。

　953,926 人の供血者を検査した結果、17,336 検体（1.82％）が抗
SARS-CoV-2 抗体陽性（reactive）。多変量解析で、陽性率（反応性）は、18
歳から 24 歳の供血者が、55 歳以上の供血者に比べて、オッズ比は、2.43、
アフリカ系アメリカ人で、白人に比べて、オッズ比は、2.58、そして、ヒスパニッ
クが、2.31 であった。

　要約すると、抗体検査を導入してから、初回の供血者の割合は増加し、そして、
より若い供血者及びアフリカ系、ヒスパニックなどの供血者が、白人に比べて、
抗体陽性率（反応性）は高かった。この供血検体における抗体陽性率（反応性）

の結果の分布は、臨床的に COVID-19 と診断された患者で報告されている結果と同様であった。抗 SARS-CoV-2 に対して反応する血液提供者は、現時点では、SARS-CoV-2 が輸血を通して感染伝播することはないので、今後の供血者から除外されることはない。

5.2.6　新型コロナ震源地・武漢での抗体陽性率（中国）

　新型コロナウイルス感染者は、2019 年 12 月に、中国・武漢市で初めて発生した。新型コロナウイルスの感染拡大を受けて、1 月 23 日から公共交通機関の運行を停止させ世界で最初に都市の封鎖が行われていた中国湖北省の武漢では、4 月 8 日、2 か月半ぶりに封鎖の措置が解除された（NHK ニュース）。

　中国武漢の華南科技大学の Anding Liu らは、2020 年 3 月 27 日から 5 月 26 日の間で、華南科技大学の武漢同済医院での横断的研究結果を発表した（5210）。18 歳以上の成人が本研究参加者で、参加者は、SARS-CoV-2 に対する IgM と IgG 抗体の血清学的検査とリアルタイム RT-PCR 検査でスクリーニングした。その結果、全体で、35,040 人（男性 49.3%）が登録して、平均年齢が 36 歳（四分位範囲：30 歳から 45 歳）。IgM 抗体のみの陽性率は、0.0%、IgG と IgM 両方の陽性率は 0.7%、そして、IgG 抗体陽性率は、3.2%。ほとんどのヒト（1,360 人中 1,100 人＝ 80.9%）が IgG 抗体のみが陽性。全体の抗体陽性率は、3.9%(95% CI、2.3%〜 3.6%；P ＜ 0.001)。また、都市部での陽性率は、郊外や田舎での陽性率に比べて高かった（4.4% vs 2.9%）。抗体陽性率は、高齢者になるほど、高く、60 歳以上で 9.2% の陽性率。そして、女性の方が、男性よりも抗体陽性率は高かった。多くの高齢者は基礎疾患を持っているために、SARS-CoV-2 感染が容易におこり、COVID-19 の重症化に至ったと思われる。そのために、高齢者での抗体陽性率が高い可能性がある。

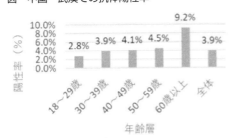

図　中国・武漢での抗体陽性率

（出典：JAMA ホームページ doi:
10.1001/jamanetworkopen.2020.25717 より）

5.2.7　医療従事者における SARS-CoV-2 抗体価の減少（米国）

　感染した SARS-CoV-2 ウイルスに対する抗体がヒトで生成された場合、その抗体は、ヒトで、どの程度の期間、維持されるのだろうか？

　米国 CDC の Manish Patel らは、テネシー・ナッシュビルの医療従事者における抗体価の 60 日後の変化に関する報告をした（5211）。

　米国 Vanderbilt 大学メディカルセンターで、COVID-19 患者と直接接触する医療従事者を対象にして、抗 SARS-CoV-2 抗体のベースライン時と約 60 日目の抗体価の比較を行った。ベースライン時に採取した血清検体 249 検体のうち、19 人（7.6%）において抗 SARS-CoV-2 抗体が検出された。このうち、8 人（42%）が、60 日目でも抗体陽性であった。

図　19 人の抗 SARS-CoV-2 抗体陽性者の抗体価の推移（60 日目）

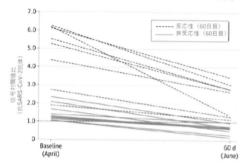

（出典：JAMA ホームページ　doi:10.1001/jama.2020.18796 より）

　全体の抗体陽性率は、ベースライン時の 7.6%（19/249）から 60 日目で 3.2 %（8/249）へと、低下した。8 人のうち、6 人は症状があり、抗体が陽性のままであったが、2 人は、無症状となった。60 日目でも抗体がある参加者は、ベースライン時には平均で 4.8 であったが、60 日目で 2.3 まで低下した。

5.3 COVID-19 患者の特徴

5.3.1　英国での COVID-19 死亡要因解析（1,700 万人の患者データ）

　年齢や性別が、重症 COVID-19 の転帰のリスク要因であることははっきりとしていたが、英国での死亡者の 90% 以上は、60 歳以上の高齢者、60% が男性であった。本シリーズ（Part 1）でも述べたように、中国 CDC の発表では、感染者 44,672 人、死亡者 1,023 人に対する解析において、基礎疾患として、心疾患、高血圧、糖尿病、呼吸器系疾患、そして、がんが、COVID-19 による死亡のリスクを増加させていた。しかしながら、年齢との相関に対する補正は、

できなかった。

　COVID-19 患者の中で、誰が重篤な転帰となるリスクが最も高いのかを理解することは重要なことである。このためには、大規模なデータセットのタイムリーな解析に対する新規なアプローチが必要である。英国の NHS（英国国民保健サービス）の代わりに、Oxford 大学の Williamson らは、OpenSAFELY を創設し、COVID-19 死亡と関連した要因の解析を行った（5301）。この OpenSAFELY は、英国の全ての患者の 40% をカバーする安全な健康解析プラットフォームで、主要な初期診療電子的健康記録に対する供給業者の既存データセンター内に患者データを保有している。

　2020 年 2 月 1 日、臨床ソフト TPP を用いて一般診療で登録された 23,600,617 人から、少なくとも 1 年間のフォローアップをし、18 歳以上の大人であるという条件で抽出して、最終的に 17,278,392 人を対象とした。そのうち、1,851,868（11%）は、白人以外の人種であった。これらの対照者は、偽名的に、10,926 人の COVID-19 関連死にリンクさせた。本調査を開始して 90 日までの累積死亡者数は、18 〜 39 歳で 0.01% 未満、80 歳以上の男性で 0.67%、女性で 0.44% であった。患者の持つ特性と死亡リスクとの関連性は、表に示してある。

　年齢に関しては、特に、80 歳以上では、50 〜 59 歳層に比べて、20 倍以上リスクが増加している（完全調整 HR、20.61）。男性は、女性よりもリスクが高い（完全調整 HR、1.59）。
非白人人種グループは、白人人種グループよりもより高いリスクを有していた。年齢と性別で調整した HR は、黒人、南アジア及び混血に対して、1.62-1.88、完全調整 HR は、1.43-1.48 であった。今まで、非白人人種は、COVID-19 感染の増加及び予後の悪さに関連していることが報告されてきた。即ち、黒人や少数民族（BME）や貧困層の間で心血管疾患や糖尿病などの健康問題が蔓延しているので、感染増加や予後が悪いと説明されてきたが、本研究から、その説明は、単なる一部分であることが明らかとなった。表からもわかるように、最も貧困な層は、5 分位の 1 番低い層に比べて、HR は、1.80 もの高いリスクであった。

　肥満に関しては、BMI が 40 以上の場合、完全調整 HR は 1.92 で、糖尿病、重度の喘息、呼吸器系疾患、慢性心疾患、肝疾患などでも、HR は高かった。

COVID-19 の死亡ハザード比 (HR)

特性	カテゴリー	COVID-19死亡HR			
		年齢・性別調整	95%CI	完全調整	95%CI
年齢	18~40	0.05	0.04-0.07	0.06	0.04-0.08
	40~50	0.28	0.23-0.33	0.30	0.25-0.36
	50~60	1.00	基準	1.00	基準
	60~70	2.79	2.52-3.10	2.40	2.16-2.66
	70~80	8.62	7.84-9.46	6.08	5.52-6.69
	80歳以上	38.29	35.02-41.87	20.61	18.72-22.70
性別	女性	1.00	基準	1.00	基準
	男性	1.78	1.71-1.85	1.59	1.53-1.69
BMI	非肥満	1.00	基準	1.00	基準
	30~35	1.23	1.17-1.30	1.05	1.00-1.11
	35~40	1.81	1.68-1.95	1.40	1.30-1.52
	40以上	2.66	2.39-2.95	1.92	1.72-2.13
喫煙	喫煙歴なし	1.00	基準	1.00	基準
	以前有り	1.43	1.37-1.49	1.19	1.14-1.24
	現在有り	1.44	1.05-1.23	0.89	0.82-0.92
人種	白人	1.00	基準	1.00	基準
	混血	1.62	1.26-2.08	1.43	1.11-1.85
	南アジア	1.69	1.54-1.84	1.44	1.32-1.58
	黒人	1.88	1.65-2.14	1.48	1.30-1.69
	他の人種	1.37	1.13-1.65	1.33	1.10-1.61
貧困 (IMD) 5分位	1	1.00	基準	1.00	基準
	2	1.16	1.08-1.23	1.12	1.05-1.19
	3	1.31	1.23-1.40	1.23	1.15-1.30
	4	1.69	1.59-1.79	1.51	1.42-1.61
	5（最貧）	2.11	1.98-2.25	1.80	1.69-1.91
血圧	正常	1.00	基準	1.00	基準
	高血圧	1.09	1.05-1.14	0.89	0.85-0.93
喘息 (vs 無し)	CCS使用無し	1.13	1.07-1.20	1.99	0.93-1.05
	CCS使用有り	1.55	1.39-1.73	1.13	1.01-1.26
慢性心疾患		1.57	1.51-1.64	1.17	1.02-1.22
糖尿病 (vs 無し)	HbA1c 58mmo/mol未満**	1.58	1.51-1.66	1.31	1.24-1.37
	58mmol/mol以上	2.61	2.46-2.77	1.95	1.83-2.07
	HbA1c 測定：最近無し	2.27	2.06-2.50	1.90	1.72-2.09
がん (非血液系、vs無し)	1年以内に診断	1.81	1.58-2.07	1.72	1.50-1.97
	1年から4.9年前に診断	1.2	1.10-1.32	1.15	1.06-1.27
	5年前以前に診断	0.99	0.93-1.06	0.96	0.91-1.03
血液系悪性腫瘍 (vs 無し)	1年以内に診断	3.02	2.24-4.08	2.82	2.09-3.81
	1年から4.9年前に診断	2.56	2.14-3.06	2.47	2.06-2.96
	5年前以前に診断	1.70	1.46-1.98	1.62	1.39-1.88
腎機能低下 (vs 無し)	推定GFR30-60	1.56	1.49-1.63	1.33	1.28-1.40
	推定GFR30未満	3.48	3.23-3.75	2.52	2.33-2.72
肝疾患		2.39	2.06-2.77	1.75	1.51-2.03
脳卒中・痴呆症		2.57	2.46-2.70	2.16	2.06-2.27
他の神経疾患		3.08	2.85-3.33	2.58	2.38-2.79
臓器移植		6.00	4.73-7.61	3.55	2.79-4.52
無脾症		1.62	1.19-2.21	1.34	0.98-1.83
リューマチ・ルーブス・乾癬		1.30	1.21-1.38	1.19	1.11-1.27
他の免疫抑制的状態		2.06	1.62-2.61	1.70	1.34-2.16

＊CCS：コルチコステロイド使用（評価時以前の1年以内に使用患者）

＊＊IFCC（国際臨床化学連合）値　58mmol/mol＝NGSP値(国際標準値) 7.5%に相当

　喫煙に関しては、現在喫煙中か今までに喫煙歴のある場合は、年齢・性別で調整した HR のみが、高いリスクと関連していたが、完全調整モデルでは、現在の喫煙者では、低いリスク（完全調整 HR、0.89）となった。この低いリスクは、今までに、中国、フランス及び米国で報告されているリスクよりも、より低い値であった。共変数を加えて事後解析した結果、慢性呼吸器系疾患で調整することにより、HR が大きく変化することがわかった（HR、0．98）。この疾患及びその他の基礎疾患は、喫煙の結果であるだろうし、完全調整喫煙 HR は、喫煙効果を仲介すると思われる要因を含むために、因果的に解釈できないことを示している。従って、年齢、性別、貧困及び人種のみで調整したモデルで検討した結果、現行喫煙者にたいする HR は、1.07（0.98-1.19）となり、有意ではないが、ポジティブな値となった。

　高血圧に関しては、HR は、年齢・性別調整で、1.09、完全調整で、0.89 であった。そして、糖尿病と肥満が、HR の減少の主要な要因（年齢・性別・糖尿病・肥満で調整した HR は 0.97) であることがわかった。血圧と年齢の強い相関を考えて解析すると、HR は、18 〜 40 歳で 3.11、40 〜 50 歳で 2.75、50 〜 60 歳で 2.07、60 〜 70 歳で 2.07、60 〜 70 歳で 1.32、70 〜 80 歳で 0.94、そして、80 歳以上で 0.73 となった。高血圧と年齢層別の死亡率との逆相関の理由は、不明である。

5.3.2　年齢特異的死亡率

　COVID-19 死亡者数は、SARS-CoV-2 流行規模のしばしば重要な指標として使用されているが、老人ホームや高齢者の死亡の変動的な報告における不均一性が国全体としての死亡率やそれに関連する感染者数の比較を阻害している。

　フランス Pasteur 研究所の Megan O'Driscoll らは、SARS-CoV-2 の年齢層別死亡率を推定した（5302）。

　45 ヶ国からの年齢特異的死亡データと 22 件の血清陽性率研究結果を用いて、多くの国全体にわたっての感染及び致死性パターンの整合性を検討した。

　結果を要約すると、65 歳よりも若い年齢グループでは、死亡の年齢分布は、種々の場所全体にわたって、非常に一致していた。推定感染致死率は、5 歳から 9 歳の年齢層が一番低く、30 歳以上の人の間では、年齢により対数線形的

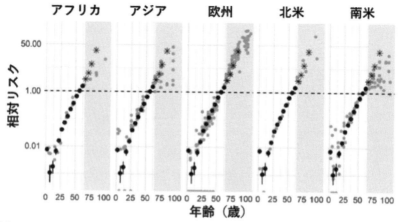

（出典：Nature誌ホームページ　https://doi.org/10.1038/s41586-020-2918-0 より）

に増加していた。この45ヶ国の解析の結果、これらの国々（34億人）では、2020年9月1日までに、約5%が感染したと推定され、多くのラテンアメリカの国々でははるかに高い感染率と思われた。

　従来の報告は、老人ホーム等の高齢者施設や長期療養施設で多くのアウトブレイクがあり、更に、報告毎に異なるアッセイ法のため、データの比較が難しかった。例えば、カナダ、スウェーデンや英国などの老人ホームで起こった死亡者数は、全体の20%以上をしめている一方、韓国やシンガポールなどの国の老人ホームでは、ほとんど死亡者がいない。従って、単純に死亡者数を比較すると、そこに潜む感染のレベルに対して誤解が生じる危険性があるが、より若い人におけるCOVID-19死亡データに焦点を当てれば、感染の本来の状態をより良く反映できると思われる。

　それぞれの国の人口学的特徴も加味して、人口加重推定致死率を計算すると、日本（1.09%、95% CI：0.94〜1.26%、血清研究：0.33〜2.05%）やイタリア（0.94%、95% CI：0.80〜1.08%、血清研究：0.28〜1.76%））のような高齢国家で最も高い一方、最も低い人口加重推定致死率はケニア（0.09%、95% CI:0.08〜0.10%,血清研究:0.03〜0.17%）及びパキスタン（0.16%、95% CI：0.14〜0.19%、血清研究：0.05〜0.31%）であった、45ヶ国

（人口としては 34 億人）のデータの解析から、2020 年 9 月 1 日までに、感染平均推定値は、5.2%（95% CI：4.51 〜 6.20%、血清研究結果：2.80 〜 13.97%）であるが、韓国の 0.06%からペルーの 62.44%まで幅広い分布となっている。国毎に感染のレベルに大きな不均一性が見られ、多くの南米諸国では特に高い罹患率であった。

5.3.3　重症化リスク（血液型：A 型が高く、O 型が防御的）

　感染症と血液型との関連は、今まで、種々報告されてきているが、SARS-CoV-2 感染と ABO 型血液型との関連性はあるのだろうか？

　COVID-19 患者の重症化に ABO 血液型が関連していることが発見された。イタリアとスペインの 7 つの病院で、SARS-CoV-2 の PCR 検査陽性で、酸素供給や機械的換気が必要な重症 COVID-19 患者 1980 人を対象として GWAS（ゲノムワイド関連解析）研究を行った（5303）。GWAS とは、ゲノム全体をほぼカバーするような、50 万個以上の一塩基多型（single nucleotide polymorphism: SNP）の遺伝子型を決定し、主に SNP の頻度と、疾患や量的形質との関連を統計的に調べる方法論である。

　イタリアから、835 人の患者と 1255 人の対照者、スペインから、775 人の患者と 950 人の対照者に対して、解析を行った。8,582,968 個の SNP を分析し、メタ解析を行った。

　この結果、重症化に関わる遺伝子座として、遺伝子座 3p21.31（オッズ比、1.77）と遺伝子座 9q34.2（オッズ比、1.32）を見いだした。遺伝子座

図　GWAS サマリー：呼吸器系障害重症 COVID-19 患者の二つの感受性遺伝子座

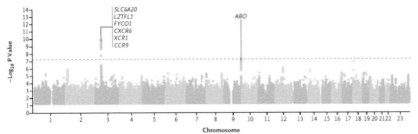

（出典：Nature 誌ホームページ　https://doi.org/10.1038/s41586-020-2918-0 より）

9q34.2 での関連シグナルは、ABO 血液型遺伝子座と一致した。血液型の解析により、A 型の方が、他の血液型よりも、より高い重症化リスクがあった（オッズ比は、1.45）。O 型の重症化に対する防御効果は、他の血液型より高かった（オッズ比：0.65、95%信頼区間 0.53—0.79、P=0．0000106）。

　O 型血液型の場合、COVID-19 の重症化に対して防御効果があることは上述した通りである。O ホモ接合体は、A 型や B 型物質を受容体として使用する病原体に対しては、防御する可能性があるが、慢性胃炎、胃潰瘍や胃がんの原因であると言われているヘリコバクター・ピロリ菌は、胃壁に潜り込む際 ABO 式血液型物質の前駆体である H 型物質を受容体にしているという事実もある。（5304）H 型物質しかない O 型のヒトは、ヘリコバクター・ピロリ菌に感受性が高く、そして、H 型物質は、特に、コレラ菌の感染リスクではなく、コレラの重症度に影響を与えるとの報告もある（5305）。また、O 型遺伝子で、Δ261（グアノシン塩基欠失）の欠失は、重症マラリアに対して防御的であることが示されている（5306）。恐らく、O 型の発現型は、赤血球のロゼッタ形成（悪性要因）を減少させるからかもしれない。

　ABO 式血液型の発見は、1901 年、オーストリア・ハンガリーのカール・ランドスタイナー（Karl Landsteiner）の論文に遡る（5307）。この最初の論文発表では、血液型は、AB 型以外の A 型、B 型及び C 型の 3 つであった。輸血や移植を行う時、最も重要な情報は、ABO 式血液型である。この血液型抗原は、糖転移酵素（A 型転移酵素、B 型転移酵素）により決定されるが、この糖転移酵素は、第 9 染色体長腕（9 q）上にあり、この酵素の前駆体である H 遺伝子は、第 19 染色体上にある。Landsteiner の法則は、下記のように纏められる。

　ヒトの ABO 式血液型は、赤血球上の糖鎖により、区別される。O 型の、基本糖鎖構造である H 抗原（H 抗原：全ての血液型に、即ち, 全てのヒト（Human）に共通しているので、H 抗原と言われている）に、N- アセチルガラクトサミンが結合したものが A 抗原、そして、ガラクトースが結合したものが B 抗原となる。

表現型	赤血球の抗原	血清中の抗体	日本人の出現頻度
A 型	A、H	抗B	40%
O 型	H	抗A、抗B	30%
B 型	B、H	抗A	20%
AB 型	A、B、H		10%

出典：日本人の出現頻度は、一般社団法人日本血液製剤協会のホームページから

ABO式血液型と糖鎖

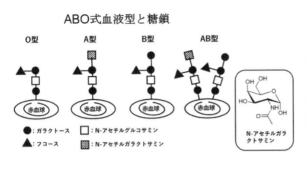

興味深いことに、ヒトの血液型がマラリアの流行と関連して共進化してきたことが、カナダのトロント総合病院の Christine M. Cserti らにより報告されている（5306）。

　マラリア原虫（Plasmodium）が、２億年前に、出現し、その後、チンパンジーに感染するマラリア原虫種（Plasmodium reichenowi）が、9 ～ 10 百万年前に、ヒトにマラリアを引き起こす最も危険な種である熱帯熱マラリア原虫（plasmodium falciparum）から、分かれでた。この頃（6 ～ 8 百年前）、ヒト類（Hominoid）がチンパンジーから分岐した。このように、熱帯熱マラリア原虫は、現生人類の出現よりもずっと前に存在していた。現生人類、ホモ・サピエンスは、おおよそ 20 万年前に、アフリカで出現し始めたが、現在の遺伝子

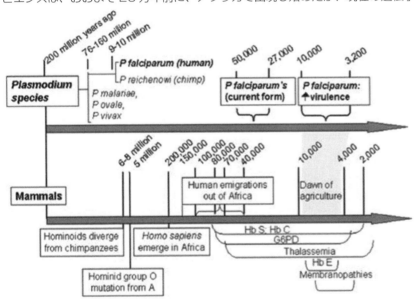

（出典：Blood (2007) 110 (7): 2250-2258.https://doi.org/10.1182/blood-2007-03-077602）

79

型を持つ熱帯熱マラリア原虫と時期を同じくしながら、進展してきた。10 〜 4万年前に、ヒトが初めてアフリカから移動して、アジア、欧州やオセアニアに集落を作ったが、熱帯熱マラリア原虫の選択圧の下で、ヒトは、血液型多型を自分自身とともに運ぶことにもなった。7 万〜 4 千年前の期間の間、熱帯熱マラリア原虫感染に対しても生存できる優位性と関連した、ヒト赤血球の多様な突然変異（地中海性貧血等）が、生じてきたものと思われる。これらのマラリアで選択圧を受けた突然変異の拡大が、熱帯熱マラリア原虫が血液型の分布に作用した圧力と同様に、熱帯熱マラリア原虫による死者数が実質的に増加したと考えられる1 万年前に、さらに増加したのかもしれない。この拡大の増加は、たぶん、農業、森林開拓や動物の家畜化から生じたのかもしれない。そして、これらすべては、熱帯熱マラリア原虫を媒介するハマダラカの成育を増長させた。この結果、最も強力なマラリアの選択圧が、過去の数千年という、非常に圧縮された期間に、ヒトゲノムに効率的に作用した。実際、このことは、赤血球の多様な適合突然変異進展の観察結果と一致している。

　ABO 遺伝子の進化は、このマラリアの時系列と全く重なる。さらに詳細なABO 式血液型遺伝子の進化に関して、国立遺伝学研究所の Sitou ら（5308）やスペインの Calafell ら（5309）が、報告している。Calafell らの「ヒトABO 遺伝子の進化の動力学」論文を要約すると下記のようになる。

　COVID-19 の重症化に関して、血液型が O 型の場合、防御的で、A 型の場合、感受性が高いことを述べたが、日本人の場合、A 型が約 40%、O 型が約 30%である。サハラ以南のアフリカでは、今でも、熱帯熱マラリア原虫が根強く残っ

A 型が共通の祖先	
約 350 万年前	最初の非 A 型の出現：B101 遺伝子（B 型）
約 250 万年前	次に古い対立遺伝子の O02（O 型）が A101（A 型）から分化 ＊O02 分枝遺伝子の中の突然変異のひとつは、Δ261（グアノシン塩基の欠失）で、この欠失により、遺伝子を不活化する。
約 115 万年前	O01 遺伝子は、A101 から出現したように思え、 その後、突然変異または遺伝子変換により、Δ261 を獲得
約 31.6 万年前	O09 遺伝子は、Δ261 を獲得した第 3 の系列になるが、 A101遺伝子に非常に似ていて、31.6 万年前に分枝した可能性もある。
約 28.8 万年前	A101 は、B01 との組替えで、A201 を生成させた。 その後、非組換え型の B101 オリジナル遺伝子は消失した。

ているが、O 型が特に多く、例えば、南東ナイジェリアやスーダンでは、80-90％の割合で、A 型は、わずか、8-16％程度である。このように、サハラ以南のアフリカでは、血液型が O 型のヒトの割合は、日本人よりも非常に多いにも関わらず、COVID-19 感染は、爆発的に増えた。中米のアマゾンでは、O 型が 90％である。集団免疫政策をとったスウェーデンで、O 型が 38％、A 型が 47％、隣接諸国のフィンランドやノルウェーでも同様な比率である。アジアでは、赤道の近く住んでいるヒトでは、O 型の保有率が高く、例えば、中国の場合、寒冷地の北京では、O 型が 29％で A 型が 27％、より熱帯的な地域である広東では、O 型が 46％で、A 型が 23％である。このように O 型の高い割合は、マラリアの流行の程度と一致している。

　もし、O 型のヒトが COVID-19 の重症化のリスクが低いならば、医療体制の脆弱な、特に、サハラ以南のアフリカにとって、死亡等の最悪の事態は避けられる可能性も残されていると考えることもできる。

　O 型は、COVID-19 患者の重症化リスクに関して、防御的であり、A 型では、感染症のリスクが高まることを見いだしたが、この生物学的メカニズムとして、例えば、タンパク質に結合した N- 結合型糖鎖に対する中和抗体による防御の可能性（5310）や、IL-6 発現レベルと ABO 血液型遺伝子座との関連性などが考えられる。IL-6 に関して、SNP（一塩基多型）は、全て染色体 9q34.1 － q34.2 上の ABO 遺伝子座にあり（p ＜ 5x10-8）（5311）、重症 COVID-19 患者では、血清中 IL-6 の高いレベルが報告されている（5312）。

　これらの血液型と COVID-19 感染性の相関関係の結果とは、異なる報告もなされた。米国 Massachusetts 総合病院の Christopher Latz らは、血液型と COVID-19 患者の予後 (挿管または死亡) に関する解析をした（5314）。

　結論として、血液型は、COVID-19 患者の臨床的予後、挿管または死亡との相関関係はなかった。COVID-19 検査を受けた血液型 B 型と AB 型の患者は、検査陽性率がより高いように思えたが、O 型の患者は、検査陽性率はより少ないように思えた。

試験管内での実験で、SARS-CoV-1 粒子は、ABO 糖転移酵素の A 糖転移酵素により糖化され、そして、抗 A 抗体がその糖化されたウイルスを中和することが証明されている。B 糖転移酵素では研究されていないが、抗 B 抗体も同様な

効果をもたらす可能性も考えられる。このような研究結果から、O 型の場合、抗A 抗体、抗 B 抗体が存在しているので、防御的になり、AB 型の場合は、どちらの抗体も存在していないので、相対的に感染率が高いと考えることもできる。

感染性に関しては、上記した通りであるが、血液型が COVID-19 の重症化との関連性があるかどうかに関しては、カナダの British Columbia 大学の Ryan L Hoiland らが報告した（5316）。試験管内での実験で、O 型または B 型のヒトにある抗 A 抗体は、SARS-CoV-1 と ACE2 受容体との相互作用を拮抗していることが示唆されている。SARS-CoV-2 でも同様な現象があれば、臨床的予後に影響を与えるかもしれないとの予測から、本研究を実施した。

　2020 年 3 月 1 日から 4 月 28 日に、British Columbia 大学の 6 つの関連病院の ICU に入室した 125 人の重篤 COVID-19 患者を対象にした。この 125 人中、95 人で、血液型データが使用できたので、この 95 人に対して、解析を行った。

　解析した結果、機械的換気を要した割合は、O 型／ B 型群で、61%、A 型／ AB 型群で 84% となり、年齢等での調整ハザード比は、1.76 となり、A 型／ AB 型群では、O 型／ B 型群に対して、1.76 倍のリスクがあることがわかった。さらに、持続的腎代替療法でも、調整ハザード比が、3.75 となった。ICU の滞在期間の中央値は、O 型／ B 型群で 9 日間（四分位範囲：5 ～ 18 日）、A 型／ AB 型群で 13.5 日（四分位範囲：7 ～ 26 日）と、A 型／ AB 型で ICU 入院期間が長かったが、ICU からの退院に関しては、有意な差異はなかった。

表　O 型／ B 型グループと A 型／ AB 型グループ間における臨床的予後

項目	O型／B型グループ		A型／AB型グループ		調整ハザード比	95%CI	P
N数	57	%	38	%			
機械的換気	35	61%	32	84%	1.76	1.17～2.65	0.007
CRRT（持続的腎代替療法）	5	9%	12	32%	3.75	1.28～10.9	0.004
抜管	24	42%	21	55%	0.92	0.52～1.62	0.78
ICUからの退院	43	75%	24	63%	0.63	0.39～1.03	0.06
院内死亡	8	14%	9	24%	1.22	0.47～3.21	0.68

＊院内死亡：全体の生存に対するハザード比

（出典：Blood advances 誌ホームページ　doi: 10.1182/bloodadvances.2020002623. より）

AST、ALT や血清クレアチニンピークレベルが、A 型／ AB 型群で、O 型／ B 型群に比べて有意に高いレベルであった。このことは、抗 A 抗体が多臓器に対して防御的な効果をしている可能性も示唆している。

　このような異なる結果の報告に関して、米国医学会誌のライター Rita Rubin が、2020 年 9 月 16 日号で、「血液型は、COVID-19 リスクに関連しているのかどうかの調査」と題して纏めている。

　1）1977 年の研究では、O 型のヒトは、コレラ細菌により感染し易いことがわかった。

　2）1993 年の研究では、O 型のヒトは、A 型または B 型のヒトよりも、胃の粘膜にヘリコバクター・ピロリ菌に対する受容体がよりたくさんあるので、胃がんの原因とも言われているヘリコバクターピロリ菌により感染し易いことがわかった。

　3）2003 年の研究では、血液型抗原がノロウイルス（以前は、Norwalk ウイルスと呼ばれていた）の結合に際し受容体として機能し、唾液中で、そのウイルスは O 型や A 型抗原に効率的に結合し、B 型抗原に対しては、効率性が弱くなることがわかった。

　前述の Massachusetts 総合病院の Latz らは、血液型と COVID-19 の間の相関関係の基礎科学が非常に脆弱なので、少なくても現時点で、血液型が、COVID-19 で病気になったヒトにおいて、どのようなヒトが、重症化し易いのかを同定することに使用されるべきでないと述べている。

5.3.4　重症化リスク（ネアンデルタール人遺伝子）

　Max Planck 進化人類学研究所の Hugo Zeberg と Svante Pääbo は、「重症 COVID-19 に対する主要な遺伝的リスク要因は、ネアンデルタール人から受け継いでいる」との論文を発表した（5317）。

　最近の遺伝子関連解析研究で、SARS-CoV-2 感染後の呼吸器不全に対する染色体上のリスク座位として、3 番染色体上に遺伝子クラスターがあることがわかり、3,199 人の COVID-19 入院患者及び対照者を用いたその後の研究から、重症 SARS-CoV-2 感染及び入院に対する主要な遺伝的リスク要因は、この遺伝子クラスターであることが明らかとなった。Zeberg と Pääbo の本報告

では、そのリスクは、ネアンデルタール人（ヒト属の一種で、約40万年前に出現し、2万数千年前に絶滅したとみられている）から受け継いだ約50kb（因みに、SARS-CoV-2遺伝子サイズは、約30kb）の遺伝子断片によりもたらされ、今日では、南アジア人は約50%、欧州のヒトでは約16%が受け継いでいる。Zebergは、「この遺伝子変異は、約6万年前に交雑した時に、ネアンデルタール人から現代人にもたらされ、この遺伝子変異を受け継いだ人々は、新型コロナウイルスに感染したときには、遺伝子変異を引継いでいない人々に比べて、人工呼吸器が3倍必要になるように思われる」と述べている。

COVID-19パンデミックの初期の頃に、主要なリスク要因は、高齢、男性、そして基礎疾患であることが明らかにされてきたが、これらのリスク要因が、どうして、あるヒトが、無症状または軽症で、他のヒトが、重症化するのかを説明できなかった。遺伝的リスク要因がこの説明の役割をしているのかもしれない。前述したように、COVID-19の重症化と関連している遺伝子領域として、6つの遺伝子を含む3番染色体上の領域とABO血液型を決定する9番染色体上の領域がある。その後、新しいデータセットで解析したところ、3番染色体上の領域が、全ゲノムレベルで、重症COVID-19と有意に関連している唯一の領域であることがわかった。このリスク領域での変異種 (risk variant) は、入院のリスクとして、オッズ比が1.6（95% CI；1.42〜1.79）であった。この遺伝子領域は、49.4kbに及んでいる。

このリスク遺伝子が最も保持されているのは、南アジアで、特にバングラデシュでは、人口の半分以上（63%）が少なくともネアンデルタール人のリスクハプロタイプ（ハプロタイプ：両親からそれぞれ一本ずつ同じ染色体を受け継ぎ，1対の相同染色体が生成される．そのどちらか一方の染色体（ハプロイド）に存在するアレル（対立遺伝子）の組み合わせのこと）の1つのコピーを持っている。実際、英国でのバングラデシュ人は一般的な人々よりも、COVID-19で死亡するリスクは約2倍高かった。ネアンデルタール人リスクハプロタイプが、南アジアで30%の頻度で起こっているが、東アジアではほとんどない。南アジアと東アジアの間でのアレル頻度の差異の程度は異常であり、過去に何らかの選択圧によって影響を受けていたと思われる。実際、以前の研究で、ネアンデルタール人ハプロタイプがバングラデシュで正の選択を受けていることが示唆

されたが、この点から考えると、他の病原体に対する防御であった可能性が推測される。そのハプロタイプは、東アジアでは、たぶん、コロナウイルスか他の病原体からの負の選択圧により、頻度が減少した可能性もある。いずれにしても、３番染色体上の COVID-19 リスクハプロタイプは、ある集団で高い頻度に達した何らかの他のネアンデルタール人及びデニソワ人（ロシア・アルタイ地方のデニソワ洞窟 [ロシア、中国、モンゴルの国境に近い地域] に、約４万１千年前に住んでいたとされるヒト属の個体および同種の人類）の遺伝的変異種に類似しているが、今や、SARS-CoV-2 パンデミックにより、負の選択圧の下にある。ネアンデルタール人由来の領域の中のどのような側面が重症 COVID-19 に対するリスクを与えるのか、そして、当該特徴の効果が、SARS-CoV-2 に特異的なのか、他のコロナウイルスに特異的なのか、あるいは他の病原体に特異的なのかどうかは、現時点では、知られていない。もし機能的な側面が解明されたならば、ネアンデルタール人の、関連する病原体に対する感受性に関して推測することが可能になるかもしれない。しかしながら、現在のパンデミックに関しては、ネアンデルタール人からの遺伝子流入が悲劇的な結果を招来したことは明白である。同じく、Zeeberg らは、査読前の論文にて、MERS-CoV の受容体である DPP4 遺伝子変異（プロモーター部分の変異）が COVID-19 重

図　COVID-19 の重症化リスクを付与するネアンデルタール人リスクハプロタイプの地理的分布
　（円グラフは、リスク遺伝子の１つの発生頻度を現す）

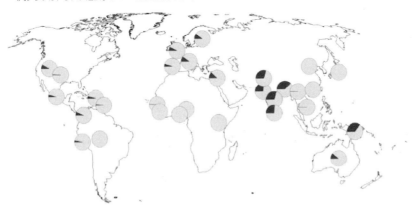

（出典：Nature 誌ホームページ　https://doi.org/10.1038/s41586-020-2818-3 より）

症化のリスク要因であることも報告した（Dec 12, 2020.doi: https://doi.org/10.1101/2020.12.11.422139）。DPP4 のネアンデルタール人バージョンが、COVID-19 の重症化に関わり、この遺伝子変異が 1 つの場合、重症化リスクが 2 倍、2 つの場合、4 倍になる。SARS-CoV-2 のスパイクタンパク質が DPP4 に結合できることは報告されている。

5.3.5　死亡率を予測する指標（IL-6 と CD8 陽性 T 細胞）

　中国・武漢の Miao Luo らは、院内での COVID-19 患者の死亡率を早期に予測できる指標として、IL-6 と CD8 陽性 T 細胞数の組合せが重要であることを報告した（5319）。武漢の 2 つの病院に 2020 年 1 月 9 日から 3 月 31 日までの 1018 人の患者に対して、回顧的解析を行った。結果として、生存患者と比較して、すべての T リンパ球サブセット数は、死亡者において、著しく低く（P ＜ 0.001）、特に CD8 陽性 T 細胞で低かった（96.89 vs 203.98 細胞 / μl、P ＜ 0.001）。全ての検討したサイトカイン（IL-2R、IL-6、IL-8、IL-10 及び TNF-α）の中で、IL-6 が、最も有意に上昇し、生存者に対して、10 倍以上となった(56.16 vs 5.36pg/ml、P ＜ 0.001)。多変数ロジスティック回帰分析により、この 2 つの免疫学的指標（IL-6 と CD8 陽性 T 細胞）が、院内の死亡率と相関関係にあることがわかった。

図　COVID-19 患者 4 群におけるカプラン・マイア - 生存曲線

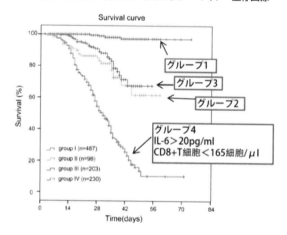

（出典：JCI ホームページ　https://doi.org/10.1172/jci.insight.139024. より）

5.3.6　COVID-19 重症化の予測因子（CCL17）

　国立国際医療研究センターは、2020 年 9 月 30 日の記者会見で、

COVID-19 の重症化を予測する５つのマーカーを同定したと発表した。その詳細な内容は、同センターの杉山 真也らが、「血清 CCL17 レベルが、COVID-19 の軽度／中等度及び重症／重篤患者を区別する予測マーカーとなる」と題した論文に記載されている（5320）。COVID-19 患者で重症／重篤症状を発症する予測マーカーとして、IFN- λ 3、IL-6、IP-10、CXCL9 及び CCL17 を同定した。これらの因子は、２つの範疇に分類でき、範疇 A には、IFN- λ 3、IL-6、IP-10 及び CXCL9 が含まれ、重症肺炎の開始前に、それらの値が上昇してそして急激に低下する。範疇 B には、CCL17 が含まれ、SARS-CoV-2 感染の初期のフェーズで、軽度／中等度と重症／重篤なグループの間で、完全に異なる値を示した。重症／重篤患者において、感染初期のフェーズで、CCL17 の

表　COVID-19 重症化の予想マーカー

変数	軽度／中等度 n = 16	重症／重篤 n = 12	p 値
CCL17	246.8 ± 116.9	43.0 ± 22.8	< 0.001
IFN- λ 3	5.6 ± 4.6	41.6 ± 29.6	< 0.001
IL-6	3.0 ± 2.6	25.0 ± 23.2	< 0.001
IP-10	237.9 ± 159.5	1360.8 ± 1025.5	< 0.001
CXCL9	20.9 ± 9.3	135.0 ± 135.9	0.002

（出典：Gene 誌ホームページ　doi: 10.1016/j.gene.2020.145145 より）

物質	概要
CCL17	● 胸腺および活性化調節ケモカイン（TARC）としても知られていて、胸腺においてT細胞の発達及び炎症領域での活性化を誘導する ● アトピー性皮膚炎や喘息の進行に対する信頼性のあるバイオマーカー（高レベルのCCL17）
IFN- λ 3	● 病原体に対する免疫細胞から遊離される初期のインターフェロンの1つ ● 重症／重篤症状の進行に対して重要な分子の可能性 ● 特異的抗体などでのIFN- λ 3の阻害が、重症／重篤患者の治療戦略として有望
IP-10	● 単球、内皮細胞、繊維芽細胞をIFNγで処理し、応答する中で作られるケモカイン ● IP-10は、IFN- λ 3処理形質細胞様樹状細胞により誘導される
IL-6	● 関節リウマチ（RA）や他の免疫疾患で、IL-6が上方制御されている ● RAをもつCOVID-19患者は、重症/重篤症状がなくても高いレベルのIL-6を示す ● IL-6に対する分子標的治療は、COVID-19重症化の進展を干渉抑制する可能性
CXCL9	● インターフェロンγにより発現誘導されるケモカイン、主に単球から産生される ● SARS-CoV-2感染の初期のフェーズで上方制御される
IFN- λ 3 とIP-10	● SARS-CoV-2感染におけるIFN- λ 3とIP-10の相関性は、慢性C型肝炎のプロファイルと同様

＊ケモカイン：Chemokineは、走化性（Chemoattractant）を示すサイトカイン（Cytokine）

低い発現が特異的に観察された。このCCL17の予測マーカーとしての能力は、COVID-19の検証検体で確認された。これらのデータから、CCL17が、最初のトリアージ（Triage：患者の重症度に基づいて、治療の優先度を決定して選別を行うこと）マーカーとして有用で、次いで、範疇BのマーカーがCCL17が低いかボーダーラインレベルのハイリスクグループにおける重症化の開始を予測する補助となる。ベースラインのCCL17レベルは、成人より子供の方が高い。このことが、多くの子供のCOVID-19患者が成人よりも軽度の症状を示している理由かもしれない。

5.3.7　サイトカイン・ストーム

サイトカイン・ストームは、定義はないが、大まかに言えば、インターフェロン、インターロイキン、腫瘍壊死因子、ケモカイン及びいくつかの他の伝達物質の放出によって特徴付けられる免疫応答の亢進と言える。

オランダRadbout大学のMatthijs Koxらが。COVID-19と他の疾患の重症患者におけるサイトカインレベルの比較をした論文を発表した（5324）。

本研究における全ての患者は、オランダのRadbout大学のICUに入室した

図　COVID-19重症患者と他の重症患者における血漿IL-6濃度の比較

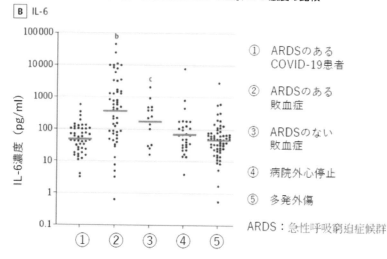

（出典：JAMAホームページ doi:10.1001/jama.2020.17052 より）

患者である。炎症性サイトカインである腫瘍壊死因子（TNF）、IL-6 及び IL-8 の血漿中の濃度を、1）連続的な機械的換気を受けている、ARDS を伴った COVID-19 患者（46 人）、2）ARDS を伴った（51 人）、または伴わない（15 人）細菌性敗血症、3）病院外心停止（OHCA：out-of-hospital cardiac arrest）（30 人）、及び 4）多発外傷（62 人）で、測定した。検体採取は、2010 年から 2020 年の間で行った。全てのコホートにおけるサイトカインは、同一方法（Miliplex アッセイ、Lumnex 社機器）で実施。

　結論として、本研究から、ARDS を伴った COVID-19 患者は、細菌性敗血症に比べて、血漿中サイトカインレベルはより低かったが、他の重篤患者（病院外心停止、多発外傷）のレベルとはほぼ同様であった。これらの知見は、COVID-19 患者で観察されるより低い白血球数と一致していて、そして、重症肺障害の存在に関わらず、全体的な疾患のより低い重症度によるものかもしれない。この予備的な解析結果は、「COVID-19 は、サイトカイン・ストームで特徴づけられないかもしれないこと」を示唆している。

5.4　COVID-19 患者の臨床的特徴

5.4.1　重篤 COVID-19 患者の死亡に関する要因（米国）

　米国での重篤 COVID-19 患者に対して、何が死亡に関連した特徴、予後及び要因であるのかに関する解析結果を、米国ボストンのブリガムアンドウィメンズ病院の Shruti Gupta らは報告した（5401）。

　2020 年 3 月 4 日から 4 月 4 日の間、米国の 65 病院の集中治療室（ICU）に入院した COVID-19 確定成人患者 2215 人の多施設コホート研究を実施した。

　その結果、全部で 2215 人の患者で、平均年齢は 60.5 歳、ICU 入院後 28 日目までに、875 人（39.5%）が死亡、1203 人（54.3%）が退院、そして 137 人（6.3%）が入院状態であった。死亡と独立的に関連している要因として、80 歳以上の場合、40 歳未満に比べて、オッズ比は 11.15、男性は女性に比べて、オッズ比は 1.50、BMI が 40 以上の患者は、25 未満の患者に比べて、オッズ比は 1.51、冠動脈疾患を持っている患者は、オッズ比は 1.47、活動性がんを持っている患者は、オッズ比は 3.43 であった。

今まで、重篤 COVID-19 患者に関する報告は、中国、イタリアでのコホート研究結果があったが、本研究結果は、イタリア・ロンバルディアの重篤 COVID-19 患者の大規模コホート研究と比べても、患者の平均年齢、侵襲的機械的換気を受けた割合は同様な結果であった。死亡率に関しては、イタリア（26%）の重篤 COVID-19 患者に比べるとより高かったが、中国武漢（62%）や米国シアトル地域（50%）の単施設研究結果よりは低かった。但し、これらの比較は、異なる ICU での実施要領及びフォローアップ期間なので、限定的な解釈となる。

5.4.2　COVID-19 子供患者のウイルス量

子供は、SARS-CoV-2 に感染するが、一般的には、大人に比べて軽度の症状である。

米国シカゴの Ann ＆ Robert H. Lurie 子供病院の Taylor Heald-Sargent,らは、COVID-19 の軽度から中等度の患者の鼻咽頭検体中の SARS-CoV-2 ウイルス量と年齢との関係を調べた（5402）

発症から 1 週間以内の軽度から中等度の症状をもった 145 人の患者を 3 つのグループに分けて比較した。5 歳以下の子供（N=45）、5 歳から 17 歳までの子供（N=51）、そして、18 歳から 65 歳までの大人（N=46）の 3 グループとした。RT-PCR の増幅サイクル閾値（CT）で比較した。増幅サイクルが少ないほど、検体中には、たくさんの遺伝子があることを意味する。

結果として、CT 値が、年齢の高い子供で中央値が 11.1（95 % CI、6.3 〜 15.7）、大人で 11.0（95 % CI、6.9 〜 17.5）で、ほぼ同様

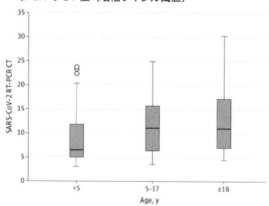

図　年齢と SARS-CoV-2 の鼻咽頭検体中のウイルス核酸量（PCR の CT 値（増幅サイクル閾値）

（出典：JAMA ホームページ　doi:10.1001/jamapediatrics.2020.3651 より）

の値を示した。他方、若い子供では、CT 値の中央値が 6.5（95% CI、4.8 〜 12.0）で、有意に低かった。従って、5 歳以下の子供は、5 歳以上の子供や大人に比べて、上気道におけるウイルス核酸が同等もしくはより多いことが示唆された。

　従って、若い子供は、潜在的に一般的な集団において SARS-CoV-2 拡散の重要な牽引役となりうる。

5.4.3　COVID-19 と肥満

　肥満の有病率は、特に欧米においては、日本や韓国と比べて、非常に高い。WHO の肥満の定義は、BMI 値が 30 以上であるが、日本肥満学会の基準は、25 以上である。OECD（経済協力開発機構）2017 の資料では、肥満有病率に関して、米国が 38.2%、英国が 26.9%、OECD 平均が 19.5%、そして、韓国が 5.3% で、日本が 3.7% となっている。また、米国 CDC の Cynthia Ogen らによると（5404）、2017 〜 2018 年のデータでは、肥満の有病率は、男性で 43%、女性で 41.1%、そして、非ヒスパニック黒人女性では、56.9% となっていて、国民的課題である。

　米国や英国での大規模コホート研究で、肥満は、COVID-19 の重篤化及び死亡に対するリスク要因であることが報告された。初期の報告では、糖尿病、高血圧、及び心疾患が COVID-19 における侵襲的機械的換気や死亡に関連していることも報告されていた。基礎疾患や年齢が、BMI と COVID-19 の予後との相関関係と交絡するのかあるいは変更をもたらすのかは、不明であった。

　米国Ｃｏｌｕｍｂｉａ 大学の Michaela R. Anderson らは、肥満の指標である BMI と SARS-CoV-2 感染における挿管または死亡のリスクに関する報告をした（5405）。

　NY の病院の緊急部門（ED）に、2020 年 3 月 10 日から 4 月 24 日の間に入院した成人に対する後

米国 (2017年〜2018年)	BMI 30以上	BMI 40以上
男性	43.0%	6.9%
女性	41.1%	9.7%
非ヒスパニック黒人女性	56.9%	16.9%
メキシコ系アメリカ人女性	49.6%	14.5%
非ヒスパニック白人女性	39.8%	11.3%

（出典：JAMA ホームページ 28Aug 2020　JAMA. 2020;324(12): 1208-1210. doi:10.1001/jama.2020.14590 より）

ろ向きコホート研究を行った、患者は、鼻咽頭検体の SARS-CoV-2 PCR 検査で陽性であった。病院での死亡率のフォローアップは、6 月 10 日まで続けた。主要な評価項目は、緊急部門に来てから挿管または機械的換気無しでの院内死亡までの期間として測定した。第 2 の評価項目は、挿管から機械的換気を受けた患者の院内死亡までの期間として測定した。

　評価対象者は、2466 人で、平均年齢が 67 歳（四分位範囲、54 歳から 78 歳）、男性 58%、そして、ヒスパニックが 48%。BMI の中央値は、27.9kg/m2（四分位範囲、24. 3 ～ 32.6kg/m2）、高血圧が 52%、糖尿病が 40%。完全調整ハザード比で解析すると、低体重の患者及び太りすぎ以上の BMI をもった患者（クラス 1 から 3 肥満）は、太りすぎ（BMI；25 ～ 29.9kg/m2）に比べて、挿管を受けるかまたは死亡に至っているように見える。年齢、人口統計学的特徴、そして臨床的変数で連続的に調整すると、年齢が、BMI と予後の相関関係の観察値の強度に最も大きな影響を与えることがわかった。完全調整ハザード比は、低体重で、1.2、クラス 2 肥満で 1.3、そして、クラス 3 肥満で 1.6。

　層別解析で、BMI が挿管または死亡との相関が、年齢により、変化し（相互作用の P 値、0.042）、性別、糖尿病または高血圧では、相関の変化はなかった。肥満は、65 歳未満の患者では、挿管や死亡のより高いリスクがあることがわかり、65 歳以上に関しては、このリスクはなかった。

　肺炎や ARDS の重篤患者における肥満と低死亡率の相関関係、即ち、"肥満

	ハザード比（95%CI）		入院数	ハザード比（95%CI）		入院数	p値（相互作用）
年齢	65歳未満			65歳以上			0.042
低体重	0.7	(0.2～2.3)	32	1.4	(0.95～2.1)	47	
標準体重	1.1	(0.7～1.6)	166	0.9	(0.8～1.2)	376	
太りすぎ	1	(基準値)	310	1	(基準値)	407	
クラス1肥満	1.3	(0.9～1.9)	25	1.0	(0.8～1.3)	209	
クラス2肥満	1.8	(1.1～2.7)	121	1.0	(0.7～1.4)	78	
クラス3肥満	2.0	(1.3～3.1)	94	1.2	(0.7～1.9)	48	

BMI：低体重（＜18.5kg/m2）、正常体重（18.5 ～ 24.9ｋｇ/m2）、太りすぎ（25 ～ 29.9kg/m2）
BMI：クラス 1 肥満（30 ～ 34.9kg.m2）、クラス 2 肥満（35 ～ 39.9kg/m2）、クラス 3 肥満（40kg/m2 以上）
部分的調整：年齢、性別及び人種
完全調整：年齢、性別、人種／民族、高血圧、喘息または慢性閉塞性肺疾患、慢性腎疾患、肺高血圧、喫煙、がん及び糖尿病
（出典：Ann Intern Med. ホームページ　doi: 10.7326/M20-3214 から）

パラドックス" として、報告されていたが、本研究から、肥満は、糖尿病や高血圧を含めてのいくつかの基礎疾患状態とは独立的に、挿管または死亡と相関関係があることがわかった。65 歳以上の高齢者では、肥満と挿管または死亡の相関関係がないことは、基礎疾患、フレイル（高齢者の筋力や活動が低下している状態）または高齢者での悪化した免疫機能による高い致死率を反映しているのかもしれない。これら全ては、BMI とは関係なく、起こっている。

5.4.4　血圧降下剤は COVID-19 の重症化を防いでいるのか？

　SARS-CoV-2 は、ヒト細胞に、ACE2 受容体を介して侵入し、そして、その侵入感染が ARDS（急性呼吸窮迫症候群）へと進展する。ARDS は、肺胞炎症、肺炎、及び低酸素性肺障害をもった急性肺障害の最も重度な症状であり、その結果、ARDS 患者の 50％で見られる呼吸器不全、多臓器不全及び死に至ることになる。ACE2 は、カルボキシペプチダーゼで、タンパク質の C- 末端（カルボキシ末端）から 1 個のアミノ酸を除く酵素であるが、血圧を上げる物質であるアンジオテンシン（Ang）II の前駆体である AngI から、Ang（1 − 9）を、そして、AngII から Ang(1 − 7) を産生する。従って、ACE2 を阻害すれば、AngII の生成が抑制され、結果的に血圧が下がることになる。このような薬剤が ACE 阻害剤（ACEI）と称され、具体的には、カプトリルやエナラプリル等がある。因みに、イワシやワカメなどに含まれる ACE 阻害ペプチドを含む食品が、特定保健用食品として販売されている。また、AngII 受容体拮抗薬（Angiotensin II Receptor Blocker, ARB）は、AngII と拮抗し、AngII が AngII 受容体への結合を阻害することにより血圧の降下作用を示す薬物で、ロサルタンやバルサルタン等が属する。このような ACEI や ARB がレニン−アンジオテンシン系（RAS: Renin-angiotensin system）阻害剤と称される。尚、RAS は、水・電解質代謝，循環血液量および血圧・血行動態維持などの多彩な機能を担う重要な内分泌系である。

　これらの RAS 阻害剤が、SARS-CoV-2 受容体である ACE2 の発現を増加させるとの報告があったが、大規模コホート研究で、RAS 阻害剤の使用とSARS-CoV-2 感染の感受性の間には何ら相関関係がないことが報告された。さ

図　レニンーアンジオテンシン系（RAS）

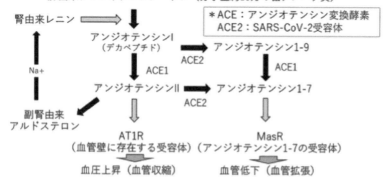

（出典：一部改変、化学と生物（2015）53（4）228-235、松井 利郎、レニン-アンジオテンシン系と血圧調節、doi.org/10.1271/kagakutoseibutsu.53.228 より）

らに重要なことは、ACE2 は、RAS の活性に対する対抗制御的酵素として、AngII を異化して、RAS、炎症性サイトカイン遊離、及び、引き続いておこる ARDS 関連死の有害な過剰活性化に対して防御的となる。それ故に、RAS 阻害剤は、ACE2の下方制御、RASの過剰活性化及びサイトカイン・ストームをブロックすることにより、COVID-19 の臨床的症状及び予後を改善しているのかもしれない。しかしながら、この点に関しては、未だ、議論のあるとこるでもある。

　横浜市立大学メディカル・センターの松澤泰志らは、神奈川での RAS 阻害剤と COVID-19 の重症度に関する後ろ向きコホート研究結果を報告した（5407）。後ろ向きコホート研究とは、縦断研究（longitudinal study）の１つで、特定の条件を満たした集団（コホート）を対象にして診療記録などから過去の出来事に関する調査を行う研究手法で、疫学研究の手法のうち、介入を行わず対象者の生活習慣などを調査・観察する「観察研究」の方法のひとつである。

　結論として、COVID-19 の重症度は、高血圧患者で、非高血圧患者に比べて、単変量モデルでは、より高かったが、多変量モデルでは、より高い年齢が、COVID-19 患者の予後の更なる悪化に相関していた。高血圧の COVID-19 患者の中では、ACEI ／ ARB の使用が、肺炎症状の間、精神錯乱の発生率の低下と相関関係があった。

　また、デンマークの Copenhagen 大学病院の Emil L Fosbøl らも、ACEI

／ ARB 使用と COVID-19 診断及び死亡率との相関関係の報告をしている
（5408）。

　COVID-19 と診断された 4,480 人の患者の後ろ向きコホート研究で、ACEI
／ ARB の従前使用と非使用を比較して、ACEI ／ ARB の従前使用は、致死率
と有意な相関関係はなかった（調整ハザード比、0.83）。高血圧の 494,170
人の患者のネステッド・ケース・コントロール（NCC）研究で、ACEI ／ ARB
の従前使用が、他の高血圧剤に比べて、COVID-19 診断との相関関係は有意に
はなかった（調整オッズ比、1.05）。NCC 研究とは、ある集団を現在から未来
に向けて追跡し、そして、ある程度時間が経過した時点から、アウトカムあり群
をケース群として抽出し、コホートの中からコントロール群を選出して比較する
研究である。

　これらの結果から、COVID-19 パンデミックの中で臨床的に処方される ACE
阻害剤／ ARB の中止を支持するものではないことが言える。
また、逆に、ACEI ／ ARB の慢性使用を推奨するとの論文も報告された。
英国 Norfork&Norwich 大学病院の Ranu Baral らは、COVID-19 患者にお
ける RAAS（Renin-Angiotensin-Aldosterone System）阻害剤の影響に関
する体系的レビュー及び 28,872 人の患者に対するメタ解析を行い、報告した
（5409）。

　結論として、メタ解析により、RAAS 阻害剤と COVID-19 で入院した患者の
重症化及び致死率との間には相関がないことが示されたが、それ以上に、高血圧
患者に対しては、RAAS 阻害剤の服用は恩恵的なメリットがあることがわかっ
た。筆者らは、COVID-19 パンデミックでの間でも、RAAS 阻害剤の服用の継
続を強く推奨したいと言っている。

5.4.5 心臓と COVID-19
　今回の新型コロナ以外の 6 つの既知のコロナウイルスは、呼吸器官への影響
は知られているが、心臓に対しての影響は知られていない。今回の新型コロナは、
例外的に、心臓への顕著な指向性があり、心筋炎（心臓の炎症）、その細胞の壊死、
心臓発作様症状、不整脈、そして急性または長期化心不全を引き起こす。これら
の合併症は、時折、COVID-19 の臨床的症状としてみられるものであるが、い

かなる症状もでない軽度の患者でも見られる。若いアスリートでも、突然死を含む心臓への影響があることが報告されている。米国 Scripps Research の Eric Topol は、Science 誌（2020 年 10 月 23 日号）に、「COVID-19 は心臓に影響を与えうる」とのタイトルで、心臓に対する影響を説明している（5410）。

　SARS 患者で心疾患の症例は少数報告されているのみであるが、SARS-Cov-2 と SARS-CoV の構造的な違いは、スパイクタンパク質のフーリン多塩基部位があるかどうかである。SARS-CoV-2 の場合は、この部位を持っているので、フーリン部位で切断を受けた時に、ウイルスが感染できる細胞の種類（指向性）が増えることとなる。心臓は、ACE2 発現が高い臓器の一つである。そして、剖検観察から、SARS-CoV-2 ゲノム RNA は、肺で最も高かったが、心臓、腎臓、そして肝臓でも相当な程度の量が観察されている。COVID-19 で死亡した 22 人の患者のうち 16 人で心臓にウイルス RNA が検出されている。

　また、ドイツ・University Hospital Frankfurt の Valentina Puntmann らは、COVID-19 から回復した患者 100 人（ドイツ人）のコホート研究で、心臓の MRI または心エコー検査により、症状のない 18 人の患者のうち 12 人を含む 78 人（78%）に心臓の異常、そして、60 人（60%）が心筋炎と一致する心筋の炎症が継続していたと報告した（5411）。

　また、無症状のヒトとは対照的に、長期間の、しばしば、悪化する病状（long-COVID と呼ばれている）に苦しむヒトも相当な割合でいる。典型的な症状としては、倦怠感、呼吸困難、胸痛、そして、異常な心拍リズムがある。

　27 歳のバスケットボールのプロ選手が COVID-19 から回復して、トレーニング中に、突然死亡した例も報告された。オハイオ州立大学の前向きコホート研究では、COVID-19 から回復した 26 人の大学の競技スポーツ選手（平均年齢 19.5 歳（SD：1.5 歳）を対象とした。いずれのアスリートも、入院の必要性もなく、抗ウイルス薬治療の必要もなかった。12 人のアスリート（26.9%）は、短期間の感染の間、軽度の症状を呈したが、その他は、無症状であった。26 人のスポーツ選手のうち、4 人（15%）が心臓 MR で心筋炎の症状が観察された。

　このように、健康な若者が軽度の COVID-19 患者であったとしても、結果的に、思いもよらない心臓の病変を来すこともある。

5.4.6　糖尿病と COVID-19

　糖尿病患者は、一般的に COVID-19 感染感受性がより高く、一旦感染すると、非糖尿病者に比べて、予後がさらに悪化することは知られている。いくつかの研究で明らかにされているが、2 型糖尿病は、普通に見られる基礎疾患で、COVID-19 の重症及び ICU 入院患者において、軽症患者に比べて、より高い比率を占めている。

　中国の武漢大学人民病院の Lihua Zhu らは、「COVID-19 及び 2 型糖尿病の持病を持っている患者における血中グルコースの管理と予後の相関関係」についての研究結果を報告した（5413）。空腹時血糖検査（FPG）は、検査当日の朝食を抜いた空腹の状態で採血し、血糖値を測る検査で、日本では、110mg/dL（6.1mmol/L）未満の場合、正常型、126mg/dL（7.0mmol/L）以上の場合糖尿病型と分類される。

　Zhu らは、中国武漢の 19 の病院に登録された確定 COVID-19 患者 7,337 症例コホートに対する回顧的経時的多施設研究を実施した。2 型糖尿病の COVID-19 における血漿グルコースレベルと臨床的予後の相関関係の解析に焦点を当てた。7,337 人の COVID-19 患者のうち、2 型糖尿病の有病率は、13.0％で、これは、中国全体での有病率、約 10.9％とほぼ同等であった。年齢中央値は、62 歳（53 ～ 68 歳）（糖尿病群）、53 歳（40 ～ 63 歳）（非糖尿病群）で、発症から入院までの期間の中央値は、両群で、10 日（6 ～ 19 日）で同様であった。主要な臨床的症状も、同群で、同じく、発熱、咳、倦怠感、そして呼吸困難であった。

　PSM 解析とは、propensity score-matched 解析の略号

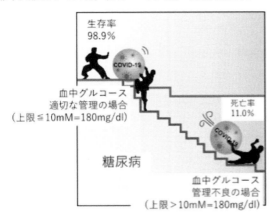

（出典：Cell Metab 誌ホームページ　DOI: 10.1016/j.cmet.2020.04.021 より）

であるが、傾向スコア（Propensity Score, PS）は、無作為割付が難しく様々な交絡が生じやすい観察研究において、共変量を調整して因果効果を推定するために用いられるバランス調整の統計手法である。このPSM解析手法を用いて、交絡因子の影響を避けて、解析した。血中グルコースの管理良好群250人と管理不良群250人をマッチングさせて、PSM解析を行った。その結果、血中グルコースの管理良好群の患者における全ての原因による死亡のリスクは、管理不良群に比べて、より低いリスクとなった（調整ハザード比、0.14；95% CI、0.03～0.60；p=0.008）。管理不良群に対しては、より強力な総合的治療を施したにも関わらずの結果であった。

5.4.7 喘息とCOVID-19

喘息は、主にアレルギー性の炎症によって気管支が狭くなる病気で、小児の約9～11%、成人の約9～10%に認められ、日本でも、400万人以上の患者がいると推定されている。喘息悪化の最も頻繁に見られるトリガーは、気道（気管から肺への空気の通り道）感染、特に、通常健常人に対して上気道感染を引き起こすライノウイルスやRSウイルス（RSウイルスは年齢を問わず、生涯にわたり顕性感染を起こし、特に乳幼児期において非常に重要な病原体である）のような悪性度の低いウイルス感染である。

米国シカゴのNorthwestern大学のKrishan Chhiba、Gayatri Patelらは、COVID-19患者で入院した患者と入院しない患者における喘息の有病率と特徴に関しての研究を報告した（5414）。結果として、1,526人COVID-19患者のうち、220人（14%）が喘息との診断を受けたが、喘息とCOVID-19の入院リスク増加との相関はなかった。年齢、性別及び基礎疾患で調整した相対リスク比は、0.96（95% CI：0.77～1.19）。そして、コルチコステロイド吸入剤の継続的使用は、入院リスクを増加させず、調整後相対リスク比は、1.39（95% CI：0.90～2.15）であった。

米国Wisconsin大学のDaniel Jacksonらは、呼吸器アレルギー、喘息及びSARS-CoV-2受容体ACE2の相関関係を調べた。その結果、アレルギーあるいはアレルギー性喘息の患者では、ACE発現が低下しているので、ウイルス攻撃に対する脆弱性が弱まる可能性がある。非アレルギー性喘息患者に対

しては該当せず、この場合は、実際、ACE2 受容体の発現増強がある。米国 Philadelphia 子供病院の Jonathan Spergel は、「アレルギー性喘息は、実際、感染率を低下させているかもしれない。そして、ほとんどの子供の喘息及び大人の喘息の半分ぐらいが、アレルギー性喘息である」と述べている。

　喘息治療に通常使用されるステロイド剤は、炎症と闘う抗炎症剤なので、SARS-CoV-2 に対して防御的な可能性が考えられる。英国 Imperial College London の Lydia J Finney らは（5416）、吸入コルチコステロイドが COPD 患者において、1 型インターフェロンを抑制することにより、SARS-CoV-2 受容体 ACE2 を下方制御していることを査読前論文で報告した。また、別の見方として、ステロイド剤は、実際には、まったく反対の効果があり、体内の免疫応答を抑制することにより、ウイルスへの感受性を高める可能性も考えられる。しかしながら、Patel らの研究から、コルチコステロイドの使用は、COVID-19 の喘息患者の入院リスクを有意に増加させることもなく減少させることもないことがわかった。従って、吸入コルチコステロイドの使用が、COVID-19 の重症化リスクを増加させるようには思えないと Patel は述べている。

　喘息が COVID-19 の致死率または重症化に影響するかどうかに関して、国立成育医療研究センターの松本健治氏と斎藤博久氏が、アレルギー・臨床免疫学誌にメタ解析の結果を発表した（5417）。

　松本氏らは、世界 3 ヶ国（中国、米国及びメキシコ）8 地域のデータをメタ解析した。その結果、COVID-19 患者 17,485 人のうち、喘息のある患者が 922（5.3％）、COPD（慢性閉塞性肺疾患）患者が 635 人（3.6％）、そして、糖尿病患者が 3,789 人（21.6％）であった。これらの地域での喘息罹患率は、8.0％であった。喘息を持つ COVID-19 患者の割合は、一般集団で喘息を持つ患者に比べて、有意に少ないことがわかった（P ＜ 0.0001）。また、喘息患者が COVID-19 の重症化に関係しているかどうかに関しては、COPD や糖尿病の基礎疾患患者も含めて、中国・武漢と米国・NY のデータを用いて、調べた。

　その結果、喘息の合併は、COPD や糖尿病と異なり、COVID-19 の重症化とは相関関係がないことがわかった（喘息有り 4.7％ vs 喘息無し 5.5％、P ＝ 0.111）。2003 年に流行した SARS の時も、小児の喘息患者は SARS にか

表　喘息、COPD 及び糖尿病基礎疾患と COVID-19 の重症化との相関関係

	全体			COVID-19非重症			COVID-19重症			P値
	基礎疾患									
	有り	無し	%	有り	無し	%	有り	無し	%	
全体	2,199			1,193			1,006			
喘息	104	2,095	4.7%	49	1,144	4.1%	55	951	5.5%	0.111
COPD	83	2,116	3.8%	18	1,175	1.5%	65	941	6.5%	0.000
糖尿病	331	1,868	15.1%	80	1,113	6.7%	251	755	25.0%	0.000

全体：中国・武漢と米国・NYのデータの総計
（出典：J ALLERGY CLIN IMMUNOL 誌ホームページ　doi: 10.1016/j.jaci.2020.05.017. より）

かりにくかったとの報告もある。SARS-CoV-2 の受容体である ACE2 の発現に関して、喘息患者の気管支上皮細胞は、健常人に比べて、有意に低いとの報告もあるが、臨床検体を用いた研究では、喘息患者と健常人の間で、ACE2 の mRNA 発現の有意な差異はなかったとの報告もあり、そのメカニズムに関しては今後の課題である。

　新型コロナウイルスの流行で、日本での喘息入院患者が激減したことが報告された。東京大学公衆衛生学教室の宮脇敦士らは、日本での COVID-19 流行時の喘息患者の入院数について、過去の入院数と比較した（5418）。
第 1 週から第 22 週（1 月から 5 月）について、全国の DPC 病院 272 施設で喘息を主病名として入院した患者数の週毎の経時変化を調べた。

　第 8 週までは、2017 年から 2019 年と 2020 年の喘息入院患者は同様な傾向であったが、2020 年の場合、第 9 週から、2017 年から 2019 年に比べて、喘息入院患者数は減少傾向が認められた。

　この減少の理由として、1）COVID-19 流行期における感染防止行動の増加、2）コミュニティーレベルでの感染防止対策（休校措置、大集会の禁止やリモートワークの推奨など）が他の呼吸器感染の抑制を引き起こし、その結果、喘息患者の入院の減少となった、3）コミュニティーレベルでの大気汚染が、COVID-19 対策のための経済活動の抑制に関連した交通量の減少や工場の休業のために、減少した可能性が考えられる

図　日本での急性期病院での喘息及び COVID-19 入院数　（2017 年～ 2020 年：272 病院）

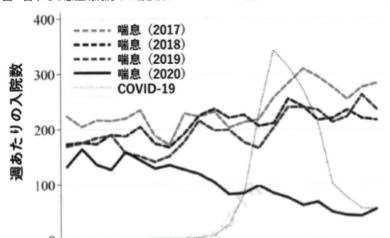

第 7 週：2020 年 2 月 13 日　COVID-19 の最初の死亡者（日本）
第 9 週：2020 年 2 月 25 日　日本政府が最初の COVID-19 政策発表
第 10 週：2020 年 3 月 2 日　全ての学校で一時的に休校要請
第 11 週：2020 年 3 月 11 日　WHO が COVID-19 パンデミック宣言
第 15 週：2020 年 4 月 7 日　日本政府緊急事態宣言宣言（7 都府県）
第 22 週：2020 年 5 月 25 日　全国的な緊急事態宣言終了
（出典：Journal of Allergy and Clinical Immunology ホームページ　https://doi.org/10.1016/j.jaip.2020.09.060 より）

5.4.8　COVID-19 と脳梗塞（虚血性脳卒中）（NY 市での検討）

　米 国 Weill Cornell 医 学 の Alexander E. Merkler ら は、COVID-19 患者とインフルエンザ患者での虚血性脳卒中のリスクに関する論文を発表した（5419）。

　この後ろ向きコホート研究は、NY 市の 2 つの病院で実施された。2020 年 3 月 4 日から 5 月 2 日に COVID-19 により救急受診または入院した患者 1,916 例のうち 31 例（1.6%、95% CI 1.1 ～ 2.3%）が急性虚血性脳卒中を発症し、インフルエンザ患者 1,486 例では 3 例（0.2%、95% CI 0.0 ～ 0.6%）が急性虚血性脳卒中を発症した。年齢、性、人種を調整した後、SARS-CoV-2 感染の方がインフルエンザ感染に比べ脳卒中リスクが有意に高く（オッズ比 7.6、

95% CI 2.3 ～ 25.2）、即ち、COVID-19 の脳梗塞発症リスクはインフルエンザに比べて、7.6 倍も高かった。

　COVID-19 感染患者では、インフルエンザ感染患者に比べて、虚血性脳卒中のリスクはより高かったが、この理由は下記のようにいくつか考えられる。

　インフルエンザも含めて、急性ウイルス感染は、虚血性脳卒中及び心筋梗塞のような他の動脈血栓症イベントの短期的リスクの増加のトリガーとして作用することが証明されてきた。関連するメカニズムとして、炎症、血栓性凝固異常、そして、内皮細胞障害が含まれる。COVID-19 感染では、特に、D- ダイマーレベルの上昇及び抗リン脂質抗体の頻繁な出現を伴う凝固障害に付随して起こる激しい炎症性応答に関連している。このことにより、これらの患者で見られる血栓の高い発生率を説明できるのかもしれない。第二に、COVID-19 感染患者では心房性不整脈、心筋梗塞、心疾患、心筋炎、そして静脈血栓症のような合併症のリスクがより高まり、これら全てが、虚血性脳卒中のリスクに寄与しているように思える。

5.4.9　無症候性感染者

無症候性 SARS-CoV-2 感染の流行拡大に関しての総説が、米国の Scripps Research Translational Institute の Oran 氏と Topol 氏から報告された（5420）。2020 年 4 月 19 日から 5 月 26 日までの公表文献を Pubmed 等のデータから検索した。全部で 16 件のコホートからのデータの解釈を行った。3 つのコホート研究（アイスランド、米国インディ及びイタリア、Vo'）では、無症候性 SARS-CoV-2 感染率は、40 ～ 45％もの高さであった。特に、米国の 4 州（Arkansas、北 Carolina、Ohio 及び Virginia）の刑務所では、2020 年 4 月 25 日時点で、4693 人のデータで解析した結果、3277 人（69.8％）が感染していて、3146 人（96％）が無症候性感染者であった。また、日本でのダイヤモンド・プリンセス号の事例では、2020 年 3 月 16 日時点で、3711 人の乗員・乗客中、712 人（19.2％）が検査陽性で、そのうち、331 人（46.5％）は無症候性であった。これらの無症候性感染者 76 人の CT スキャン像で、54％が肺の不透明な異常像が観察されている。

1）無症状者はどの程度存在するのか？

表　SARS-CoV-2 陽性患者のうち、無症候性患者数（%）

コホート	検査数	SARS-CoV-2			陽性者	
		陽性数	%		無症候性者数	%
アイスランド住民	13,080	100	0.8%		43	43.0%
イタリアVo'住民	5,155	102	2.0%		43	42.2%
ダイヤモンド・プリンセス号乗員・乗客	3,711	712	19.2%		331	46.5%
Bostonホームレスシェルター居住者	408	147	36.0%		129	87.8%
NY市産科患者	214	33	15.4%		29	87.9%
USSセオドア・ルーズベルト空母乗員	4,954	856	17.3%		～500	58.4%
中国・武漢からの帰国日本人	565	13	2.3%		4	30.8%
英国、スペイン、及びトルコからの帰国ギリシア市民	783	40	5.1%		35	87.5%
シャルル・ド・ゴール空母乗員	1,760	1,046	59.4%		～500	47.8%
ロサンゼルス・ホームレスシェルター居住者	178	43	24.2%		27	62.8%
Washington、キングカウンティ、介護施設利用者	76	48	63.2%		3	6.3%
アーカンソー、ノースカロライナ、オハイオ、及びバージニア受刑者	4,693	3,277	69.8%		3,146	96.0%
New Jersey大学及び病院従業員	829	41	4.9%		27	65.9%
インディアナ住民	4,611	78	1.7%		35	44.9%
アルゼンチンクルーズ号乗員・乗客	217	128	59.0%		104	81.3%
サンフランシスコ住民	4,160	74	1.8%		39	52.7%

（出典：Ann Intern Med. 誌ホームページ（2020 Jun 3）doi: 10.7326/M20-3012 より）

　SARS-CoV-2 感染後、どの程度のヒトが無症状のままなのかの疑問に答えるために、スイス・Bern 大学の Diana Bultrago-Garcia らは、リビング・システマチック・レビューとメタ解析により、無症状 (asymptomatic) と前駆症状 (presymptomatic) SARS-CoV-2 感染の割合と感染伝播のポテンシャルに関する論文を発表した（5423）。リビング・システマチック・レビュー（LSR）とは、「そのレビューが、しばしば、典型的には少なくとも 1 ヶ月毎に更新されている」システマチック・レビューをその都度更新していく新規なアプローチ法である。19 ヶ国の 79 の実証的データに基づく観察研究を解析対象とした。SARS-CoV-2 感染者が 6,616 人、そして、1,287 人が無症候性感染者であった。本研究のうち 47 研究は中国、そして 2 研究が日本（武漢市からの帰国者 12 例中 4 例の無症状者とダイヤモンド・プリンセス号乗船者 104 例中 33 例の無症状者）である。従って、全体の無症状者の割合の推定値は、20%（95%

CI：17%〜25%）で、推定値の範囲が、3%〜79%であった。登録時の感染状態に関係なく、ある限定された集団のスクリーニングを通して SARS-CoV-2を検出する7つの研究で解析すると、無症状者の割合は、31%（95% CI、26%〜37%；予測範囲、24%〜38%）であった。この選択法は、選択のバイアスによる影響がより少ないはずである。二次発病率は、無症状感染者との接触の方が、有症状感染者よりもより少なかった（相対リスク0.35；95% CI、0.10〜1.27）。

　また、オーストラリアの Bond 大学の Oyungerel Byambasuren らは、無症候性 COVID-19 患者の割合とコミュニティーでの感染伝播の潜在的可能性の推定を行った（5424）。

　2,454 件の論文をスクリーニングして、21,708 人を含む 13 の研究結果を解析した。その結果、663 人が RT-PCR 検査陽性で、111 人が（17%；95% CI、14〜20%）が無症候性感染であった。ほとんどのヒトは、7日から 13 日の間に発症した。5つの研究結果から、無症候性感染者からの感染伝播の直接的証拠が示され、症状のある患者からの感染伝播に比べて、無症候性感染者からの感染伝播のリスクは、42%低かった（複合相対リスク、0.58；95% CI、0.335〜0.994；p=0.047）。

　このように無症候性感染者が、サイレント貯蔵庫であることが懸念されるので、ジョンズ・ホプキンズ・ブルームバーグ公衆衛生大学院のQifang Bi らは、スイス・ジュネーブでの大規模試験の一つの研究結果、「家庭内での、無症候性感染者から他人に感染伝播させるリスクが、症状のある感染者から感染伝播させるリスクの4分の1である」という結果を査読前の論文で報告した（5425）。2020年4月3日から6月30日の間で、4,393 の家庭の 8,344 人の解析を行った。このうち、2,627 の家庭が、家族全てのメンバーの、血液検体等のデータがあった。結果として、COVID-19 症状は、血清陽性者の 70.6%（209/298）であったが、若い子供では有意に低い数値であった（37.5%、3/8）。

　無症状のヒトに何が起こっているのかを理解するために、英国 St. Andrews大学の Muge Cevik らは、「SARS-CoV-2 のウイルスの動力学と感染伝播に関する 79 の研究の体系的レビューとメタ解析を行い、査読前の論文に発表した（5426）。

　いくつかの研究では、無症状の感染者は、初期のウイルス量（喉スワブ検体中のウイルス粒子量）は、症状のある感染者と同程度に持っているが、無症状者感染者は、ウイルスをもっと早く消し去り、より短期間で感染性がなくなるように思える。Cevik は、「無症候性感染者の免疫システムは、ウイルスをもっと迅速に中和することができるかもしれない」と述べている。但し、これらの感染者が、より強力なまたはもっと持続的な免疫応答をもっていることを意味しているものではなく、重症 COVID-19 患者は、もっと実質的で長期間継続する中和抗体応答をもっているからであると追記している。

2）SARS-CoV-2 が痛みを抑えるため、無症状で感染拡大か？

　米国 Arizona 大学の Aubin Moutal は、SARS-CoV-2 のスパイクタンパク質がニューロピリン -1 受容体（NRP-1）と結合して、痛みの経路をブロックすることを明らかにした（5427）。

　NRP-1 は分子量約 130 k Da の膜貫通型タンパク質で、血管内皮細胞増殖因子 (VEGF-A) の受容体として、血管内皮細胞に発現している。NRP-1 が VEGF 等と相互作用して、腫瘍や関節リウマチ等の疾患の形成に至ることが明らかにされていたが、それ以外にも、体内での痛みの経路の 1 つとも関連している。VEGF-A が NRP1 に結合し、その後、神経細胞の過剰興奮性に至る一連の流れを経て、最終的に"痛み"となる。

　Arizona 大学の研究では、SARS-CoV-2 のスパイクタンパク質が VEGF-A が結合する部位とまったく同じ NRP-1 の部位に結合して、VEGF 誘導による痛みの信号伝達経路を完全に阻害することがわかった。VEGF 痛みの経路が阻害されることにより、COVID-19 の無症状の多くの症例が増加し、そして、これらの無症状の COVID-19 患者の感染力は、症状のある患者と同様であろうと述べている。

　2020 年 9 月 10 日に米国 CDC で更新されたデータでは、COVID-19 の感染の 50%は、発症前に起こり、そして、COVID-19 感染の 40%は無症状である。

　COVID-19 患者で、頭痛、神経痛等の神経症状が共通に観察されるが、多くの神経細胞で ACE2 受容体の発現がない。逆説的ではあるが、ACE2 発現レベルは老化に伴い低下しているが、イタリアの患者で見られたように、高齢者集団

では、COVID-19 の重症患者が増えている。このことから、ACE2 が SARS-CoV-2 の侵入経路のただ一つの侵入ゲートではないことが支持され、このニューロピリン−１の経路が第二の侵入経路なのかもしれない。

5.4.10　嗅覚・味覚異常

　COVID-19 患者で最も共通に見られる症状は、発熱、空咳、息切れ、痰、疲労感、そして筋骨格の痛みで、頭痛、喉の痛み、喀血、吐き気、嘔吐や下痢の症状は比較的少ない。これら以外に、ウイルス感染のメカニズムから考えて、副鼻腔及び眼の症状もあり得るし、実際に、現れている症状である。この COVID-19 疾患の初期の段階での副鼻腔症状の特徴と有病率に関する検討がなされた。

　イタリア・ミラノの Humanitas 大学の Giuseppe Mercante らは、2020年３月５日から 23 日まで、入院または退院した COVID-19 患者 204 人の電話による調査研究を行った（5428）。結果として、COVID-19 の診断前に、204 人中、116 人（56.9%）が味覚及び／または嗅覚低下、113 人（55.4%）が味覚低下、85 人に嗅覚低下があった。重度の味覚及び嗅覚低下は、女性の方が男性よりも多かった（オッズ比：3.16 vs 2.58）。同様に、中年の方が、若者よりも、重度の味覚及び嗅覚低下は、多かった（効果量、0.50 vs 0.85）。COVID-19 嗅覚不全の患者は、通常の呼吸器系感染患者と比べると、より軽度の鼻症状であるように思える。

　SARS-CoV-2 感染確定患者に突然に発生した嗅覚や味覚異常は、その後、どのような進展をするのだろうか？

　同じく、イタリア・Padova 大学の Paolo Boscolo-Rizzo らは、本シリーズ（Part 1）で紹介した結果に引き続き、軽度の

I-SNOT-22診断における症状	人数	%
咳	143	70.1%
味覚喪失	113	55.4%
嗅覚喪失	85	41.7%
鼻をかむ必要	82	40.2%
鼻水	73	35.8%
鼻閉塞	70	34.3%
くしゃみ	66	32.4%
後鼻漏	47	23.0%
めまい	43	21.1%
濃い鼻汁	29	14.2%
顔面痛または顔面圧	26	12.7%
鼻閉塞	22	10.8%
耳痛	13	6.4%
全体（人数）	204	

＊I-SNOT-22：Sino-Nasal Outcome Test 22のイタリア版

（出典：JAMA ホームページ　doi:10.1001/jamaoto.2020.1155）

COVID-19 患者の味覚または嗅覚変化の進展に関する論文を発表した(5429)。
2020 年 3 月 19 日から 22 日の間に、Treviso 地域病院で SARS-CoV-2 の
PCR 陽性となった 202 人の軽度の有症状成人患者に対して、横断的調査研究
を行った。

　その結果、202 人の患者のうち、187 人（92.6%）に関しては、フォロー
アップ調査も終了した。基準時（Baseline）に味覚または嗅覚異常が突然発症
した 113 人の患者のうち、55 人（48.7%）が完全に治り、46 人（40.7%）
は重症度が改善され、そして、12 人のみ (10.6%) が、症状の変化がないかま
たは悪化した。嗅覚または味覚喪失の持続が、SARS-CoV-2 感染の持続とは関
連していなかった。

　嗅覚・味覚障害は、どうして起こるのであろうか？

　神経科学者で科学ライターである Stephani Sutherland が、Scientific
American 誌（2020 年 11 月 18 日）でそのメカニズム解析の現状を説明し
ている (5430)。

　COVID-19 患者の約 80%が、嗅覚障害を呈している。パンデミックの初期
に疑われた経路は、空気中の臭いを感じる嗅覚ニューロンを介して、その信号を
脳に伝えるであろうと予測していた。しかしながら、その後の研究で、この経路
ではなく、この障害の主要な
起源は、鼻であり、鼻の上皮細胞であると、米国 Harvard 大学の神経科学者、
Sndeep Robert Datta 氏は、考えている。勿論、ニューロンが影響を受けて
いないということではないと。

　嗅覚ニューロンは、ACE2 受容体をもっていない。嗅覚ニューロンを支持し
ている支持細胞は、ACE2 受容体をもっている。これらの支持細胞は、ニュー
ロンが脳に信号を伝達するために依存している粘膜中のイオンバランスのデリ
ケートな維持をしている。このバランスが崩れると、ニューロンの信号伝達が停
止に至り、それゆえ、嗅覚の喪失となる。この支持細胞は、匂いを嗅ぎ取る受容
体が集中している嗅覚ニューロンの指のような繊毛を支持するのに必要な代謝的
物理的サポートも与えている。この繊毛を物理的に壊せば、嗅覚能力は消失する。

　フランス・Paris-Saclay 大学の神経科学者、Nicolas Meunier 氏は、ゴー
ルデンハムスターへの SARS-CoV-2 感染実験を行った。感染 2 日後、ハムスター

の支持細胞の約半分が、感染を受けていたが、嗅覚ニューロンは、2週間後ですら、感染を受けなかった。そして、驚くべきことに、嗅覚上皮細胞は、日焼けの後に、皮膚が剥がれ落ちるように、完全に剥がれ落ちた。嗅覚ニューロンは感染を受けなかったが、その繊毛は完全に消失した。即ち、この繊毛が消失するということは、嗅覚受容体と匂いを検出する能力がなくなることである。

この嗅覚上皮の破壊が、嗅覚喪失の説明になると思われる。但し、このダメージがウイルスそのものによるのかあるいは免疫細胞の侵入によるものなのかは不明である。COVID-19で見られる無嗅覚症は、多く報告されているが、ウイルスによって引き起こされる他の疾患では一般的ではない。Meunierは、別の実験で、支持細胞は感染を受けることは非常にまれであるが、このSARS-CoV-2に関しては、支持細胞の半分もが感染をうけていることを明らかにした。他のウイルスの場合、嗅覚は、通常は鼻づまりで解決できているが、このCOVID-19では、普通、鼻づまりの原因とはなっていない。これが、まったく異なる点であるとMeunierは述べている。

　このように、嗅覚障害に関する手がかりは見つかったが、ウイルスが引き起こす味覚障害に関してはあまりはっきりしていない。唾液の中の化学物質を検出して信号を脳に送る味覚受容体細胞は、ACE2を持っていないので、恐らく、SARS-CoV-2による感染は受けないであろう。しかしながら、舌の他の支持細胞が受容体を持っていて、恐らく、どうして、味覚が消え去るのかのヒントを与えてくれるかもしれない。(味覚は、匂いが味覚の重要な成分であるので、無嗅覚症とともに、消え去るように思えるけれども、COVID-19患者の多くは、本当に、味覚消失へと発展して、甘さまたは塩辛さすら感じられなくなっている。)

　化学物質の感覚の喪失、火が付いたような辛さまたはミントの爽やかな感覚の喪失は、説明できず、そして、全体的に解明がされていない。これらの感覚は、味覚ではなく、ACE2を有する痛みを感じる神経の一部によって、口を含めた体全体を介して伝えられている。

　感覚の問題に関しては、嗅覚錯誤と呼ばれる症状もある。長期間続いた無嗅覚症の回復のサインの可能性でもある。ある患者では、無嗅覚症と味覚消失が数週間続き、すべてのものが、氷と段ボールの味がし、その後、最も基本的な味覚、甘さ、塩辛さ、酸っぱさが戻り始めたが、食品のアロマからくる味のニュアンス

がなく、甘いゴムのようなチョコレート味であった。5 ヶ月後、いくつかの匂い
は戻ったが、期待していたほどではなかった。しばらくのあいだ、全ての食べ物
が人工的なイチゴフレーバーの匂いであった。

　嗅覚錯誤は、新たに増殖した幹細胞が鼻の中のニューロンへと発達し、そして、
それらの長い、軸索と呼ばれる繊維を伸ばして、頭の基底にある小さな穴を通し
て、嗅覚球と呼ばれる脳の構造体へとつながる時に、間違って繋がるのかもしれ
ない。

5.4.11　後遺症：回復後の持続的臨床症状

　臨床医や研究者は、COVID-19 患者の急性期に焦点を当てているが、退院後
に長期間続く症状に関する継続的モニタリングも必要である。
イタリアの Agostino Gemelli 大学総合病院の Angelo Carfì らは、
COVID-19 から回復し、退院した患者におけるその後の症状に関して、調査研
究を行った（5431）。
　2020 年 4 月 21 日から 5 月 29 日までの 143 人の患者を対象とした。
本研究により、COVID-19 から回復した患者でも、87.4%の患者が、少なくと
もひとつの症状、特に、倦怠感及び呼吸困難があった。

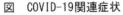

図　COVID-19 関連症状

（出典：JAMA ホームページから JAMA. July 9, 2020.
doi:10.1001/jama.2020.12603）

　COVID-19 の長引く症状も
含めて COVID-19 回復に関し
て、ポスト COVID-19 症候群
や慢性 COVID-19 など、種々の
術語が使用されているが、長期
COVID-19（Long COVID）を
使用することが提案されている。
この言葉を採用するに当たって
は、慢性疲労症候群（CFS）の
場合に何が起こったかを考えれば
良いと思われる。CFS の症状は、
長期 COVID の症状のいくつかと

同じであるが、CFS を持つ人は、特別の治療と研究が必要な、重症で悪化する医学的症状であることを知ってもらうのに何年も戦い続けたからである。

　現在、COVID はよく知られているが、長期 COVID はあまりしられていない。

　英国キングス・カレッジ・ロンドンの Tim Spector 教授と Claire Steves 博士が、"COVID 症状研究 app" の 4,182 人のユーザーからのデータを用いて解析した結果、高齢者、女性、そして、病気の第 1 週目で異なる症状をたくさんもっていることが、長期 COVID に発展することを、査読前の論文で示した（5433）。症状が 28 日以上続いた人が 558 人（13.3%）、8 週間以上続いた人が 189 人（4.5%）、そして、12 週間以上続いた人が 95 人（2.3%）であった。長期 COVID は、倦怠感、頭痛、呼吸困難、そして無臭覚で特徴付けられるが、高齢、BMI、そして女性との関連もありそうである。

　解析の結果、本疾患の第 1 週目に 5 つ以上の症状を有した患者は、長期（28日以上の症状）COVID との相関が見られた（オッズ比、3.95：95% CI、3.10 〜 5.04）。70 歳を超える成人では、それほど普通ではないが、嗅覚喪失があると、長期 COVID のリスクは高まり、オッズ比が 7.35（95% CI、1.58 〜 34.22）、次いで、発熱の場合は、オッズ比が 5.51（95% CI、1.75 〜 17.36）となっている。次に、28 日以上の症状が続いた人を男女別に解析すると、特に、50 歳から 60 歳の女性が最も高いオッズ比 8.03（95% CI、537 〜 12）を示した。

　COVID 患者の中には、血液凝固や嗅覚・味覚喪失などの症状を経験すること

表　性別・年齢別長期 COVID のリスク （Long-COVID28 日以上）

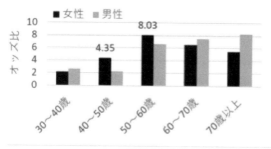

（出典：表を図に改変、medRxiv ホームページ）

もあり、そして、感染を生き延びた人の中には、何ヶ月にもわたり、倦怠感や呼吸困難などの病気の影響を被るひとがいる。COVID-19 患者の臓器に関する報告はほとんどなされておらず、長

期 COVID に対する解剖学的知見がほとんどない。イタリア・Trieste 大学の Rossana Bussani らは「ウイルス RNA、肺細胞の融合細胞、及び血栓症が、進行した COVID-19 患者の病理の特徴である」との論文を発表した（5434）。

　Trieste 大学において COVID-19 で、パンデミックの最初の時期の 2020 年 2 月から 4 月に死亡した 41 人の患者の臓器（肺、心臓、肝臓、そして腎臓検体）を解析した。結果として、ほとんどの患者の肺は、広範に損傷を受けていて、正常の肺の構造が著しく破壊を受けて、呼吸器組織から繊維化した物質へと変換していた。患者の約 90％は、他の肺炎と異なる COVID-19 特有の特徴を示した。さらに、Bussani らは、呼吸器系細胞や血管を裏打ちしている細胞で、感染細胞の融合細胞同様に、ウイルスゲノムが長期間存在していることを明らかにした。これらの感染細胞の存在が、肺で観察される構造的変化の原因となり、そして、この変化が数週間、または数ヶ月続き、このことが、結果的に "長期 COVID" の説明になると思われる。本研究では、ウイルス感染または炎症の長期化の明白な兆候に関して、肺以外の臓器では観察されなかった。

5.4.12　COVID-19 と妊婦

　妊婦が病気になると、医師は、二人の患者を持つことになる、その女性と彼女の胎児。

　米国 Science 誌に（2020 年 8 月 7 日）、米国ロナルド・レーガン UCLA メディカル・センターの Meredith Wadman が、「COVID-19 は、出生異常を引き起こさないように思えるが、医師は、今年の秋の結果を待っている」としたコメントを発表している（5435）。

　産科医は、COVID-19 の母親となる女性への影響を理解しようと一生懸命になっていると同時に、Zika ウイルス、サイトメガロウイルス（CMV）や風疹を含めて他のウイルスが重篤な出生異常を引き起こすかもしれないと強く意識しながら、胎児への影響を注意深く追跡している。しかしながら、研究者は、この新形コロナウイルスでは同様ではないだろうと、慎重にではあるが楽観的である。胎児が妊娠後期に感染したとの症例研究が報告されたが、このような感染は、全くまれであると、Paris Saclay 大学病院の Daniele De Luca 氏は、述べている。風疹ワクチンを開発した、医師かつ科学者である Stanly Plotkin 氏は、「こ

れは風疹とはまったく異なる。1964年の風疹の流行時には、米国で何万人もの障害を受けた赤ちゃんの誕生に至った。」と記している。

　胎児が、最も感受性の高い、組織や臓器形成時である妊娠初期（第1期）に感染を受けた場合、胎児は、障害を受けないであろうと確信するには時期尚早であるが、Pittsburgh 大学で胎盤感染を研究しているウイルス学者、Carolyn Coyne 氏は、楽観的で、もしウイルスが妊娠初期で致死的な先天性異常を引き起こす破壊的な病原体であるならば、COVID-19 の最初の波を経験した中国から、非常に明白な症例が報告されているであろう。Science 誌社からコンタクトされた中国の上級産科医が言うには、先天性異常の症例は見たことはないと述べている。

　「風疹及び CMV は、通常は血液感染性で、これらのウイルスは、胎盤がウイルス侵入に対する完全な障壁を形成する前に、妊娠初期に胎盤に到達するのを許してしまっている。SARS-CoV-2 ウイルスは、偶々血液中に侵入するが、それは、基本的には血液感染性ではない、すなわち、このことが重要な差異である」と Plotkin 氏は述べている。

　ある研究によると、出産のため3つのニューヨークの病院に入院した約700人の妊婦で、感染した母親から生まれた71人の新生児は感染を受けていなかった。また別の研究でも、ウイルスは、容易に胎盤細胞に侵入できないことがわかった。アメリカ国立小児保健発達研究所の Roberto Romero 氏らは、胎盤細胞は、SARS-CoV-2 ウイルスが細胞に侵入するために使う1対の分子、即ち、ACE2 と TMPRSS-2（II型膜貫通型セリンプロテアーゼの1種）の2分子を、同時に発現していることはまれであることを見いだし、これと対照的に、Zika ウイルスや CMV に対する受容体は、胎盤細胞上に豊富に存在していた。

　母親の SARS-CoV-2 感染の胎児の成長への影響が検討された。ニューヨークの研究で、ある小集団の女性からの胎盤を調べて、胎盤の胎児側の血管に凝血塊が観察され、COVID-19 感染母親29人中14人、ほぼ半数で観察された。未感染の母親からの胎盤では、106人中12人に凝血塊が見られた。Northwestern 大学の別の研究では、16人の感染した母親のうち15人の胎盤の母親側に血管障害及び凝血塊が、対照群に比べて、有意に多く観察された。血液凝血塊があると、酸素や栄養を胎児に運ぶのに制限がかかることになり、

COVID-19 の影響をうけた妊娠の後半の間、胎児の成長を注意深くモニターする必要があると思われる。

　妊娠により、女性の体は、COVID-19 の重症化をより受けやすくなっているように見える。これは、一つには、妊娠女性は独特に調整された免疫システムをもつためであり、そして、一つには、このコロナウイルスの攻撃対象である肺及び心血管系システムが既に妊娠状態でストレスを受けているためである。

1）母乳と感染リスク
　ドイツ Ulm 大学医学部の Rüdiger Groß らは、ヒト母乳で、SARS-CoV-2 が検出されたことを報告した（5440）。

　SARS-CoV-2 に感染している乳飲み子の母親 2 人からの母乳中に SARS-CoV-2 が検出されるかどうかの検討を行った。

　入院出産後（0 日目）、母親 1 からの 4 つの母乳サンプルは、RT-aPCR 陰性であった。それに対して、母親 2 の 10 日目の左及び右からの母乳サンプル、12 日目、そして 13 日目の母乳サンプルで、SARS-CoV-2 RNA が検出された。このように、母親 2 からの 4 つの連続サンプルで、SARS-CoV-2 RNA が検出され、この検出は、新生児 2 の軽度の COVID-19 症状と SARS-CoV-2 RNA 陽性と一致した。

　米国 Florida 大学医学部の Sonja A. Rasmussenr らは、COVID-19 パンデミックの期間での妊娠を計画している女性、妊娠女性あるいは分娩後の女性のケアに関する報告をしているが（5441）、この報告の中で、母乳の感染リスクに言及している部分がある。

　母乳を通して、感染がおこるかどうかは、確かに知られていないが、SARS-CoV-2RNA が、COVID-19 のただ一人の女性からの母乳サンプルで検出されている。彼女の幼児も RT-PCR 検査結果陽性であったが、この幼児が母乳を通して感染したのかどうかは明らかになっていない。従って、母乳の恩恵を考えれば、可能な場合には、母親の COVID-19 状態の如何にかかわらずに、母乳が幼児に与えられるべきであると言っている。

　同じく、米国 California 大学 San Diego 校の Christina Chambers らは、18 人の COVID-19 感染女性の母乳中の SARS-CoV-2 の報告を行った。

2020 年 3 月 27 日から 5 月 6 日の間、SARS-CoV-2 感染女性 18 人が登録された。子供は、新生児から 18 ヶ月幼児まで。女性からの母乳検体は、全部で 64 検体、SARS-CoV-2 RT-PCR 検査の陽性結果の前後のいくつかの時点で採取。一人の女性以外は全て症状有り。母乳 1 検体に SARS-CoV-2 RNA が検出された。この陽性検体は、発症当日に採取した検体で、発症 2 日前の検体、及び 12 日及び 41 日後の検体では、ウイルス RNA は陰性であった。母乳を飲ませた子供は、検査しなかった。ウイルス RNA 陽性検体も含め全ての検体で、複製可能なウイルスは検出されなかった。検体のサンプル規模は少ないが、母乳及びミルクバンクから提供されるヒトのミルクの従来の恩恵を考慮すれば、本研究の知見は、安心できるものである。

2）SARS-CoV-2 感染者からの母乳中の抗体

　母乳には、豊富な免疫グロブリン抗体とウイルス RNA がわずかあるが、女性は、安全に、パンデミックの期間中、母乳を与えることができるとの論文 2 件、発表された。これらに関する概説を、TheScientist 誌（2020 年 11 月 17 日）で、ライターの Ashley Yeager 氏が披瀝している（5442）。
15 人の女性の研究から、授乳中の母親からの母乳は、SARS-CoV-2 感染を打ち勝つ可能性のある抗体をもっているかもしれないとの報告が、米国マウントサイナイ医科大学の Rebecca Powell, Aisa Fox らからなされた（5443）。母乳検体は、8 人の COVID-19 回復者と 7 人の COVID-19 が疑われる提供者から得た。

　結果として、COVID-19 から回復した女性で、そして、授乳している女性の全ての母乳検体は、ウイルスのスパイクタンパク質に対する抗体を持っていたことがわかった。これに対して、パンデミックの起こる前に採取した母乳では、低いレベルの非特異的または交差反応的活性が検出された。
結論として、ヒト母乳中の SARS-CoV-2 反応性抗体の存在は、授乳された幼児に受動免疫を与えて、COVID-19 疾患に対して防御能を与えることができると思われる。

　さらに、「現時点では、母親が母乳を介して乳児に SARS-CoV-2 を感染させたとの証拠はなく、SARS-CoV-2 RNA を検査した母乳で、いくつかの陽性検

体は確かにあったが、生きたウイルスではなかった」と、California 大学サンディ
エゴ校の周産期疫学者、Christina Chambers 氏は、述べていて、さらに、彼女
らの最新の研究結果では、提供母乳は、提供母乳バンクの抗体の評価はしていな
いけれども、赤ちゃんが摂取しても安全であることを示唆していると述べている。

5.4.13　COVID-19 と眼の症状

　COVID-19 の感染経路として、呼吸器系での小滴による感染に加えて、エア
ロゾル感染や結膜経路による感染もまた、言われているが、議論のあるところで
もある。COVID-19 の初期の通常の臨床的症状は、発熱、疲労感、そして、咳
であるが、一部の患者では、初期の症状として、結膜炎が現れている。

　中国・華中科技大学の Nah Ma らが、武漢での COVID-19 確定子供患者の
眼の症状及び臨床的特徴に関して報告した（5445）。

　2020 年 1 月 26 日から 3 月 18 日までに、武漢子供病院に入院した
COVID-19 確定子供を本研究の対象とした。鼻咽頭または中咽頭スワブ検体を
用いて、RT-PCR 検査で感染を確認した子供である。全部で 216 人の子供で、
49 人（22.7％）が眼の症状を呈していた。眼の症状をもった 49 人の子供の
治療は、23 人が自然治癒で、その他は、抗菌目薬、抗ウイルス目薬、そして、
抗アレルギー目薬であった。8 人は、眼のこすりが持続したが、残りの 41 人は、
完全に治った。眼の症状の期間の中央値は 7 日（四分位範囲：3 ～ 10 日）であっ
た。

　結論として、子供における COVID-19 は、重症ではなく、そして、全ての眼
の症状は、軽度で、最終的には、直るか改善できた。

5.5　パンデミック中の受診患者数の激減

　日本でも、日本対がん協会長の垣添忠生医師は、2020 年 8 月 1 日付け朝日
新聞にて、「コロナが心配でも検診を受けて」の表題の下で、がんの早期発見の
重要性を訴えている。

　新柄コロナウイルス感染症の影響を受け、各地のがん検診の受診率が低下して
いる。全国の対がん協会の支部で、毎年約 1,100 万人のがん検診を実施し、約
1 万 3 千人にがんが見つかっているが、今年、2020 年は、3 月から受診者が

減り、4，5 月には例年の 10 分の 1 にとどまった。このままだと、例年の 3，4 割減となり、4 千から 5 千人のがんが見つからず放置される、と危機感を感じる内容である。1958 年の協会設立以来、これほどの受診率の低下は初めてのことであると述べている。

5.6　免疫学的考察

5.6.1　マスクの思わぬ効用（"種痘"に匹敵か？）

　天然痘は紀元前より、伝染力が非常に強く死に至る疫病 として人々から恐れられていた。天然痘（smallpox）ワクチンの接種、すなわち種痘（Variolation）の普及によりその発生数は減少し、WHO は 1980 年 5 月天然痘の世界根絶宣言を行った。以降これまでに世界中で天然痘患者の発生はない（国立感染症研究所ホームページ）。天然痘に罹患した患者に生じた膿疱（のうほう）や痂皮（かひ）の一部を健常者（この場合は天然痘未感染者）に接種（inoculation）することで天然痘ウイルス（痘瘡ウイルス：variola virus）に対して人工的に免疫を惹起・獲得させる方法であり、人類最初の人工的な予防接種である。

　米国 California 大学サンフランシスコ校の Monica Gandhi らは、非常にユニークな仮説を提出した（5801）。COVID-19 の感染拡大防止策としてのマスク着用が、ワクチン開発を待つ間、"種痘"として作用する可能性に関して言及した。

　常にマスクを着用すること（ユニバーサルマスキング）は、ある種の"種痘"となり、即ち、免疫を作り、その結果、ウイルスの感染拡大を遅らせることができるであろうとの仮説。

　2020 年 3 月、発症前または無症状 COVID-19 患者の鼻や口から放出されるウイルス量は、有症状患者からのウイルス量と同等であるとの報告がなされてから、集団全体でのマスク着用が一般的となった。ユニバーサルマスキングは、無症状感染者からの感染防止のための手段のように思えた。米国 CDC は、2020 年 4 月 3 日、感染リスクの高い場所での布マスク着用を推奨し、そして、米国全土での推奨にした。公衆でのマスク着用とパンデミックの抑制との間に強い相関関係があることも示された。さらに、Boston での研究から、「SARS-CoV-2 感染は、ユニバーサルマスキングが 3 月下旬市中の病院で実施されてか

ら医療従事者の間で減少したこと」がわかった。これらのウイルス学的、免疫学的そして生態学的データから、マスクの着用は感染した場合その疾患の重症度を抑制するかもしれないとの仮説に至った。この可能性は、「疾患の重症度は、受けたウイルス摂取量に比例する」との、ウイルス性病理に関する従来の理論と一致している。1938 年以来、研究者は、主に、動物モデルにて、ウイルス致死量 LD50（暴露された宿主の 50％が死亡する量）の概念を探求してきていた。宿主の免疫応答がウイルス性病変で重要な役割を演じる、SARS-CoV-2 のようなウイルス感染の場合、ウイルス接種の高投与量は、自然免疫防御能を凌駕して調節不能となり、疾患の重症度を増すことになる。事実、免疫病変を下方調節することは、デキサメタゾンが重症 COVID-19 感染の予後を改善するメカニズムでもある。ゴールデンハムスターモデル実験では、SARS-CoV-2 感染により、より高いウイルス量を投与すると、COVID-19 の重症度はさらに高まることがわかっている。

　ウイルス接種量が SARS-CoV-2 感染の重症度の決定に重要であるならば、マスク着用のもう一つの仮説的な理由は、マスク着用者がウイルスに暴露するときウイルス接種量が減り、そして、引き続いての疾患の臨床的影響も減少することである。なぜなら、マスクがウイルスを含んでいる小滴を、マスクの種類にも依存するが、濾過することができるので、マスク着用が暴露した人の吸入量を減少させるかもしれないからである。

　この理論が正しいとするならば、どのようなマスクであれ、集団全体でのマスク着用は、無症候性 SARS-CoV-2 感染の比率を増加させることになると思われる。SARS-CoV-2 の無症候性感染の典型的な感染率は、米国 CDC の 2020 年 7 月中旬のデータによれば、40％であると推定されているが、ユニバーサルマスキングの状況下では 80％以上が無症候性感染であると報告されていて、このことが、本仮説の観察的証拠となる。

　例えば、アルゼンチンのクルーズ船の閉鎖空間でのアウトブレイクでは、乗客が外科用マスク、スタッフが N95 マスクを提供されたが、無症候性感染の割合は、81％であった（ユニバーサルマスキングがない状態の別のクルーズ船では、無症候性感染の割合は 20％）。米国の食品加工工場でのアウトブレイクでは、すべての作業者にマスク着用が要請されていて、感染した 500 人以上の中で、

117

無症候性感染の割合は、95%で、わずか5%が軽度か中等度の症状を有していた。種痘は、天然痘に感受性のある人が、天然痘患者の小胞から得た物質を接種することにより、軽度の感染を起こし、引き続いての免疫を誘導することである。

　SARS-CoV-2のワクチン開発も種々試みられているが、その結果を待っている間に、無症候性SARS-CoV-2感染の割合を増加させるような何らかの公衆衛生対策は、感染による死亡を少なくさせるとともに、症状の重症化や死亡を起こさずに集団での免疫を獲得させるかもしれない。SARS-CoV-2の現在までの8ヶ月にわたる感染状況とアカゲザルの実験から、SARS-CoV-2の再感染はまれなように思える。最近のデータでは、強力な細胞性免疫が軽度または無症候性SARS-CoV-2感染から生じているので、疾患の重症度を低下させる何らかの公衆衛生戦略は、同様に、集団での免疫を増加させると思われる。

5.6.2　B細胞免疫（中和抗体の寿命：5ヶ月後も検出される）

　SARS-CoV-2ウイルスに対する免疫能、特に、感染後に作られた中和抗体の堅牢性、機能、そして寿命に関しては、非常に重要な課題である。

（1）COVID-19回復者の中和抗体（米国）

　米国マウントサイナイ医科大学のAnia Wajnbergらは、マウントサイナイ健康システムのデータベースに基づき、SARS-CoV-2スパイクタンパク質に対する抗体価の検討を行った。2020年3月、マウントサイナイ医科大学は、回復者血漿のために、供血者のボランティアをリクルートし始めた。PCRでSARS-CoV-2感染を確定した患者または疑いのある疾患をスクリーニングされた患者で、症状のある大多数は、軽度から中等度の患者で、緊急部門が必要な患者は5%以下であった。2020年10月6日までに、72,401人を検査して、30,082人が抗体陽性、42,319人が陰性。690人（2.29%）が低力価（1：80）、1,453人（4.83%）が力価（1：160）、6,765人（22.49%）が力価（1：320）、9,564人（31.79%）が力価（1：960）、そして、11,610人（38.60%）が力価（1：≧2880）。従って、ほとんどの人が、中程度（1：320）から高い（1：1960以上）抗体力価を持っていることが判明。抗スパイクタンパク質抗体力価と中和抗体力価は有意な相関関係（スペアマンp=0.87、P＜0.001）

118

図　発症後の抗体力価（161 人のボランティア検体）
（図中数値：幾何平均抗体価）

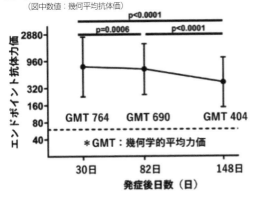

（出典：Science 誌ホームページ（04 Dec 2020）
DOI: 10.1126/science.abd7728

があった。抗体力価の経時変化を見ても、発症後 52 日（範囲：33 〜 67 日）、82 日（範囲：52 〜 104 日）、そして、148 日（113 〜 186 日）でわずかな幾何平均抗体価の低下であった。148 日後でも、抗スパイクタンパク質抗体力価と中和抗体力価の相関関係は維持された。後述する QT Long らの報告（Nat. Med 26, 1200, 2020）では、ウイルス感染から 8 週間で、抗体価が減少し、特に、無症状感染者では、40%の人が 8 週間後に抗体価が消失していた。この一見矛盾する知見に対して、Wajnberg らは、「Long らは、抗体検出に、核カプシドタンパク質（N）と単一のリニアなスパイクタンパク質エピトープを標的にした方法で行っている。彼らの論文では、中和抗体の力価は確かに低下傾向にはあるが比較的安定であり、Wajnberg らの結果と一致している。そして、抗体応答の経時的な安定性は、標的抗原に依存している可能性がある。」とコメントしている。

　初期の血清抗体力価は、形質芽細胞（B 細胞の分化：静止期 B 細胞→形質芽細胞→形質細胞）により産生され、この形質芽細胞由来の抗体は、発症後 2 〜 3 週目でピークとなる。IgG の半減期を約 21 日とすると、本研究で観察された抗体は、骨髄の中の長寿命の形質細胞（B 細胞が分化した細胞で、分泌型免疫グロブリンの合成と分泌に関与）により産生されていると思われる。このように、SARS-CoV-2 に対する中和抗体が半年程度維持されるとの非常に期待の持てる結果であった。

（2）COVID-19 回復者の中和抗体（日本）

　横浜市立大学学術院医学群山中竹春教授らは、新型コロナウイルス（SARS-

CoV-2）感染症（COVID-19）に罹患した方を対象に、感染後 6 か月および 12 か月時点の抗ウイルス抗体および中和抗体を測定する研究を実施しているが、2020 年 12 月 2 日、6 ヶ月の中間結果を報告した（横浜市立大プレスリリース）。10 月 26 日までに採血して検体測定を完了した 376 例のデータを解析した。その結果、COVID-19 回復者のほとんどが「抗ウイルス」抗体と中和抗体を保有し、COVID-19 回復者のうち、酸素投与を要した中等症以上の症例の方が軽症例よりも、中和活性が高い傾向にあったことを発表した。対象者は、重症者 6%、中等症者 19%、軽症者 71%、無症状者 4%で、男女はほぼ同数で、平均年齢は 49 歳。忠太抗体の検出率は、軽症や無症状の人では、97%、中等症や重症の人では全員で中和抗体を検出（日本経済新聞：2020 年 12 月 2 日）。

（3）COVID-19 回復者の中和抗体（中国）

　8 週間（2 ヶ月）で抗体力価が低下するとの報告もある。この報告は、中国・重慶医科大学の Quan-Xin Long らから、「無症候性 SARS-CoV-2 感染の臨床的及び免疫額的評価」と題して発表された（5803）。37 人の無症候性 COVID-19 患者と 37 人の有症状 COVID-19 患者の比較をした。ウイルス特異的な IgG 抗体レベルは、無症候性群（抗体力価の中央値 3.4）は、有症状群（抗体力価の中央値 20.5）に比べて有意に低かった。無症候性群では、IgG と中和抗体レベルが、93.3%（＝ 28 ／ 30）と 81.1%（＝ 30 ／ 37）、それぞれ、低下した。回復期の初期のフェーズ（退院後 8 週間）では、同様に、有症状群では、96.8%（＝ 30 ／ 31）と 62.2%（＝ 23 ／ 37）、それぞれ、低下した。こ

図　無症候性患者及び有症状患者における IgG 抗体陽性者数
（回復期：退院後 8 週間後）

急性期	無症候性	37		人		有症状	37		人	
	IgG陽性		IgG陰性			IgG陽性		IgG陰性		
	30		81%	7	19%	31		84%	6	16%

回復期	無症候性	30		人		有症状	31		人	
	IgG陽性		IgG陰性			IgG陽性		IgG陰性		
	18		60%	12	40%	27		87%	4	13%

（出典：図を表に改変、Nature Medicine 誌ホームページ
https://doi.org/10.1038/s41591-020-0965-6 より）

れらの知見から、無症候性患者は、SARS-CoV-2 感染に対しての免疫応答はより弱いと考えられる。

　従来の知見、1）SARS-CoV または MERS-CoV に対する血清抗体が少なくとも

1 年継続していること、2）SARS-CoV 感染後 2 年以上 IgG レベルが維持され
ていること、3）MERS-CoV 感染患者の抗体応答が流行の少なくとも 34 ヶ月
後でも維持されていることなどとの知見も参考にしながら、SARS-CoV-2 感染
後の免疫応答の持続性を考える必要があると思われる。

5.6.3　T 細胞免疫（既存免疫）

　COVID-19 の感染者数及び致死率で、欧米とアジアでは、かなりの差異がある。
既存免疫も含めての考察が種々報告されている。

　シンガポールの Duke-NUS メディカルスクールの Nina Le Bert らは、
SARS-CoV-2 特異的 T 細胞免疫を COVID-19 と SARS 患者検体を用いて、
未感染対照者と比較した論文を発表した（5804）。

　新型コロナウイルス以外に 6 種のヒトに感染するコロナウイルスが知られて
いるが、いずれのウイルスも、感染した患者に抗体及び T 細胞応答を引き起こ
す。しかしながら、抗体は、T 細胞よりも早く徐々に弱まっていく。SARS-
CoV 特異的抗体は、2，3 年以内に検出限界以下に落ち込んでしまうが、他方、
SARS-CoV 特異的メモリー T 細胞は、SARS 感染後、11 年経過しても検出で
きている。

　SARS-CoV-2、SARS-CoV-1 及 び コ ウ モ リ SL-CoVZXC21 の 間 で、
ORF1 でコードされている NSP7 と NSP13 は、それぞれ、100％と 97％
の相同性を持っているので、交差反応性を示す SARS-CoV-2 特異的 T 細胞が、
SARS-CoV-1 から回復したヒトに存在するのかどうかを、SARS-CoV-2 感染

a　<u>SARS-CoV-2 proteome</u>

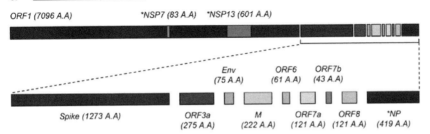

出典：Nature ホームページ　https://doi.org/10.1038/s41586-020-2550-z）

から回復したヒトに存在しているそれらと比較して、調べた。さらに、SARS または COVID-19 の履歴あるいは SARS-CoV-2 感染者との接触の履歴がないヒト（以下、これらのヒトを、SARS-CoV-1/2 非暴露者と略称）における、これらの T 細胞も調べた

　結果の概要は下記の通りである。

1）COVID-19 から回復したヒトの SARS-CoV-2 特異的 T 細胞応答
36 人の末梢血単核細胞を用いた実験から、全てのヒトで、NP 特異的 T 細胞応答が見られた。他方、NSP7 と NSP13 に対しては、36 人の COVID-19 回復者のうち、12 人で検出できたのみであった。

2）SARS から回復したヒトの SARS-CoV-2 特異的 T 細胞応答
　2003 年の SARS から回復したヒトは、感染後 11 年間持続的に、異なる SARS-CoV-1 タンパク質内のエピトープ特異的な T 細胞をもっていることが示されてきたが、今回、SARS 感染 17 年後でも、SARS の NP タンパク質に反応するメモリー T 細胞が長期間持続的に存在していて、そして、新型コロナウイルスの NP タンパク質に対する強固な交差反応性を示していることが判明した。

3）SARS-CoV-1/2 非暴露者における SARS-CoV-2 特異的 T 細胞
　37 人の SARS-CoV-1/2 非暴露者ドナーの T 細胞が、NP 及び NSP7/13 ペプチドに反応性を示すかどうかの検討を行った。このドナーは、2019 年 7 月以前に採取したか、SARS-CoV-2 中和抗体と SARS-CoV-2 の NP 抗体両方とも血清学的に陰性であった。結果として、驚くべきことに、37 人の SARS-CoV-1/2 非暴露者のうち、19 人に SARS-CoV-2 特異的 T 細胞応答が観察された。

　このように、β コロナウイルスの感染は、構造タンパク質 NP に対する、多特異的かつ長期間持続する T 細胞免疫を誘導する。一般的な集団に存在する既存の NP 特異的及び ORF1 特異的 T 細胞がどのように SARS-CoV-2 感染の感受性及び病理に影響を与えているかを理解することは、現在の COVID-19 パンデミックの管理にとって、非常に重要な意味をもつ。

　米国 La Jolla（ラホヤ）免疫研究所の Sette らが、SARS-CoV-2 に対する既存免疫に関して、知られていること、まだ知られていないことについてコメン

トしている（5805）。

　本シリーズ Part1 でも記述したように、La Jolla 免疫研究所の Grifoni ら
は、米国で 2015 年から 2018 年に採取したドナー血液検体の 40 ～ 60％
で、SARS-CoV-2 反応性 CD4 陽性 T 細胞が存在していて、通常の風邪コロナ
ウイルスと SARS-CoV-2 との間の交差反応的 T 細胞認識が示唆された。同じ
く、同研究所の Weiskopf らは、未感染者 10 人の検体のうち 1 つに、SARS-
CoV-2 スパイクペプチドに対する CD4 陽性 T 細胞反応性を検出し、10 人の
未感染検体のうち 2 つに SARS-CoV-2 非スパイクペプチドに対する CD4 陽
性 T 細胞反応性を検出した。また、ドイツのシャリテー・ベルリン医科大学の
Braun らは、SARS-CoV-2 血清陰性健常者の 34％で、スパイクペプチドに対
する T 細胞応答があることを報告している。上述したシンガポールの Le Bart
らの結果である、未感染者の 50％に核カプシドタンパク質 nsp7 と nsp13 に
対する T 細胞応答の存在、さらに、英国の Meckiff らの非暴露者での T 細胞反
応性の報告も加味して考えると、地理的に色々な場所で、人々のある一定の割合
で、新型コロナウイルスを認識する既存の T 細胞が存在することが明らかとなっ
た。

　これらの非暴露者の SARS-CoV-2 特異的 T 細胞は、普通風邪コロナウイル
ス（HCoV-OC43、HCoV-HKU1、HCoV-NL63 及び HCoV-229E）への暴
露から生じるメモリー T 細胞を起源としているのかもしれない。90％以上のヒ
ト集団は、少なくとも普通風邪コロナウイルスの 3 種に対して抗体陽性である。
もし、既存の T 細胞免疫が普通風邪コロナウイルス暴露に関係しているとすれば、
この暴露に関して地域及び時期のパターンを理解することが重要となる。この 4
種の普通風邪コロナウイルスは、その流行は周期的で、何年かのサイクルで、流
行して、地理的場所により異なっている。このことから、普通風邪コロナウイル
スの地理的分布の差異が、COVID-19 の重症度と相関している可能性も考えら
れる。子供は COVID-19 臨床症状への感受性は少なく、高齢者では、致死的な
COVID-19 への感受性が高まっている。これらの理由は不明であるが、普通風
邪コロナウイルス感染の年齢層別詳細が不明なので、検討すべき課題かもしれな
い。

5.6.4 T細胞免疫の重要性（B細胞免疫欠損患者へのSARS-CoV-2感染）

X連鎖無ガンマグロブリン血症（XLA: X-linked agammaglobulinemia）患者COVID-19感染に関する報告が、イタリアBresciaの小児科免疫ユニットのSoresina氏らからなされた（5806）。

SARS-CoV-2に対する免疫応答に関しては、不明の部分が多いが、能動免疫は、このウイルスに対する抗原特異的細胞障害性T細胞の形成と中和抗体の合成が必要であることが示唆されている。Soresinaらは、SARS-CoV-2に感染し、間質性肺炎とリンパ球減少症を呈した2人のXLA患者の詳細な記述を行った。B細胞が欠損しているにも関わらず、ICUや酸素換気を必要とすることなく、この2人は、COVID-19から回復した。COVID-19を発症したこれらの患者は、34歳と26歳で、末梢血にB細胞が全く無く、免疫グロブリンの注射を受けていた。結論として、XLA患者は、SARS-CoV-2感染の後に、肺炎を発症するリスクが高いが、感染から回復することができることが示唆された。B細胞応答は重要ではあるが、COVID-19を克服するために厳密には要求されていないことが、このことにより示唆された。

5.6.5 COVID-19患者とインターフェロン応答

インターフェロン（IFN）は、ウイルス複製の阻害に重要な役割を演じている。IFNは自然及び獲得免疫システムの重要なサイトカインで、3つの型に分類される。I型IFN（αまたはβ）、II型IFN（γ）そして、III型IFN（λ）である。ウイルス感染の間、パターン認識受容体がウイルス核酸を検出して、IFNの産生を誘導する。IFN-λの発現は、組織特異的で、主に、樹状細胞、上皮細胞及び肝細胞で産生される。

ウイルスの認識が、IFN産生を誘導し、そして、IFN刺激遺伝子（ISG）の転写の引き金となり、種々の抗ウイルス機能に関わりを持つに至る。I型IFNは広範に発現されているので、ウイルス感染の間、免疫病変をもたらすが、III型IFN（IFN-λ）応答は、主に、粘膜表面に限定されるので、炎症性応答の障害を促進することなく、抗ウイルス防御を付与すると考えられる。従って、IFN-λが、COVID-19や他のウイルス性呼吸器疾患の治療薬として提唱された。米国

Harvard メディカルスクールの Achille Broggi らは、COVID-19 患者の死亡率は肺での I 型 IFN と III 型 IFN の高発現と相関していることを報告した（5808）。さらに、合成ウイルス RNA に暴露したマウスの肺の樹上細胞から分泌される IFN-λ が、肺上皮の損傷を引き起こし、その結果、致死的な細菌重複感染の感受性が増加することになる。同様に、英国 Francis Crick 研究所の Jack Major らは、インフルエンザ感染のマウスモデルで、IFN 信号伝達（特に、IFN-λ）が、p53 タンパク質を誘導して上皮細胞の増殖分化を阻害することにより、肺の修復を妨害することを発見した（5809）。これらの知見を複雑化する発見が、フランス・パリ大学の Jérôme Hadjadj らから報告された（5810）。彼らは、重症及び重篤 COVID-19 患者からの末梢血免疫細胞は、I 型 IFN を減少させ、炎症性 IL-6 及び TNF-α 依存の応答反応を増強させたことを発見した。これらのデータが示唆するのは、血中での I 型 IFN の欠損は、重症 COVID-19 の顕著な特徴であり、複合的な治療薬アプローチに対する根拠を与えるものと思われる。このことは、IFN の局所的な産生とは対照的に、IFN の全身的な産生が恩恵を与えることが示唆された。これらの 3 つの研究の結果から、IFN 暴露の場所、タイミング、及び期間がウイルス性呼吸器感染に対する治療の成否を決定する重要なパラメーターであることが示唆された。

　COVID-19 の重症化や死亡に対して、IFN の遺伝子レベル及び自己抗体の観点からも興味深い報告がなされている。

　米国 Rockefeller 大学の Qian Zhang らは、致死的な COVID-19 患者における I 型 IFN 免疫の先天異常に関する論文を発表した（5811）。遺伝子機能を障害する有害な変異が、3.5%（23/659）の頻度で同定された。これらの変異を持っている患者の細胞で、I 型 IFN の遺伝子発現及びタンパクレベルの欠陥があった。従って、重篤な患者の一部では、この経路の活性が低下していることが明らかとなった。

　フランス・Paris 大学の Paul Bastard らは、致死的 COVID-19 患者における I 型 IFN に対する自己抗体に関して、報告している（5812）。Bastard らは、COVID-19 の重症化に関わる因子として、中和自己抗体を同定した。I 型 IFN、ほとんどは、IFN-α2 と IFN-λ 3-ω に対する中和自己抗体が致死的 COVID-19 患者の 13.7%（135/987）で検出され、試験管内での

実験では、この経路の活性化を中和することも証明された。対照的に、これらの自己抗体は、無症状または軽度の COVID-19 患者 663 人では、検出されず、SARS-CoV-2 ウイルスへの暴露経験がない健常個人の 0.33%（4/1227）のみに検出された。中和自己抗体の存在は、低い血清 IFN-α濃度との関連性が見られた。注目すべきは、不活化する自己抗体は、主に男性（94%）で検出されているので、男性の致死率の高さの原因かもしれない。

　いずれにしても、I 型 IFN は、COVID-19 に対して防御的であるが、遺伝子変異あるいは自己抗体のいずれかで、免疫応答を制限することにより、COVID-19 の重症化に至っていると考えられる。

5.6.6　既存免疫（健常者と COVID-19 患者での免疫 T 細胞）

　COVID-19 の臨床的症状は、無症候性感染から呼吸器不全まで、種々の様相を呈する。この背後に潜むメカニズムは、まだ不明であるが、免疫 T 細胞の観点からの報告があった。

　ドイツのベルリン工科大学とシャリテー・ベルリン医科大学の Julian Braun らは、健常者と COVID-19 患者の SARS-CoV-2 ウイルス反応性 T 細胞に関する比較を行った（5815）。

　COVID-19 患者と SARS-CoV-2 非暴露の健常者の末梢血を用いて、SARS-CoV-2 の表面糖タンパク質 S に反応する T 細胞を調べた。

　結果として、COVID-19 患者の 83%に、SARS-CoV-2 S 反応性 CD4 陽性 T 細胞が検出されたが、健常者でもまた健常者の 35%に SARS-CoV-2 S 反応性 CD4 陽性 T 細胞が検出された。健常者におけるこの CD4 陽性 T 細胞は、主に、S タンパク質の C 末端（カルボキシル末端）エピトープ（抗体が認識する抗原の一部分）に反応した。この部分は、ヒト風土病 "普通かぜ" コロナウイルスのスパイク糖タンパク質に、N 末端（アミノ末端）エピトープに比べて、より高い相同性を示している。SARS-CoV-2 未感作健常者からの S 反応性 T 細胞株は、ヒト風土病コロナウイルス（229E 及び OC43）と SARS-CoV-2 の S タンパク質 C 末端に同様に反応するので、S タンパク質交差反応性 T 細胞の存在が証明されたことになる。恐らく、風土病コロナウイルスと過去に遭遇して、生成されたものと思われる。この既存の SARS-CoV-2 交差反応性 T 細胞の臨床的予

後に対する役割は、大規模コホート研究で明確化されなければならない。しかしながら、一般的な集団において、かなりの割合で S 交差反応性 T 細胞が存在していることは、現在のパンデミックの動力学に影響を与えるかもしれないし、今後の COVID-19 ワクチン試験の企画及び解析に重要な意味を持っている。

　また、既存免疫がいつ形成されたかを知るために、4 種のヒト風土病コロナウイルス（229E、NL63、OC43 及び HKU1）特異的抗体が、健常者に存在するかどうかに関して、68 人の健常者からの 18 人で検討した、全ての健常者検体で、測定可能な S 反応性 CD4 陽性 T 細胞の存在に関係なく、全ての 4 種のヒトコロナウイルスに対する IgG 抗体を検出した。未感作健常者での S 交差反応性 CD4 陽性 T 細胞の頻度は、ヒトコロナウイルスに対する抗体レベルと相関しなかった。このことは、これらの CD4 陽性 T 細胞は、つい最近生成されたものではなく、以前に生成されたことを示唆している。

5.7　ワクチン接種と COVID-19 死亡率の低下？

5.7.1 BCG ワクチン

　BCG（Bacille Calmette-Guerin；カルメットとゲランの菌）ワクチンは結核を予防するワクチンで、この菌は、本来牛に感染する牛型結核菌を、時間をかけて弱めたものであり、1921 年に初めて新生児に投与された。また、1965 年には日本の菌（Tokyo 172 strain）からつくられた BCG ワクチンが WHO の国際参照品に指定されている。

　1）BCG ワクチンが COVID-19 重症化の予防と強い相関関係があることを、米国 Virginia 工科大学の Escobar 氏らから、報告された（5901）。
国家的な BCG ワクチンプログラムがない国は、プログラムのある国に比べて、COVID-19 の死亡率がより高くなっているだろうとの仮説の検証を行った。

　潜在的な交絡因子の依存的変数に対する影響を、1）百万人当り少なくとも 1 人の死亡者を有していて、2）65 歳以上のヒトが 15%以上で、3）都市部に住んでいるヒトが 60%を超え、4）人口密度（人 / 平方 Km）が 300 人未満で、そして、HDI 指数（健康及び教育サービス及び収入、即ち、HDI(Human Development Index)）が 0.7 を超える国のみを対象とすることにより、軽減化させた場合、22 ヶ国の社会的に類似の国々が残ることになった。

図　現在 BCG プログラムのある国と BCG プログラムを中止か
したことのない国の 100 万人当りの COVID-19 死者数

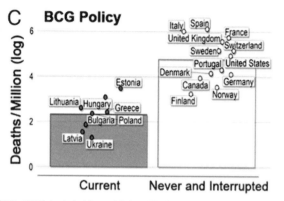

（出典：PNAD ホームページ https://doi.org/10.1073/pnas.2008410117）

このフィルタリングした国で解析を行うと、現在 BCG プログラムを実施している国の 100 万人当りの死亡者数は、BCG プログラムを中止したか全く実施したことがない国に比べて、少ないことがわかる（左図）。

米国の州（BCG プログラム無し）での COVID-19 死亡率をメキシコ及びブラジル（共に、現在 BCG プログラムあり）と比較した結果が下図である。

ニューヨーク州、イリノイ、ルイジアナ、アラバマ及びフロリダでの COVID-19 死亡率は、BCG 接種国（ブラジルのペルナンブコ、リオデジャネイロ及びサンパウロ、メキシコのメキシコ州及びメキシコ市）よりも、高かった。人口密度も考えると、この結果は、驚くべきことで、ラテンアメリカの人口密度は、

図　人口密度の高い北米及び南米の州での経時的 COVID-19 死亡者数：
3 日平均値での 10 百万人あたりの COVID-19 死亡者数。各地域で、最初の死亡の日で調整した（最初に死亡した日を 1 日目とした。

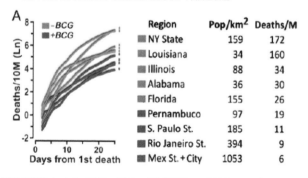

北アメリカの州、ニューヨークも含めてであるが、これらよりも、非常に高いにもかかわらずに、100 万人当りの死亡者数は少ない。

また、ドイツ統一前の西ドイツと東ド

（出典：PNAD ホームページ https://doi.org/10.1073/pnas.2008410117）

128

図　東ドイツ及び西ドイツの推定 BCG ワクチン期間及び
　　100 万人当りの死亡率の比較

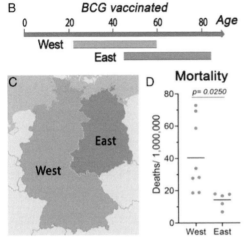

出典：PNAD ホームページ https://doi.org/10.1073/pnas.2008410117）

イツでの国家的な BCG 接種プログラムが異なっていた。2020 年時点で、旧西ドイツでは、22 歳から 59 歳のヒトが BCG ワクチン接種を受けているのに対して、旧東ドイツでは、45 歳から 84 歳のヒトが BCB ワクチン接種を受けている。これらの 2 つの領域での平均 COVID-19 死亡率は、西ドイツでは 40.5 人（100 万人当り）で、東ドイツでは 14.2 人（100 万人当り）であり、西ドイツは、東ドイツに比べて、2.9 倍高かった。同様に、西ヨーロッパの平均死亡率は、一般的に積極的なユニバーサルな BCG ワクチンプログラムがあった東ヨーロッパに比べて、9.92 倍高かった。

　社会的に類似の国に対しての解析で、BCG 指標と最初の COVID-19 による死亡が発生した日から 30 日間の死亡率の間には非常に有意な線形相関関係が見られた（r2 = 0.88、P = 8 x 10 - 7）。BCG 指標が 10%増加する毎に、COVID-19 死亡率が 10.4%減少していた。

　また、オランダ RadBou 大学の Mihai G. Netea らからは、ギリシアにおける高齢者に対する BCG ワクチン接種のランダム化第 III 相臨床試験の中間報告がなされた（5903）。

　この前向き、二重盲検、ランダム化プラセボ対象臨床 III 試験（ACTIVATE 試験）は、ギリシアの ATTIKON 大学総合病院に入院した患者に対して実施され、本試験は、医学的原因で入院した後、退院した男女 65 歳以上の高齢者が対象。COVID-19 パンデミックが発生する前の 2017 年 9 月から 2019 年 8 月まで、202 人の患者を登録した。そのうち、最終的な中間報告解析対象者

図　BCG 指標と COVID-19 死亡率（100 万人当り）：
異なる BCG ワクチン接種政策を実施した、社会的に類似の欧州
各国でのパンデミックの最初の１ヶ月の期間

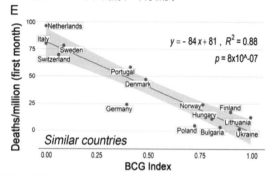

（出典：PNAS ホームページ https://doi.org/10.1073/pnas.2008410117 より）

は、BCG ワクチン接種群で 72 人、プラセボ投与群で 78 人。BCG ワクチンは、Intevax 社、BCG ワクチン株 1331［後期分与株に分類される］0.1ml、プラセボは食塩水 0. 9％の 0.1ml。主要評価項目は、投与２群の間の退院後最初の感染をするまでの時間の間隔。この項目は、複合的評価項目で、次のいずれかの感染を含む；治療が必要なウイルス起源と思われる呼吸器感染、血流感染、コミュニティー内からの肺炎、院内からの肺炎、尿路感染、腹腔内感染、及び軟部組織感染を含む。副次的評価項目は、12 ヶ月までの入院の割合、最初の敗血症症状までの時間、感染全数、最初の入院までの時間、抗菌剤コースの数、及び１年死亡率を含む。

　本中間報告の結果として、BCG ワクチン接種は、最初の感染までの時間を統

図　BCG ワクチン接種群とプラセボ群で最初の
新規感染の累積発生率の経時変化

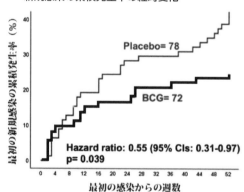

（出典：Cell ホームページ　doi.org/10.1016/j.cell.2020.08.051 より）

計学的に有意に増加させた（ワクチン接種群で、中央値が 16 週、プラセボ群で 11 週）。新規感染の発生率は、プラセボ群で、42.3％（95％ CI、31.9 ～ 53.4％）、BCG ワクチン接種群で、25.0％（95％ CI、16.4 ～ 36.16％）で、防御のほとんどは、ウイルス由来と思われる呼吸器感染に対するものであった（ハザード比、0.21、

130

p=0.013)。因みに、この結果は、インドネシアや日本でのなされた BCG 研究で呼吸器感染を 70-80%減少させたとの結果とも合致している。副作用の発生率の差異は両群でなかった。主たる複合的評価項目の年間当りの感染患者に関しても、プラセボ群で 100 人当り 57.7 人、BCG ワクチン接種群で 100 人当り 33.3 人（p=0.003 と、BCG ワクチン接種の効果が見られた。

　結論として、本研究から、BCG ワクチン接種は安全で、高齢者への接種でも感染防御効果が認められた。但し、COVID-19 を含めた呼吸器感染に対する防御効果を評価するために、大規模ランダム化臨床試験が必要である。

5.7.2 MMR ワクチン

　MMR ワクチンとは、麻しん（Measles）、おたふくかぜ（Mumps）と風しん（Rubella）の予防生ワクチンを混合したものである。MMR ワクチンは北米、南米、ヨーロッパ、オーストラリア、台湾、香港、韓国、シンガポールで乳幼児に定期接種として普通に使用されているワクチンであるが、日本では。日本国内では未承認ワクチンとなっている。

　医薬品医療機器レギュラトリーサイエンス財団の土井脩氏は、MMR ワクチン副作用問題の中で、MMR ワクチンが現在未承認となっている経緯を説明している（5904）。

　日本では、MMR ワクチンの接種が始まった 1989 〜 1993 年にかけて、ワクチン接種した子供たちに、発熱、嘔吐、痙攣等を伴う無菌性髄膜炎が発生した。1989 年 10 月に、厚生省は、無菌性髄膜炎の発症率は数千人から 3 万人接種当り 1 人であると報告した。1990 年 1 月に厚生省は、ワクチンの副反応に関して、「接種後 2 週間前後に、おたふくかぜワクチンに由来すると疑われる無菌性髄膜炎が、数千人接種当り 1 人程度発生するとの報告がある」との記載を追記した。そして、その後、厚労省は、1993 年 4 月に、MMR ワクチンの接種を当分見合わせることを決定して、MMR ワクチンは日本から事実上なくなったとの説明している。従って、日本では、おたふくかぜを除いた、麻しん（はしか）、風しんを予防するワクチン MR ワクチンが使用されている。

　ルイジアナ州立大学歯学部の Fidel 氏らは、COVID-19 とは関係のない、生ワクチンが COVID-19 感染に伴う敗血症性炎症を抑える予防的手段となるであ

ろうかとの論文を発表した（5905）。

　通常子供時代に接種される弱毒化生ワクチンの使用が、そのワクチンとは無関係の感染による死亡率や入院を低下させることなどの非特異的な恩恵効果もあることがたくさん報告されている。Fidel 氏らは、MMR 等の弱毒化生ワクチンが、COVID-19 感染に伴う病理的炎症や敗血症に対する予防的手段として使用出来るかどうかの根拠を探した。

　弱毒化生ワクチンは、骨髄の白血球前駆細胞を訓練してより広範な感染性傷害に対してより効果的に機能できる、訓練生得免疫で表される非特異的な効果を誘導できることが提唱されてきた。この考えを支持する実験として、Fidel らは、弱毒化生真菌株によるワクチンが、致死的な多菌性敗血症に対する訓練生得的防御能を誘導することを証明した。この防御は長期間生存する骨髄由来サプレッサー細胞により介在されていて、いくつかの実験的モデルで敗血症炎症及び死亡率を阻害することが報告されてきた。

　これらの考えの基で、BCG（弱毒化生結核ワクチン）により、ハイリスクの医療従事者が COVID-19 に対する恩恵的な獲得生得免疫が誘導されるのかどうかに関する検討が、少なくとも 6 つの臨床試験（欧州、オーストラリア及び米国）でなされている。

　BCG ワクチンに関して懸念されることは、抗体陽転で、現在、米国で使用されている結核診断検査の基礎となっている。従って、米国では、BCG ワクチンが実施されていないのである。従って、Fidel らは、弱毒化生 MMR ワクチンの使用を提案して、ヒトでの恩恵的な非特異的効果に関連していることがわかった。

　米国 CDC によれば、MMR などの弱毒化生ワクチンの成人への接種に対する禁忌は、ワクチンを受けるものが、免疫応答性があり、妊娠していなくて、ワクチンに対するアレルギー反応がなければ、ほとんどない。事実、MMR ワクチンは、医療従事者のようなハイリスク成人や子供の時にワクチンを受けなかった 1957 年以前に生まれた人には推奨されている。子供時代に MMR ワクチンを受けた成人は、対象ウイルスに対する抗体価は依然持っているようであるが、短い期間しか持続しない訓練生得免疫はないように思える。

　セオドア・ルーズベルト空母に 4800 人が乗船していたが、2020 年 4 月 29 日現在で、955 人の乗組員が COVID-19 の検査陽性で、軽度の症状が見ら

れたが、入院した人は、１人のみ（死亡）であった。これは、全ての米国海軍新兵は、MMR ワクチンが接種されていたという事実の結果だったとも考えられる。

　歴史的に、季節性インフルエンザ、SARS 及び MERS の他のウイルス性呼吸器流行及びパンデミックを見てみると、驚くべきことに、子供と成人との間の死亡率に関して、劇的な差異がある。子供は、インフルエンザに非常に感受性が高く、米国 CDC の推計によると、５歳以下の子供がインフルエンザ関連で入院する数は米国で 7,000 人から 26,000 人である。そして、過去５年間でおおよそ 600 人死亡している。他方、SARS（2003 年）や MERS（2012 年）のアウトブレイクの期間に感染した子供は、非常に少ない。これは、インフルエンザとコロナウイルス感染間の死亡者の進展、病理及び原因の差異によるのかもしれない。季節性インフルエンザでは、死亡率は、概して、細菌性肺炎による感染等の二次性感染や慢性的基礎疾患の悪化の結果である。SARS や MERS では、死亡率は、ウイルスにより誘導される重度の肺炎症及び敗血症の結果であり、最終的に臓器不全に至ることになる。

　子供が敗血症を引き起こすウイルス感染に対して防御されている理由の一つとして、弱毒化生ワクチン（MMR、ロタウイルス、天然痘、水痘、BCG）接種が、より最近で、もっと頻繁に暴露されているからかもしれない。

5.7.3 日本脳炎ワクチン

　東京・江戸川病院の加藤正二郎らは、一部の国で COVID-19 の低い死亡率は、脳炎ワクチンで誘導された交差防御のためかもしれないとの論文を発表した（5906）。

　2020 年 4 月 20 日時点での欧州 CDC の報告データを利用して、COVID-19 の死亡率の計算をした。この時点での世界の感染状況は、210 か国、感染者数 2,314,621 人である。

　この時点での死亡者数は、アフリカのアルジェリア 375 人、エジプト 239 人、モロッコ 141 人、南アフリカ 54 人、そして、カメルーン 42 人、アジアのイラン 5,118 人、中国 4,636 人、トルコ 2,017 人、インドネシア 582 人、インド 543 人、米国 40,682 人、ブラジル 2,462 人、カナダ 1,580 人、メキシコ 686 人、そしてエクアドル 474 人、欧州のイタリア 23,660 人、ス

ペイン 20,453 人、フランス 19,718 人、英国 16,060 人、そしてベルギー 5,683 人、オセアニアのオーストラリア 70 人、ニュージーランド 12 人、グアム 5 人、そして北マリアナ諸島 2 人であった。

　脳炎ワクチンが重要なパラメーターのように思え、詳細を検討した。イタリアでの死亡者数は非常に多いが、脳炎ワクチン接種が国家免疫スケジュールに組み込まれている隣国のオーストリアでは、452 人のみである。

　ウイルス誘導脳炎は、4 種の異なるウイルスと関連している。

1）アルボウイルス（日本脳炎「JE：Japanese Encephalitis」、West Nile ウイルス脳炎など）

2）エンテロウイルス（コクサッキーウイルス、ポリオウイルスなど）

3）ヘルペスウイルス

4）他のウイルス（はしか、風疹、おたふくかぜなどで、二次性の脳炎を引き起こす）

　これらの中で、JE が世界中で、ウイルス性脳炎の死因第一位で、年間推定 50,000 症例、15,000 人の死亡である。JE は、フラビウイルス属のメンバーで、デング熱、黄熱及び West Nile ウイルスも含まれ、アカイエカにより伝染する。北ヨーロッパおよび北アジアで、脳炎を引き起こすフラビウイルスは、進化して、ウイルスの運び屋として、より涼しい気候でたくさんいるダニを利用している。それゆえに、フラビウイルスによる脳炎をダニ媒介脳炎と呼ばれている。

　コロナウイルスは、主に呼吸器病原体として認識されているが、脳炎誘導感染性因子でもある。特に、コロナウイルス 229E、OC43 と SARS-CoV-1 は、神経侵入性性質を持ち、それらのウイルス RNA は、ヒトの脳で検出されている。これらのウイルスは、嗅球を通って、脳にアクセスして、ニューロン細胞に感染して致死的な疾患を誘発する。

　不活化 JE ワクチン（INV）及び弱毒生ワクチン（LAV）は、デング熱ウイルスに対して交差防御を与える交差免疫応答を誘導する。SARS-CoV-2 の神経侵入性性質が、COVID-19 患者の呼吸不全の根底にあるのかもしれない。さらに、髄膜炎症例が、日本で COVID-19 に帰因された。

　JE 免疫は、広く使用されているか、国家的ワクチンプログラムに含まれているかの国、例えば、日本、ラオス、マレーシア、ネパール、韓国、タイ、スリランカ及びベトナムの国々を調べた。これら全ての国では、COVID-19 による死

亡率は、JE を免疫していない国と比べて、非常に低かった。COVID-19 の震源地であった中国では、JE ワクチンが国家的免疫スケジュールに含まれていて、致死率は、2.3%であった。そしえ、JE ワクチンをルーチン的に接種されていないイタリアでは、7.3%であった。

5.8　動物・ペット

5.8.1　ミンク

　ミンクは、食肉目イタチ科ミンク属に分類される哺乳類で、別名アメリカミンク、北アメリカ原産で、世界各地で毛皮動物として利用されている。そのミンクが、世界的に COVID-19 パンデミックの影響を受けている。2020 年 4 月、SARS-CoV-2 ウイルスのミンクへの感染がオランダで報告され、引き続いて、ミンク農場の作業員への感染も報告され、ヒトからミンク、そして、ミンクからヒトへの感染が明らかとなった。その後、ミンクへの感染は、デンマーク、イタリア、スペイン、スウェーデン、そして米国で報告された。欧州地域におけるミンク毛皮の生産量（2019 年）は、デンマークが最高で、次いで、ポーランド、オランダ、リトアニア、ギリシアの順になっている。

　米国 Science 誌のスタッフライターである Martin Enserink 氏は、COVID-19 パンデミックの悲しい小事件として、2020 年 6 月 9 日号に、「新型コロナウイルスがオランダのミンク農場で猛威を振るっている」との記事を掲載した（51001）。

　6 月 6 日、オランダ当局は、ほとんどがわずか何週間か前に生まれたばかりの何万頭ものミンクを毒ガスで殺傷し始めた。SARS-CoV-2 が、毛皮用に飼育していた農場を襲い、そして、オランダ政府は感染したミンクが人への新たなアウトブレイクの原因となるウイルスの貯蔵庫になるのではないかと心配したからである。

　ミンクでのアウトブレイクは、人のパンデミックからの"飛び火した物（spillover）"である。人獣共通感染症の逆のバージョンで、オランダの科学者に、ウイルスが種間でどのように飛び移るのか、そして、大きな動物集団を通してどのように拡大するのかを研究するユニークな機会を与えることになった。しかしながら、これらは、公衆衛生問題でもある。遺伝的及び疫学的追跡により、

少なくとも 2 人の農場作業者が、ミンクからウイルスに感染したことが明らか
となり、動物からの感染事例としては、世界で初めての事例となった。確かに、
SARS-CoV-2 は、他の動物、ネコ、イヌ、トラ、ハムスター、フェレットそし
てサルに感染することができるが、これらの種からヒトへ逆に感染するケースは
なかった。（このウイルスは、もともとは、未だ同定されていない動物種からヒ
トに感染したものではあるが。）

　最初のミンク農場でのアウトブレイクは、4 月 23 日と 25 日、それぞれ、
12,000 頭、7,500 頭を飼育していた農場であった。多くのミンクが普通よ
りもより多く死んでいて、一部のミンクは、鼻水または呼吸困難の症状を呈し
ていた。6 月 9 日時点で、オランダの 130 のミンク農場の 12 箇所が SARS-
CoV-2 に襲われた。ミンクは別々のケージに入れられていたが、感染拡大が起
こった。科学者は、飼料か寝床、または糞便を含んだゴミからの感染性小滴を介
して伝播したのではないかと思っている。ミンクはフェレットに近縁であるので、
感染し易くても不思議ではなく、ミンクとフェレットは両方ともヒトインフルエ
ンザウイルスに感染することができる。ヒト同様に、感染したミンクは症状がな
く、肺炎を含めて重度の症状に発展することもない。ある農場での致死率は、無
視できる程度で、他の農場でもせいぜい 10％である。野生化したネコが農場を
うろうろしていて、ミンクの飼料を盗み取って、同様に感染したこともわかった。
この時点では、世界で最大のミンク飼育をしているデンマークでのミンクの感染
事例の報告はなかった。

　その後、同じく、米国 Science 誌に、ライターの Eli Cahan 氏が、8 月 18
日号で、「欧州で猛威を振るった後、COVID-19 が、米国でもミンク農場を攻撃
した」との記事を掲載した（51002）。

　この時点では、デンマーク、オランダ及びスペインも含めて、ミンクの感染事
例が報告されている。米国ユタ州の農家が、一連のミンクの死亡を報告してから
約 10 日後に、米国農務省は、SARS-CoV-2 ウイルスが、いたちのような哺乳
動物に感染したことを確認した。

　ユタ州でのこのトラブルは、2020 年 8 月 6 日に始まり、米国の農業食料
部門の広報部員の Brade Jones が言うには、「これほどの多数の死亡は今ま
でなかったこと」であった。ユタ州立大学の獣医病理学者の Tom Baldwin が、

感染したミンクを解剖して調べた結果、肺は、肺炎の全ての症状を呈していたが、ミンクでの典型的な肺炎像ではなかった。この肺炎像は、欧州の剖検から得られた像とほぼ同一であった。8月14日、この動物の感染は、米国農務省の国立獣医サービス研究所等により、COVID-19ウイルスであることが確認された。米国農務省によれば、米国では、年間、250万以上の生皮を大量生産していて、ユタ州が年間55万以上（米国で2番目の規模）の生皮を加工している。

　2020年11月5日、デンマークの環境食料省が、デンマークの全てのミンク（約1700万匹）をCOVID-19のため、殺処分しなければならないと発表した（51003）。デンマークの人口は580万人であるから、その約3倍のミンクである。デンマークは、世界で最大のミンク生産国であり、全体の40%を占めるとされている。時折、ミンクが人に感染し、そして、この現象は、オランダとデンマークの両方で記録された。

　2020年6月中旬、北ユトランドの最初のミンク農場がCOVID-19に感染していることがわかった。そして、11月4日、ウイルスは、ユトランド全体の207の農場に拡散伝播した。デンマーク保健当局はデンマークのミンクで種々の変異をこれまでに見いだしており、デンマーク政府は、全ての感染したミンク群及び半径7.8km以内のミンク群の殺処分を決定した。デンマーク政府は北ユトランドの5つのミンク農場からの検査及び12人の検査で1つの変異を検出した。そして、その検査は、見込みのあるワクチンがこの変異したウイルスに対して有効に作用しないだろうことを示した。同時に、ミンク農場は、いくつかの新規なウイルス変異のリスクを増加させる巨大なウイルスの貯蔵庫となっていた。

　オランダのErasmus MCのBas B. Oude Munninkらは、「ミンク農場でのSARS-CoV-2のヒトとミンク間及びミンクからヒトへの感染伝播」と題する論文を発表した（51004）。

　動物実験からは、SARS-CoV-2が非ヒト霊長類、ネコ、フェレット、ハムスター、ウサギ、そしてコウモリに感染することができることがわかっている。フィールドでは、ネコ科、ミンクそしてイヌで、SARS-CoV-2 RNAが検出されている。オランダでは、最初、2つのミンク農場で、4月23日、4月25日に、SARS-CoV-2が検出された。その後も感染拡大が続き、本研究では、16箇所

のSARS-CoV-2感染ミンク農場に関して、感染の詳細を解析した。

　16のミンク農場のオーナー及び従業員、全部で97人の血清検査（抗体検査）及び/またはPCR検査を行った。上気道検体88検体のうち、43検体（49％）がRT-PCR陽性、そして、75血清検体のうち、38検体（51％）が、SARS-CoV-2特異的抗体陽性の結果であった。全体で、97人の検査を行った結果、66人（68％）がSARS-CoV-2感染をしていたことになる。ミンク農場従業員または濃厚接触者からの全部で18人の遺伝子配列を、7つの異なる農場から取得した。ほとんどの場合、これらのヒトの配列は、同じ農場からのミンクの配列とほぼ同一であった。

　農場の従業員または濃厚接触者で68％のヒトがミンクからのSARS-CoV-2感染を受けていたので、SARS-CoV-2感染ミンクとの接触は、COVID-19に罹患するリスク要因となることが示唆された。遺伝子の弛緩で、ウリジン（U）からシチジン（C）への置換に比べて、CからUへの置換が8倍増加していることが報告されていて、このことは、宿主適合を示唆している。本ミンク研究では、UからCへの置換に比べて、CからUへの置換が3.5倍増加していることがわかった。ヒト集団では、SARS-CoV-2の置換率は、現在は、1.16*10-3置換/部位/年と推定されているので、2週間に1つの置換が起こることに相当する。このことが意味するのは、ウイルスは既にミンク農場にある時間蔓延していたことである。

　デンマークでのミンクの遺伝子変異解析に関しては、デンマークの政府機関であるStatens血清研究所（SSI）が、2020年11月10日、オンライン上で発表している（51005）。

　動物への感染流出が起こると、ウイルスは新しい宿主に適合しようとして変異を引き起こすことになるが、このことが、ミンクで生じた。スパイクタンパク質で4つの置換及び1つの欠失が見つかった。Y453F変異を含む臨床分離株は、デンマークで優勢を占める未変異/野生株と同等の効率性で複製増殖する。これとは異なり、4つの変異をもつΔFVI株は、野生株や他の変異株よりもゆっくりと増殖する。

　次に、これらの変異ウイルスは、SARS-CoV-2感染またはワクチン接種で誘導される抗体タンパク質の認識能力を減弱させてしまうのかどうかの問題が残

る。残念ながら、実際、回復者血漿を用いて実験を行った結果、Δ FVI 変異株
の場合、中和力価が高い回復者血漿検体では、おおきな影響はなかったが、中和
力価が低いまたは中程度の回復者血漿検体では、約４倍程度、中和活性の低下
が認められた。即ち、COVID-19 患者の回復者血漿が、このΔ FVI 変異株を野
生株と同程度に効率的に中和することができなかった。多くの現在のワクチン
開発はこのスパイクタンパク質に対する免疫誘導を引き起こすようにしているの
で、これらのワクチンが、Δ FVI 変異株に対して作用しないのではないかとの
懸念が残る。そして、実際、デンマークでは、12 人にこのΔ FVI 変異株が検出
されている。

　ECDC（欧州疾病予防管理センター）は、2020 年 11 月 12 日、「ミンクに
関連した新規な SARS-CoV-2 変異の検出」と題した緊急報告を発出した。

　2020 年 11 月 5 日時点で、ミンクに関連した、スパイクタンパク質に
Y453E 変異を持っている SARS-CoV-2（以降、ミンク変異株という）に感染
したヒト COVID-19 は、214 例報告されている。デンマークで、6 月 8 日か
ら 10 月 18 日までに配列解析されたヒト検体 5102 例の 4.2%に当たる。こ
の期間は、デンマーク北西部の多くのミンク農場での流行が報告されていた時期
である。5,102 例は、デンマークで症例報告された全症例 37,967 例の 13%
に当たる。ミンク変異株に感染を受けたヒト 214 症例のうち、12 症例が、Δ
FVI 変異株である。このヒト 12 症例は、北ユトランド地域で、8 月と 9 月に
報告されたものである。これらの知見は、予備的ではあるが、デンマーク政府は
非常に重大な問題であると捉えていて、残りの 1200 万匹のミンクの殺処分の
命令を検討している。

　この見解に対して、Nature 誌（2020 年 11 月 19 日号）で、ライターの
Smriti Mallapaty が、「COVID ミンクの解析結果は、変異が危険ではないこ
とを示している」と題した記事を配信した（51006）。この記事の中で、英国
Oxford 大学のウイルス学者、Astrid Iversen の言葉を紹介している。「現時点
で知られているミンクに関連する変異は、急激な感染拡散にも関連しないし、罹
患率や死亡率における何らの変化も来たしていない。3 つの置換と 1 つの欠失
を含む遺伝子変異がある "クラスター 5" は、ヒトにおいては、"行き止まり"
であるように思える。なぜなら、この変異種は、広範に感染拡大せず、精力的な

配列解析とデータ共有を図ったにも関わらず、2020 年 9 月以来、検出されて
いないからである」と述べている。

第 6 章
起源に関して

6.1　米国マッコール議員報告書

　米国下院外交委員会のマイケル・マッコール筆頭議員（共和党）は、2020年 6 月 12 日付けの「COVID-19 パンデミックの起源、中国共産党と世界保健機構（WHO）の役割を含めて」と題した、第 116 回アメリカ合衆国議会への中間報告書を公開した（6001）。

6.1.1 起源に関する時系列的事象

1)2019 年 11 月初旬〜中旬のある時点：中国・武漢市で新型コロナウイルスが初めてヒトに感染したとされている。

2) 米国国家情報長官室によれば、情報コミュニティは、「そのウイルスは自然発生で、遺伝的に改変されたものではない」との科学会でのコンセンサスを、共有している。

3)2019 年 11 月 17 日：中国当局が、最も早い症例を同定した日で、続く数週間で、毎日、1 〜 5 件の新しい感染症例が見つかった。

4)2019 年 12 月 16 日：65 歳の男性が、武漢の病院に、発熱及び両肺への感染で入院。抗生物質と抗インフルエンザ薬で治療したが、改善しなかった。後で判明したが、この男性は、華南海鮮卸市場で働いていた。この市場では、75種の生きたものや死んだものの 120 の野生動物を売っていた。これらの中には、ジャコウネコ、ラクダ、そして、恐らく、センザンコウもあり、それらの全ては、種々のコロナウイルスを保持している可能性がある。

5) 続く数週間に渡って、武漢中の病院から不思議な病気が何十件も報告された。

6)2019 年 12 月 20 日：華南海鮮卸市場での濃厚接触者である家族も含めて、60 人がそのウイルスに感染した。濃厚接触者である家族は、直接、市場には行っ

ていないので、ヒト−ヒト感染の早期のサインであった。

7)2019年12月25日：武漢の2つの異なる病院の医療スタッフが、ウイルスに感染して隔離された。これが、ヒト−ヒト感染の2番目の明確な早期のサインであった。

8)2019年12月27日：武漢の病院及び衛生健康職員は、患者の検体を検査した地方のラボから、「その疾患は、SARS-CoVと遺伝子的に87%相同な新型コロナウイルスで引き起こされた」との報告を受けた。この日に、湖北省の統合漢方及び西洋医学病院は、この情報を中国CDCの地方支局に提供した。この時点で、180人がウイルスを保持していたと思われた。

9)2019年12月30日：武漢セントラル病院の緊急部門のAi Fen（艾芬）医師は、ラボの検査結果を受けとり、彼女の監督者にアラートを発し、そして、そのメッセージは、武漢セントラル病院の他の医師である李文亮医師にも伝わり、彼は、WeChatで、「SARSの7症例が確定された」と以前のクラスメート100人以上に警告した。

10)2020年12月31日：、非定型肺炎症例のアウトブレイクに関する中国メディアのレポートがオンライン上に現れるようになった。

11)2020年1月1日：中国共産党職員は、華南海鮮卸市場を閉鎖して消毒するように命じた。そして、この流行の起源に関する洞察を提供するであろうであった法廷証拠を破壊するように命じた。湖北省の衛生健康委員会の担当官は、遺伝子配列解析会社及びラボに検査の中止と患者検体の破棄を命じた。

12)2020年1月2日：武漢ウイルス研究所（WIV）の科学者は、SARS-CoV-2の遺伝子地図を完成させたが、そのデータを公表せず、WHOに報告もしなかった。

13)2020年1月3日：国家衛生健康委員会は、湖北省の衛生健康委員会が制定したものと同様な内容で、ウイルスの検体を破壊するように要請した命令を国全体に通知した。中国共産党は、その命令発出に関して、2020年3月15日まで、認めることを拒絶した。

14)2020年1月4日：WHOは、1月4日まで、武漢での流行を公表しなかった。香港大学のHo Pak-leung医師が、ヒト−ヒト感染が非常にあり得ることを、公的に警告した。そして、来る春節には、爆発的な症例が発生するであろうと警

告した。

15)2020 年 1 月 5 日：中国・上海の研究所は、2 番目の研究所となるが、「SARS-CoV-2 の遺伝子のマッピングを完全に行い、SARS-CoV との類似性を示した」ことを中国国家衛生健康委員会に通知した。これで 2 度目となるが、中国共産党は、「中国の研究者がウイルスを同定し、ゲノム配列解析し、そして、その遺伝子構造が 2003 年の SARS パンデミックの原因であるウイルスに遺伝子的に似ていること」を WHO に通知しなかった。

16)2020 年 1 月 6 日：米国 CDC は、中国共産党と何度もコンタクトを取り、専門家チームを派遣して中国の対応に協力することを申し出たが、中国共産党は、そのチームが中国に入国することを拒否した。

17)2020 年 1 月 7 日：中国共産党総書記・国家主席習近平氏は、報道によると、高官にこの流行を抑えるように命令した。

18)2020 年 1 月 9 日：中国共産党は、公式的に、この流行の原因は、新型コロナウイルスであることを認めた。但し、この新種のウイルスは、ヒトによって容易に拡散すると言う証拠はなく、いかなる死亡との関連性はないと主張した。この声明は、武漢の病院の職員が中国共産党衛生健康当局に、この流行の原因であるウイルスは、SARS-CoV に遺伝子的に類似のコロナウイルスであると通知してから、13 日後であった。

19)2020 年 1 月 11 日：この流行に関連した最初の死亡が、中国国家メディアで報告された。中国全土で旅行者が、恒例の春節の移動シーズンで、動き始めた時であった。中国共産党が、1 月 5 日の上海の研究所からの警告に対する対応に何らのアクションもしないことに業を煮やして、上海公共衛生臨床センターの Zhang Yongzhen 教授は virological.org と GenBank に、彼の研究室で解析した SARS-CoV-2 のゲノム配列データを公開した。数時間後、中国共産党の国家衛生健康委員会は、WHO にウイルスゲノム配列を提供すると声明を出した。

20)2020 年 1 月 12 日：中国共産党は、上海の研究所を"調整 ratification"のために、閉鎖した。その間に、武漢ウイルス研究所は、10 日前に、即ち 1 月 2 日に既に完了しているウイルスの完全なゲノム配列をオンライン上で公開した。そして、中国共産党は WHO にそれを提供した。Zhang 教授のオンライン

での公開が、中国共産党にウイルス遺伝子配列を世界で共有するように押しつけたように思えた。

21)2020年1月13日：中国以外で初めて、タイでCOVID-19症例が報告された。

22)2020年1月14日：WHOの新興感染症ユニットのチーフが、限定的なヒトーヒト感染はあるが、継続的なヒトーヒト感染はないことは、現時点で明確であると述べた。同日に、中国共産党の高官のテレコンファランスが開かれ、習近平主席、李克強首相、孫春蘭副首相らが参加した。中国共産党の内部文書によると、国家衛生健康委員会主任の馬暁偉医師は、「タイの症例確認もあり、状況は、著しく変化した」と、指導部に報告した。

23)2020年1月17日：武漢と湖北省の年次会議が終了した後に、1月5日以来続いている、最初の新しい症例が発表された。この政治的行事は、1月6日に始まり、この政治日程に影響を与えるのを防ぐために、感染の症例発表を中止していたと思われる。

24)2020年1月18日：この公衆衛生の情報を発表しない間に、武漢市全体で開催された食べ物持参の食事会に40000家族が参加していた。

25)2020年1月20日：パンデミックの可能性を警告された6日後に、習近平主席は、やっと、強力な対応を鼓舞すべき公式的な声明を出した。この声明が、国家衛生健康委員会が、ヒトーヒト感染が起こったことを正式に発表する、初めての声明でもあった。但し、地方の衛生健康職員から中国共産党への警告は1ヶ月も前に出されていた。

26)2020年1月21日：米国で、初めてのCOVID-19症例が確認された。

27)2020年1月20日、21日：中国及び西太平洋地方事務所からのWHO専門家の代表団が、武漢での現場任務を実行した。そして、22日の報告書は、ヒトーヒト感染の証拠はあると譲歩したが、更なる解析が必要であると注意を喚起した。

28)2020年1月22日：WHOのテドロス事務局長は、WHOの緊急委員会の最初の会合を召集した。議論の2日後に、国際的に懸念される公衆衛生上の緊急事態　（PHEIC：Public Health Emergency of International Concern)を宣言すべきかどうかに関して、委員会は、分裂したので、決定は、テドロス事

務局長に委任され、テドロス事務局長は、「これは中国での緊急事態ではあるが、グローバルな健康緊急事態とはなっていない」と述べて、PHEIC の宣言は行わない決断を下した。

29)2020 年 1 月 22 日：テドロス事務局長は、PHEIC 宣言はしないといったが、中国共産党は、武漢の市全体に、全ての公共交通機関の停止を含む隔離を実施した。その時には、既に、推定 5 百万人が武漢を離れていた。

30)2020 年 1 月 28 日：テドロス事務局長は、WHO のミッションの一部として、北京に移動して、中国共産党のこの流行に対する対策を賞賛した。ウイルスのデータ及び遺伝子配列の共有化も含めて、かれらが示した透明性を引用しながら、賞賛した。

31)2020 年 1 月 30 日：テドロス事務局長は、緊急会議を再招集し、委員会の推奨にもとづき、PHEIC を宣言した。この宣言時点で、中国以外で 18 カ国、83 症例を含めて、ほぼ 10000 人の COVID-19 確定症例であった。3 カ国は、国境内で、ヒトーヒト感染を既に確定した。同日、米国で、ヒトーヒト感染に関する最初の症例が確定された。

32)2020 年 3 月 11 日：テドロス事務局長は、この日まで、パンデミックの宣言は行わなかった。

6.1.2 中国共産党の情報隠蔽

　上述したように、パンデミックの初期の段階から、中国共産党は、何度も、ウイルスに関する重要な情報の隠蔽を図った。要約すると、

1) 中国共産党は、国内での新規の疾患の発生に関して、WHO に通知をしなかった。

2) 中国共産党は、WHO の SARS の定義に合致する症例であるにも関わらず、繰り返し、WHO に通知しなかった。

3) 武漢ウイルス研究所による SARS-CoV-2 の完全な遺伝子マッピングを直ぐに公表しないとの決定

4)SARS-CoV-2 のゲノム情報を公開した上海のラボの閉鎖

5)2020 年 1 月 6 ～ 17 日の間の中国共産党の政治集会で、新規の症例に関する発表をしなかった

6) ヒトーヒト感染の証拠を提供した医者からの報告の隠蔽

7) 1月の6日間の秘密の対応、この期間は、習近平主席及び共産党高官は、ヒトーヒト感染が起こり、パンデミックになりそうであるという情報を秘匿した。

　米国のトランプ政権は、2020年7月6日付けで、WHOから2021年7月6日に脱退すると国連に正式に通知した。

6.2　中国：蝙蝠女侠（コウモリ女）石正麗（Shi Zhengli）が 固い口を開いた

　武漢ウイルス研究所で、コウモリ関連のコロナウイルス研究を長年続けてきたコウモリコロナウイルス研究の第一人者である石正麗氏に関して、米国Science誌のスタッフライターであるJon Cohen氏が詳細を述べている（6002）。

　石氏は、新型コロナウイルスが発生してから固く口を閉ざし、その詳細を明らかにしてこなかったが、とうとう、2020年7月15日、Science誌社のウイルスの起源及び武漢ウイルス研究所（WIV）での研究に関する文書による一連の質問に対する回答を電子メールにて送り返した。この回答の中で、懸案のウイルスは、WIVから漏れ出したのでではないかとの憶測に対しては反論した。2019年末に、彼女らは、由来のわからない肺炎患者からの検体でそのウイルスを発見した。これ以前には、彼女らは、このウイルスに接触したこともないし、研究したこともないし、さらに、その存在すらも知らなかったと述べている。

　米国トランプ大統領がSARS-CoV-2がWIVから漏れ出したと主張していることは、事実とは全く異なり、彼女らの学術的研究及び個人的生活をも脅かすので、トランプ大統領は彼女らに謝罪の責任があると述べている。

　石氏らは、今まで15年間以上にわたり、コウモリコロナウイルスを研究してきて、2000以上のウイルスを検出してきて、そのうちの一つが、今、懸案のSARS-CoV-2と遺伝子レベルで96.5％の相同性を示していた。研究室の全てのスタッフと学生に対してSARS-CoV-2の検査を行ったが、全て検査陰性であり、彼女らのグループの感染した誰かがこのパンデミックの引き金になったとのことに対する反論となっている。

　石氏は、中国湖南省で生まれ、武漢大学と武漢ウイルス研究所で研究をした。そして、フランスの Montpeller 第 2 大学で学位を取得した。2000 年に WIV に戻り、最初は、エビとカニのウイルスの研究を行っていたが、2005 年に Science 誌に掲載した論文、「コウモリがジャコウネコからヒトに飛び移った致死的なウイルス（2003 年の SARS であるが）に非常に近いコロナウイルスを宿している」との証拠を示す論文が、石氏にとって、彼女の経歴における転換点となった。

　2019 年 12 月 30 日、石氏の研究室が初めて患者検体を受けとった日であるが、この日から、彼女の研究室は、パンデミックに突入していった。その後、間もなくして、疑念や噂が起こった。

　石氏の回答では、WIV は、何年にもわたり、何百ものコウモリコロナウイルスを同定してきたが、SARS-CoV-2 に近縁のものは全くなかった。多くの疑念は、SARS-CoV-2 に非常に類似の RaTG13 に集中しているが、この 2 つのウイルスの遺伝子配列の差異が示唆するのは、共通の祖先から、20 年から 70 年前にどこかで、分岐したことである。そして、彼女の研究室では、決して、コウモリのウイルスを培養したことがないので、漏れ出すというアクシデントが、起こりようがないと言っている。

　ある懸念は、ネーミングの不整合性にもある。2016 年、石氏は、彼女が 4991 と称したコウモリコロナウイルスの部分的配列を記述した。この一部分のゲノム配列が正確に RaTG13 に一致していたので、ある人々には、石氏が 4991 の全配列を決して明らかにしなかったのは、それが、実際、SARS-CoV-2 であるからであったとの疑念を抱かせた。彼女の説明によれば、4991 と RaTG13 は、一つで、同じものである。もともとの名称は、コウモリそのものに対してであり、そして、ウイルスの全配列を決定したとき、彼女らのチームは、RaTG13 という名称に切替えた。"TG" は、彼女らがコウモリを捕らえた雲南省の Tongguan をあらわし、"13" は、コウモリを発見した 2013 年に由来している。彼女は、潔白の証明として、WIV は、厳密なバイオセーフティ規則に合致して運営されていて、政府主導の第三者機関による定期的な査察にも対応していると述べている。さらにスタッフや学生の SARS-CoV-2 または関連ウイルスの抗体検査で陰性であった。確かに厳密なバイオセーフティ規則に従って

いるとはいえ、SARS の時は、2003 年に世界的なアウトブレイクが封じ込められた後に、いくつかの研究室から拡散したことがあったのも事実である。

　2020 年 2 月 24 日、中国は、新型コロナウイルス流行の原因となったと見られている野生動物の取引および消費の即時かつ全面禁止を宣言した。

　過去 30 年の間に、新型コロナウイルス以外に、コウモリ由来のウイルスで引き起こされる流行病が、6 つあった。Hendra、Nipah、Marburg、SARS-CoV、MERS-CoV、そして Ebola である。動物それ自体が問題ではなく、実際、コウモリは、昆虫や受粉植物を食べることにより、生物多様性及び生態系保全を促進している。問題は、われわれ人間がそれに接触するときに生じることである。

6.3　WHO による起源に関する調査の行方

　米国 Time 誌は、2020 年 7 月 10 日付けで、WHO の専門家が、中国・北京市で、7 月 11 日及び 12 日の 2 日間を費やして、COVID-19 パンデミックの起源を調査するためのより大きなミッションのための下準備をするであろうと報じた（6004）。

　動物健康専門家 1 人と疫学者 1 人が、中国の科学者と会合を行い、ウイルスが動物からヒトにどのようにして飛び移ったかを調べる WHO 主導の国際的ミッションのための「参照の範囲及び条件」を決めると、当局は言っている。

　WHO のミッションは、国連母体に対してトップの基金者である米国と、政治的に微妙な状態にあり、米国は、WHO 当局がそのアウトブレイクの処置を誤り、そして、中国よりであるとの主張をしつつ、WHO からの脱退の方向に向かって、最終的に脱退した。

　米国のポンペオ国務長官は、7 月 15 日の記者会見で、WHO による中国での新型コロナウイルスの感染源に関する調査は「完全なまやかしになる」との見解を示した（読売新聞 2020 年 7 月 16 日）。さらに、「中国はウイルスのサンプルを破壊し、ウイルスについて語ろうとする記者や医師の口を封じた」とも非難した。

6.4　シンガポール：コウモリ男（Linfa Wang）の COVID-19 との戦い

　シンガポール・デューク -NUS 医科大学の Linfa Wang は、新興ウイル

スに関する世界的な権威の一人であるが、米国 Science 誌のライター Kai Kuperschmidt 氏が、彼の COVID-19 との戦いぶりに関する記事を、2020 年 10 月 2 日に、配信した（6005）。

　まったく偶然に、Linfa Wang は、2020 年 1 月、共同研究者を訪ねて、中国の武漢ウイルス研究所にいた。その時は、SARS-CoV-2 に関して、ほとんどの専門家はそれほど恐れもせず、実際、Wang も、研究室の仲間と交流して、毎晩、レストランに出かけていた。1 月 18 日に中国を出国するときに初めて、状況が如何に深刻であるかが理解できた。空港では、シンガポールへの飛行機に搭乗する前に、体温測定が 3 度あり、その 5 日後の 1 月 23 日には、1,100 万人の人口を擁する武漢の封鎖が開始された。

　Wang は、コウモリからヒトへのウイルスの追跡を 20 年以上行っていた。彼が、コウモリ免疫学の分野を切り開き、それを追跡する手段の開発を続けた。彼の子供時代は、中国文化革命時代で、上海で過ごした。その後、米国カリフォルニア大学 Davis 校に留学して分子生物学で学位を取得した。その後、オーストラリアに移った。1994 年、ブリスベーンの郊外の Hendra に出現した新規なウイルスが 14 頭の馬と一人の調教師を殺した。Wang は、遺伝子配列を解析して、後に、Hendra ウイルスと命名し、馬用のワクチン開発を手助けした。このウイルスはコウモリから感染することがわかった。2，3 年後に、Wang は、別の新たなウイルス、Nipah ウイルスもまたコウモリからであることも発見した。

　そして、SARS が出現した。WHO が 2003 年 7 月にその流行が終息したことを宣言した後、Wang を含む 8 人の科学者のミッションが、そのウイルスの中国での起源を調査するために立ち上げられた。Wang は、コウモリがその起源であるとの予感がしたが、そのチームの誰もが懐疑的であった。北京での会合で、武漢ウイルス研究所のトップと会ったとき、そのトップは、彼女の研究所の研究者と共同研究することを助言した。紹介されたその彼女こそ、コウモリ女としてしられることになった Shi Zhengli（石正麗）であった。彼女は、そのとき、魚とエビのウイルスの研究をしていた。彼女が Wang を信じた唯一の研究者で、共同研究を喜んで引き受けた。その後、二人は、キクガシラコウモリが SARS 様コロナウイルスの保有宿主であるとした 2005 年の Science 誌の論文も含

149

めてたくさんの論文の共著者となった。

　Wangは、SARS-CoV-2の起源を研究するために、新規なアッセイ法の開発を行った。ヒト細胞と生きたSARS-CoV-2ウイルスを用いる標準アッセイ法の代わりに、ヒトとウイルスタンパク質を用いるアッセイ法を開発して、高度な安全性が必要なラボの必要がなくなった。検体をACE2受容体で含浸させたプレートで反応させる検査となった。Wangは、この方法を用いて、SARS-CoV-2の中間宿主を同定するために、東南アジアの動物とヒトをスクリーニングしたいと考えている。彼の仕事の原動力となっているのは、どうしてコウモリがという大きな問題である。コウモリは空を飛べる唯一の哺乳動物なので、コウモリは巨大なエネルギーを消費している。このことが、結果的に、コウモリのDNAに損傷を与え、そして、コウモリは、そのDNA損傷に対する免疫応答を抑えることにより、適応したと、Wangは強く主張している。SARS-CoV-2のようなRNAウイルスは、同様な損傷を引き起こすことができるので、結論的に言えば、コウモリは、ある種の平和的な共存の状態で、低いレベルのウイルスに耐えることができる。だから、コウモリが、そのように良好な保有宿主であることになった。これに対する反論もあり、例えば、コウモリは、幅広い領域に広がっているので、他の動物よりもより多くの種類のウイルスに感染することが可能である。そして、多くのコウモリの種において、何百万もの動物が、ねぐらを一緒にして、ウイルスの感染拡大をより容易にさせている。しかしながら、Wangの研究のお陰で、コウモリは重要なウイルスの保有宿主であることは疑いの余地がないことが明らかとなった。

6.5　WHOのSARS-CoV-2起源の調査研究

　2020年11月5日、WHOは、「SARS-CoV-2の起源に関するWHO招集グローバル調査研究：中国パートに対する検討事項」と題した報告書を公開した。

　本報告書は、7月31付けで作成された最終稿で、A4サイズ9ページである。結論的には、「SARS-CoV-2起源の証拠は何も見つからなかった」との内容であった。起源追跡をサポートする現行の知見として、下記の点が記されている。

1）ウイルスは、武漢で最初に報告されてから、驚くべきほど、安定で、種々の国で非常に良く保存された遺伝子配列を有していた。このことは、ウイルスは最

初に発見された瞬間から、すでに、人への感染に非常に適合したものであったことが示唆された。これは、COVID-19 パンデミックの開始から見られた疫学及び感染伝播パターンによっても裏付けられた。

2）遺伝子的に最も近縁のコロナウイルスは、中国雲南省のコウモリの集団から発見された RaTG13 と RmYN02 である。2013 年に同定された RaTG13 は、SARS-CoV-2 と 96.2％の相同性を持ち、RmYN02 は、93.3％の相同性を持っている。しかしながら、約 30,000 のゲノムサイズを持っているが、遺伝的に最も近縁の RaTG13 との遺伝子距離は、約 1,200 ヌクレオチドの差異に相当していて、SARS-CoV-2 とは、距離の離れた祖先のままである。

3）センザンコウで発見されたウイルスは、SARS-CoV-2 と 92.4％との相同性を持っていて、特に、受容体結合ドメイン（RBD）における相同性は、97.4％である。これらのウイルスの進化の可能性も考えられる。

4）しかしながら、現在までに、特定の貯蔵動物の同定には至らず、コウモリの貯蔵庫から中間宿主を通してヒトへの感染経路を証明する証拠は見つかっていない。

5）ネコ、フェレット、ハムスター及びミンクは、特に感染を受けやすいが、ニワトリ、七面鳥、アヒルやウズラなどの動物は感染し難いことがわかっている。全体的に、このウイルスが武漢でどのように、どこで、そしていつ蔓延し始めたかに関しては、現在まで、ほとんど不明であると述べている。

6.6　カンボジアと日本の SARS-CoV-2 起源の調査研究

　新型コロナウイルスパンデミックは、2019 年 12 月 12 日、中国／武漢市で始まり、武漢ウイルス研究所の Peng Zhou らによって、そのウイルスの遺伝子構造が、2020 年 1 月始めには解明され、その新規な遺伝子は、SARS-CoV とは、79.6％の相同性、そして、雲南省のコウモリ（BatCoVRaTG13）から検出された遺伝子とは、96.2％の相同性があることが報告されていた。その後、いくつかの研究が進められ、英国 Nature 誌（2020 年 11 月 23 日）に、Smitri Malapaty 氏が、「パンデミックウイルスと近縁のコロナウイルスがカンボジアと日本で発見された」との見出しで、概要を報告した（6006）。

　これらの発見は、研究室の冷凍庫に保管されていた検体から生まれた。カンボ

ジア北部の洞穴の入り口で 2010 年に捕獲されたコウモリの検体の遺伝子解析を行い、その遺伝子の約 70%部分を解析した。まだ、肝心のスパイクタンパク質のような重要な部分の解析は終了していないが、SARS-CoV-2 に近縁のウイルスであることがわかった。他方、東京大学獣医微生物学教室の村上晋准教授らは、岩手県で 2013 年にコウモリの糞から採取した検体を用いて、遺伝子解析を行った（6007）。SARS-CoV-2 はゲノム解析から、SARS-CoV を含む Betacoronavirus 属の Sarbecovirus 亜属に属することが明らかになっている。中国以外では、コウモリ Sarbecovirus 亜属の疫学があまり知られていないが、岩手県の Rc-o31911 と命名されたこのコウモリの場合、SARS-CoV-2 との全体の遺伝子相同性が 81.5%、RaTG13 との相同性が 81.2%、センザンコウ PL との相同性が 80.4%であった。このコウモリのスパイクタンパク質は、コウモリの ACE2 受容体には結合するが、ヒト ACE2 との結合は見られなかった。従って、このコウモリからヒトへの種を超えた感染は、偶発的以外には、可能性は低いと思われると述べている。

第 7 章
検査・診断方法

7.1　検査の指針（厚生労働省）

　厚生労働省は、2020 年 10 月 2 日、「新型コロナウイルス感染症（COVID-19）
病原体検査の指針（第 1 版）」を公開した。今回の指針では、鼻腔ぬぐい液を用
いた PCR 検査及び抗原検査が可能となり、検体採取において、非常に安全性の
高い簡便な方法も追加されたことになる。要点を抜粋すると下記のようになる。
その後、11 月 10 日、第 2 版の改訂版が発表された。

I. 検査種類と核種検査の意義
1．検査の種類
1）核酸検出検査：定性的検査法としての PCR 法（Polymerase chain
reaction）と LAMP 法（Loop-mediated isothermal amplification）、そして、
定量的方法としてのリアルタイム PCR 法（感染症研究所プロトコルでは、リア
ルタイム PCR 法の検出限界は、5 コピー /Tube）、LAMP 法は、リアルタイム
PCR 法と比較して感度は落ちるものの実用範囲で、一定温度で実施可能で、反
応時間が 35 〜 50 分程度である。
2）抗原検査：SARS-CoV-2 の構成成分であるタンパク質を、ウイルスに特異
的な抗体を用いて検出する検査法。抗原定性検査は、PCR 検査とともに有症状
者の確定診断として用いられる。また、症状発症から 2 〜 9 日目の症例では陰
性の確定診断としてももちいることができる。抗原定量検査は、特異度も高く、
感度も LAMP 法等の簡易な遺伝子検査方法と同じレベル。
3）抗体検査：ウイルスに対する抗体の有無を調べる検査。陽性となる時期は症
状出現後、1 〜 3 週間経ってから陽性となる。ウイルス RNA が検出されなく
なる時期と一致。

各種検査法の実施時間は、1）リアルタイム PCR が 2 ～ 4 時間、2）定性
PCR ＋シークエンス確認が 7 ～ 9 時間、3）LAMP 法が 1 時間、4）抗原定
量が 30 分、そして、5）抗原定性が 40 分となっている。

2．検体の種類と採取

従来の鼻咽頭ぬぐい液に加えて、鼻腔ぬぐい液（鼻孔から 2 ｃｍ程度スワブを
挿入し、挿入後スワブを 5 回程度回転させ、十分湿らせて検体を採取）が使用
できる。検出感度は、鼻咽頭ぬぐい液と比較するとやや低いとの報告もあり、今
後の検討が必要であるが、実用性と医療者の感染予防の綿から有用な検体。そし
て、唾液、痰の検体。その他の検体として、血清、全血、便、尿及び（剖検）組
織がある。

3．検体の取り扱い、保管と輸送

遺伝子検査用検体は冷凍を避け、冷蔵輸送が推奨される。そして、同一施設内は
二次容器に入れ輸送可能。他施設へ輸送する場合は速やかに行うべきであり、三
重梱包を推奨する。適切に三重梱包が行われる場合は、他の荷物と同様に扱って
差し支えない。

4．検査の解釈や検査精度など

5．検査の流れ

II. 状況に応じた適切な検査実施

1．COVID-19 を疑う有症状者

検査フロー案が示されている。

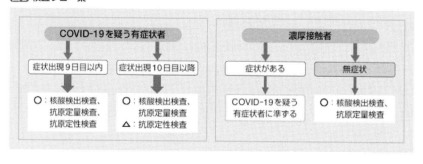

図2 検査フロー案

2．濃厚接触者

抗原定性検査は、無症状者への検査は適さない。

3．インフルエンザ流行期

インフルエンザが強く疑われる場合を除いて、可及的に季節性インフルエンザと COVID-19 の両方の検査を行うことを推奨。

4．無症状者の検査

無症状者に医師が検査を必要と判断して検査を実施する場合は、PCR 検査あるいは抗原定量検査を実施する。

III. 検体採取に応じた適切な感染防御

医療従事者は検体の種類に応じて、適切な感染防護を行い、検査を実施する。

7.2　新規検査法

7.2.1　クリスパーゲノム編集技術（2020 年ノーベル化学賞）

九州大学の石野良純教授は、残念ながら、クリスパーゲノム編集でのノーベル賞は受賞できなかった。1987 年の論文（7201）で、奇妙な繰り返し配列（クリスパー）について世界で初めて言及したが、その時点では、「これらの生物学的意味は未知である」と述べていた。

石野氏が、分子生物学における 3 度の技術革新として、1）1973 年の遺伝子組換え技術の開発、2）1988 年の PCR 法の開発、そして、2020 年度ノーベル化学賞の対象技術の、3）ゲノム編集技術の開発と述べている。

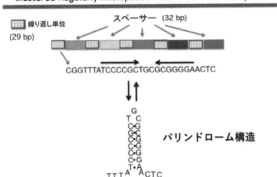

（出典：国立研究開発法人新エネルギー・産業技術総合開発機構
「平成 28 年度　NEDO「TSC Foresight」セミナー（第 3 回）」2017 年 2 月 10 日
https://www.nedo.go.jp/content/100864258.pdf より）

COVID-19 治療薬としての抗体医薬の開発は、遺伝子組換え技術の産物で有り、PCR 法は、SARS-CoV-2 の中核的検査法であり、そして、ゲノム編集技術での迅速なウイルス検査法の開発と、これらの技術革新をベースにしている。

1）CRISPR-Cas9 法

2020 年 10 月 7 日、スウェーデン・ストックホルムにある王立科学アカデミーは、2020 年のノーベル化学賞に、ドイツのマックス・プランク感染生物学研究所 Emmanuelle Charpentier(エマニュエル・シャルパンティエ) 所長と米国カリフォルニア大学バークレー校の Jennifer Daudna(ジェニファー・ダウドナ) 教授が選ばれた。2 人は「細菌」の免疫の仕組みを利用して、ゲノムと呼ばれる生物の遺伝情報の、狙った部分を極めて正確に切断したり、切断したところに別の遺伝情報を組み入れたりすることができる、「CRISPR-Cas9」（クリスパー・キャスナイン）と呼ばれる「ゲノム編集」の画期的な手法を開発した（NHK のノーベル賞 2020 特設サイトから）。

クリスパー（CRISPR：clustered regularly interspersed short palindromic repeats）は、細菌や古細菌のような原核生物がファージ（細菌に感染するウイルス）と呼ばれるウイルス感染を防御するために用いられる微生物の免疫システムである。それは、細菌の遺伝暗号の中に見いだされた繰り返し配列で、スペーサーとともに、散在している。それは、細菌が侵入してきたウイルスから、つかみ取った独特な DNA の配列で、彼らとの悪意的な出会いの遺伝的記録として残している。ウイルスとの出会いが繰り返されるとき、細菌は、そのスペーサーの保存記録の中の情報を用いて、ウイルス配列に合致する RNA 配列を産生することができる。この"ガイド RNA"が、DNA 切断酵素 Cas と一緒になって、合致したウイルス配列を探し出して、切断することができるので、ウイルスの複製は止まることになる。"ガイド RNA"を操作することにより、研究者は、細胞ゲノムの中で、切断したい特定の部位で DNA を合致させるために Cas 酵素（この場合、Cas9）をプログラムすることができる。このことが、DNA 修復の引き金となり、最終的に、目的遺伝子の正確な配列の変化を生じさせることができる。

図　クリスパーキャス 9 がどのように作用するのか

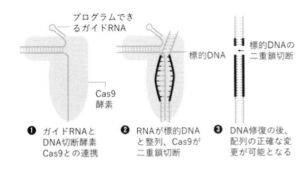

❶ ガイドRNAと
DNA切断酵素
Cas9との連携

❷ RNAが標的DNA
と整列、Cas9が
二重鎖切断

❸ DNA修復の後、
配列の正確な変
更が可能となる

(出典：Nature誌ホームページ　doi:10.1038/528469aより)

クリスパーシステムは、ファージなどの侵入者と一致する正確な遺伝子配列を認識し、そして、これらの配列を標的にし、特殊な酵素を用いて破壊する能力を原核生物に与えることができる。特殊な酵素とは、クリスパー関連タンパク質 Cas（CRISPR-associated proteins) として知られている。シャルパンティエは、クリスパーシステムの他の重要な成分を同定した。ヒトに疾患を引き起こす化膿レンサ球菌の中で、ファージの配列の認識に関与する RNA 分子である。2011 年にこの発見を報告して、同年、ダウドナと共同研究を始めた。そして、記念碑的な重要な論文が米国 Science 誌に、2012 年に掲載された。CRISPR-Cas9 システムの成分の分離、それらの試験管内で機能するように適合、そして、単離した DNA を特定部位で切断するためのプログラム化に関するシステムという内容であった。このプログラム化できる遺伝子の編集システムは、幅広い応用が可能で、医学、農業そして基礎科学を鼓舞した。但し、2018 年 11 月、中国の生物物理学者の賀建奎（He Jiankui）が「クリスパーキャス 9 を用いてゲノム編集をした胚から双子の女の子が生まれた」と発表したニュースが全世界を驚愕させた。倫理的、社会的そして安全性の多方面からの議論が沸き起こった。

　米国 CELL 誌（2020 年 10 月 29 日号）に、米国コロンビア大学の Michael Zuccaro らが、「ゲノム編集した受精卵の半数で染色体異常がおこった」との内容の論文を発表した（7202）。Zuccaro らのチームは、失明を起こす遺伝子変異を持つ精子と、変異を修復するために必要な酵素などを、正常な卵子約70個に注入し、受精させた。受精卵の約半数は狙った通りに変異が修復されたが、残りは精子由来の染色体が消失したり、一部が欠けたりしたという。

受精卵は子宮には移植していない（読売新聞 2020 年 11 月 22 日）。

2) 新規検査法（5 分で測定：CRISPR-Cas13a 法）

　米国 California 大学サンフランシスコ校の Parinaz Fozouni らは、査読前の論文を発表した（7203）。この論文には、ノーベル化学賞受賞者である California 大学バークレー校の Jennifer Doudra も含まれていて、論文のタイトルは、「CRISPR-Cas13a 法と携帯電話を用いた SARS-CoV-2 の直接的検出」である。背景には、迅速で、広範な、そして、感染性の個人を特定化できる SARS-CoV-2 検査の必要性があるため、クリスパー技術に基づくウイルス RNA 検出の新規な戦略を探った。Cas12 及び Cas13 は、細菌の適合免疫システムの RNA でガイドされる成分で、それぞれ、直接、単鎖及び二重鎖 DNA、または、単鎖 RNA 基質を標的とするタンパク質である。

　筆者らは、クリスパーキャス 13a をベースにした迅速な検査法で、直接、SARS-CoV-2　RNA の検出を試みた。本検査法の簡便性及び携帯性を実現するため、安価なレーザー照射集光光学系をもった携帯電話のカメラで蛍光を測定する。結果として、SARS-CoV-2 の簡便かつポータブルな検査法を開発することができ、鼻スワブ RNA 検体を用いた実験では、30 分以内で、約 100 コピー数／μL の感度を達成した。陽性臨床検体のセットでも、5 分以内で正確にウイルス RNA の検出ができた。この検査法により、迅速で、安価で、POC（point-of-care：ベッドサイド）でのスクリーニング検査が可能となる。

3) 新規検査法（息を用いた検査法：東北大学）

　東北大学は、2020 年 10 月 16 日に、「息を用いた新型コロナ検査法の開発：呼気オミックスによる未来型呼気医療への展開」の内容で、プレスリリースした（7204）。

　東北大学は島津製作所との共同研究により、自然に吐く息（呼気）をサンプル（試料）とする「呼気オミックス」による新型コロナウイルス検査法の開発に成功したと発表。呼気オミックスは、呼気の中に存在するウイルスや、生体由来のタンパク質、代謝物を解析する最先端技術で、今後、新型コロナ対策のみならず、個別化医療、遠隔・在宅健康診断、各種疾病の診断・治療・未病予防などに応用し、

革新的な呼気医療を展開するとしている。

4）（番外編）ノーベル生理学・医学賞（C 型肝炎ウイルス）

　10 月 5 日、2020 年のノーベル医学・生理学賞の受賞者が発表され、C 型肝炎ウイルスを発見したウイルス学者、米国 NIH(国立衛生研究所) の Harvey Alter 氏、カナダ Alberta 大学の Michael Houghton 氏、そして米国 Rockefeller 大学の Charles Rice 氏の 3 人が受賞した。C 型肝炎ウイルスは、今回の SARS-CoV-2 のような呼吸系ウイルスと異なり、血液を介する感染症であるが、重要なウイルスであるため、Nature 誌（2020 年 10 月 5 日号）に掲載された Ewen Callaway と Heidi Ledford の関連記事とともに、筆者（吉成）のエピソードも交えて触れたい。

　この 3 人の研究のお陰で、C 型肝炎の治療法・診断法の開発が進んだ。WHO の推定では、全世界で 7,100 万人の慢性 C 型肝炎感染者がいて、年間、約 40 万人が、多くの場合、肝硬変及び肝がんで、死亡している。1970 年代、Alter 氏は、輸血の結果引き起こる肝炎の感染または肝臓炎の研究をしていた。A 型肝炎と B 型肝炎は既に同定されていたが、Alter 氏は、三番目の血液を介するウイルス病原体がこの疾患をチンパンジーに感染させることができることを明らかにした。Houghton 氏は、当時、California の Chiron 社で仕事をしていたが、彼の同僚が、感染チンパンジーからの遺伝物質をベースに、ウイルスの同定を行い、フラビウイルス科に属する 1 種の RNA ウイルスであることを明らかにした。そして、彼らが、C 型肝炎ウイルスと命名した。Rice 氏率いるチームは、当時、セントルイスの Washington 大学で、遺伝子工学を用いて、ウイルス複製に関わる C 型肝炎ウイルスゲノムの一部の解析を行い、肝疾患を引き起こす原因であることを証明した。

　WHO は、C 型肝炎の撲滅を 2030 年までの目標としている。そのためには、ワクチン開発が重要であるが、C 型肝炎ウイルスの株の遺伝学は、株毎に異なり、C 型肝炎は、HIV よりも 10 倍以上多様であり。SARS-CoV-2 コロナウイルスよりも、はるかに多様である。英国 Oxford 大学の Ellie Barnes 氏は、肝臓の治療薬と免疫学を研究しているが、このウイルスが 30 年前に発見されているのに、未だ、ワクチンを持つことができないと述べている。このノーベル賞受賞で、

C 型肝炎ワクチン開発に再度焦点が当たればと期待している。

　筆者（吉成）も、1981 年 10 月からスタートした、当時の通商産業省の次世代産業基盤技術開発プロジェクトに参加していたが、1986 年に、米国のバイオテクノロジーの現状を調査するために、米国の主要なバイオテクノロジーの研究機関を 10 箇所程度訪問した。その中に、Chiron 社があり、そのときに、非 A 非 B 型肝炎ウイルスの研究をしている情報を得た。そして、筆者も非 A 非 B 型肝炎ウイルスの仕事に携わることになり、その当時、東京大学医学部第三内科の高久史麿教授、井廻道夫講師、中釜斉医師等と共同研究を行っていた。この共同研究から得られた免疫学的検討結果を、がん研究では世界で最高峰の専門ジャーナルである Cancer Research 誌へ投稿したが、残念ながら、ウェスタンブロッティング写真の不鮮明さなどから拒絶され、幻の論文となってしまった。その当時、もし、あの民主党時代の 2009 年の事業仕訳で、スーパーコンピュータ「京」関連の議題の中で、「2 位じゃダメなんですか？」を強力に発言した蓮舫議員の言葉を聞いていれば、この論文も、その他の雑誌で、日の目を見ていたのかもしれないと思ったりもする。このような中、1987 年、Chiron 社が非 A 非 B 型肝炎ウイルス（HCV）のクローン化したとのニュースが世界を駆け巡った。HCV の研究開発競争に負けて、ビジネス的な観点から、直ぐに、Chiron 社と接触をして、そのライセンス取得に向けて動き始めたが、世界中の企業から打診があったらしく、そのビジネス競争でも敗北を喫してしまった苦い経験が脳裏に浮かぶ。そして、共同研究先の東京大学第 3 内科にも心理的な負い目を負ってしまった記憶が蘇る。

4）（番外編）警察犬ならぬ嗅覚犬

　イヌは、嗅覚が優れていることは今までしられており、実際に、空港などで火薬、爆発物や麻薬を検出するために、イヌが歩き回っているのを見かけることがある。イヌの鼻には、3 億個の嗅覚受容体があるが、ヒトの場合、わずか 5 〜 6 百万個である。英国 Nature 誌（2020 年 11 月 23 日）に、Holly Else ライターが、「イヌは COVID-19 を嗅ぎ分けることができるか」との記事を配信した（7205）。
　COVID-19 患者からは、体内から、ある特異的な揮発性有機化合物が放散されている可能性がある。この揮発性物質はイヌなら嗅ぎ分けることができるのでは

ないかと思う研究者がいる。COVID-19 患者からの検体、特に汗の臭いで訓練されたイヌを用いた空港での実験がアラブ首長国連邦、フィンランドとレバノンで実施された。乗客の汗検体を用いて行われ、別途、通常の新型コロナウイルス検査も実施した。フィンランドとレバノンでは、イヌが通常の検査でウイルス検出する前に、COVID-19 症例を検出できた。発症前にイヌはその特異的な臭いを嗅ぎ分けられるのではないかと思われた。また、イスラエルの聖ヨセフ大学の Riad Sarkis らは、18 匹のイヌを訓練して、そのうちの最も優秀な 2 匹を用いて、レバノンの空港で実験を行った。その結果、イヌは 1,680 人の乗客をスクリーニングして、158 例の COVID-19 症例を見つけた。これらの症例は、PCR 検査でも確認された。陰性の同定率は 100％の正確さで、陽性症例を正しく検出した割合は 92％であった。Sarkis は、このイヌを用いる方法は、非常に正確で、簡単で、そして再現性があると述べている。

　さらに、ドイツのハノーバー獣医学大学の Paula Jendrny らは、嗅覚犬の COVID-19 患者検体の同定に関するパイロット研究を発表した（7206）。

　8 匹のイヌが、1 週間、COVID-19 患者の唾液または気道内分泌物を検出するように訓練された。ランダム化二重盲検対照試験を行った。その結果、訓練されたイヌは、感染者と非感染者検体の区別ができて、平均診断感度が 82.63％（95％ CI：82.02％〜 83.24％）、特異度が 96.35％（95％ CI：96.31 〜 96.39％）であった。1012 例のランダム化検体で、157 例の陽性検体の同定、792 例の陰性検体の除外、33 例の陰性検体の陽性との間違い、そして、30 例の陽性検体の陰性との間違いであった。結論として、予備的な検討結果ではあるが、訓練されたイヌは、SARS-CoV-2 感染検体と非感染検体を区別することが示唆された。

7.3 検査検体

7.3.1 耳からウイルスが検出される

　エアロゾル感染が起こりうることは、気道消化管の治療の間、医療従事者、特に耳鼻咽喉科医を危険にさらすことになる。中耳における SARS-CoV-2 ウイルスに関するヒトのデータはないが、中耳浸出液は、非 SARS-CoV-2 コロナウイルスを含むことが示されているので、これらのリスクを軽減するためには、

中耳及び乳様突起手術に対して、注意することも必要である。Johns Hopkins 医学部のKaitlyn M. Frazierらは、SARS-CoV-2コロナウイルスが乳様突起及び中耳から分離されたとの報告をした（7301）。乳様突起は、体表面から見た場合は，耳介の後ろ（耳の裏側）にあたり、体表からも見たり触れたりすることが可能ではっきりわかる突起である。

　骨及び粘膜を含む乳様突起検体は、死体を用いて、掻爬により得た。中耳検体は、サイトブラシ綿棒を用いて採取した。検体から核酸を抽出して、RT-PCRを行った。

　その結果、3人の全ての患者は、COVID-19陽性で、SARS基準に合致した。中耳浸出液から生きたウイルスが同定されたので、器具、吸引チューブ及び吸引キャニスターのような装置を操作する外科医やスタッフは、これらの操作に、より注意を払う必要がある。

7.3.2 唾液検査の有効性

　北海道大学大学院血液内科学教室教授の豊島崇徳氏、医学統計学教室准教授の横田　勲氏らは、「唾液を用いたSARS-CoV-2の無症候性者のマススクリーニングの結果を報告した（7302）。

無症状者（接触者追跡コホート「2020年6月12日と7月7日の間」と空港検疫コホート「2020年6月12日と23日の間）に対して、唾液と鼻咽頭スワブ検体を採取して、qRT-PCR検査またはRT-LAMP法検査を実施した。接触者追跡コホートで、161人、空港検疫コホートで1,763人の合計1,924人の検査を実施した。

　その結果、SARS-CoV-2が、接触者追跡コホートでは、鼻咽頭スワブの場合41人で検出され、唾液の場合、44人で検出された。両検体で陽性は、38人、両検体

表　無症状者における鼻咽頭スワブと唾液の検査の診断結果

(a) 接触者追跡コホート（n=161）

鼻咽頭スワブ	唾液	
	陽性	陰性
陽性	38	3
陰性	6	114

(b) 空港検疫コホート（n=1,763）

鼻咽頭スワブ	唾液	
	陽性	陰性
陽性	4	1
陰性	0	1758

（出典：Clinical Infectious Diseases誌ホームページ（25 September 2020）https://doi.org/10.1093/cid/ciaa1388より）

162

で陰性は、114 人。161 人中、152 人の検査結果が両検体で一致。空港検疫コホートでは、SARS-CoV-2 は、鼻咽頭スワブ検体の場合 5 人、唾液検体の場合 4 人で検出された。

　鼻咽頭スワブ検体での感度の中央値は、86%（90% CI、83 〜 97%）、唾液では、92%（90% CI、77 〜 93%）となった。特異度の中央値に関しては、鼻咽頭スワブ検体で 99.98%、唾液検体で 99.96% であった。

　結論として、鼻咽頭スワブ検体及び唾液検体の両方とも、核酸増幅検査において高い感度及び特異度を有し、自己採取できる唾液は、無症状者のマススクリーニングにおける SARS-CoV-2 ウイルスの検出で重要な検体であることが証明された。

第8章

治療薬・ワクチン・消毒液

8.1 治療薬

　新型コロナウイルス感染症 COVID-19 診療の手引き（第3版）（2020年9月4日第3版発行）が、厚生労働省から公開され、初めて、国内で承認された治療薬の追加記載がある。

　本診療の手引き「第5章薬物治療」の中に、日本国内で承認されている医薬品として、レムデシビル（2020年5月7日に特例承認）及びデキサメタゾンの記載がある。12月25日に、第4.1版に改訂された。

　2020年9月9日、日本救急医学会と日本集中治療医学会合同の「日本版敗血症診療ガイドライン2020（J-SSCG2020）特別編：COVID-19薬物療法に関する Rapid/Living recommendations 」を公開した。クリニカルクエスチョンと推奨一覧を含んでいる。

　Clinical Question ／推奨一覧の中で、抜粋すると、

1）CQ-1 COVID-19 患者にファビピラビルを投与するか？

●軽症患者にファビピラビルの投与を弱く推奨

●中等症患者、ならびに重症患者に対するファビピラビルの投与については、現時点では推奨を提示しない

2）CQ-2 COVID-19 患者にレムデシビルを投与するか？

●軽症患者に対するレムデシビルの投与について現時点では推奨を提示しない

●中等症患者、ならびに重症患者にレムデシビルの投与を弱く推奨する

3）CQ-3 COVID-19 患者にハイドロキシクロロキンを投与するか？

●すべての重症度の COVID-19 患者にハイドロキシクロロキンを投与しないことを強く推奨する

4） CQ-4 COVID-19 患者にステロイドを投与するか？

●軽症患者にデキサメサゾンを投与しないことを強く推奨する

●中等症患者、ならびに重症患者にデキサメサゾンを投与することを強く推奨する

5）CQ-5 COVID-19患者にトシリズマブを投与するか？

● COVID-19患者に対するトシリズマブの投与については、現時点では推奨を提示しない

　本診療ガイドラインは迅速作成かつオンタイム更新を実施され、その後、何回か改訂された。2020年11月26日時点では、第2.2版が最新版である。

バージョン	更新日	主な変更点
第2.2版(最新)	2020/11/26	CQ2（レムデシビル）を最新のエビデンスに基づく推奨に変更
第2.1版	2020/11/6	CQ5（トシリズマブ）を最新のエビデンスに基づく推奨に変更
第2.0版	2020/10/14	① 初版ではデキサメタゾンのみを評価したステロイドですが、複数のステロイド薬に関するエビデンスが新たに公開されたため、デキサメタゾンに限定せずメチルプレドニゾロンやヒドロコルチゾンも加えた新たな解析を行い、再評価しました。② 初版ではRCTが無く推奨を提示できなかったトシリズマブですが、今回新たに2本のRCTが公開となったため、追加解析を行い、再評価しました。
初版	2020/9/9	

表　令和2年7月31日までに行った重症症例に対する各治療法別の使用例数とそのうちの軽快症例数及び死亡例数（全国医学部長病院長会議資料）

総重症症例数	487	死亡症例数	98	死亡率	20.1%	
治療薬	使用例数	（%）	軽快症例数	（%）	死亡例数	（%）
抗生物質	398	82%	283	71%	80	20%
アビガン	378	78%	275	73%	74	20%
ステロイド（吸入薬以外）	205	42%	142	69%	47	23%
オルベスコ	182	37%	130	71%	37	20%
ヒドロキシクロロキン	57	12%	40	70%	13	23%
レムデシビル	54	11%	31	57%	8	15%
カレトラ	49	10%	30	61%	16	33%
イベルメクチン	2	0.4%	2	100%	0	0%
ナファモスタット（フサン）	142	29%	92	65%	40	28%
トリシズマブ（アクテムラ）	47	10%	39	83%	6	13%
トロンボモジュリン	38	8%	24	63%	11	29%

※軽快症例数と死亡例数を合計しても使用例数とは一致しない。
（出典：表に改変：全国医学部長病院長会議ホームページ　https://ajmc.jp/pdf/20200910_02.pdfより）

また、2020 年 9 月 10 日に、AJMC（全国医学部長病院長会議）は、ホームページへ「新型コロナウイルス感染症における重症症例に対する治療実態調査結果」についてプレスリリースを掲載した。AJMC 会員の全国 82 の国公私立大学病院の 2020 年 7 月 31 日時点での調査結果である。総重症症例数が 487 例、うち死亡症例数が 98 例で、死亡割合は、20.1％であった。

　国内では、2020 年 5 月 7 日に、レムデシビルが特例承認されている。その後、富士フイルム富山化学株式会社）は、10 月 16 日、抗インフルエンザウイルス薬「アビガン ® 錠」（一般名：ファビピラビル）について、新型コロナウイルス感染症に係る効能・効果などを追加する製造販売承認事項一部変更承認申請を厚生労働省に行った。

8.1.1 コルチコステロイド

　コルチコステロイド（副腎皮質ホルモン：Corticosteroid）は、副腎皮質より産生されるホルモンの総称で、副腎皮質内でコレステロールから合成され、副腎皮質の束状層で産生される糖質コルチコイドはその 1 つである。糖質コルチコイドの 1 種であるデキサメタゾン（Dexamethasone）は、ステロイド系抗炎症薬 (SAID) の一つであり、炎症の原因に関係なく炎症反応・免疫反応を強力に抑制し、急性炎症、慢性炎症、自己免疫疾患、アレルギー性疾患などの際に使用される。また、ヒドロコルチゾン (hydrocortisone) も、糖質コルチコイドの 1 種である。

　厚生労働省の新型コロナウイルス感染症（COVID-19）診療の手引き第 3 版（2020 年 9 月 4 日発行）の中（薬物療法の章）に、2020 年 5 月 7 日に特例承認したレムデシビルとともにデキサメタゾン(ステロイド薬)の記載がある。英国での RECOVERY 試験で、デキサメタゾンが COVID-19 の重症例の死亡を減少させたとの報告がなされ、この試験の結果を受けて、米国 NIH は治療ガイドラインを 2020 年 6 月 25 日に改訂して、人工呼吸器、または酸素投与を要する COVID-19 患者にデキサメタゾンの使用を推奨している。

　中国での初期の観察研究では、COVID-19 における死亡率の改善の可能性が示唆されたが、他のウイルス性肺炎、特に、SARS 及び MERS におけるコルチコステロイドの研究では、ウイルス排除が遅くなることと関連していることがわ

かり、コルチコステロイドは、SARS-CoV-2 に対する宿主の応答を障害するかもしれないとの懸念を深めた。さらに、観察研究のメタ解析により、インフルエンザ性肺炎でのコルチコステロイド治療が死亡率の増加を示唆した。

　コルチコステロイドに対して、このように相反するデータが存在し、COVID-19 パンデミックが拡大を続ける状況の中で、確かに、コルチコステロイドには潜在的な害があるかも知れないが、潜在的な恩恵もあるとの考えに重きをおいて、世界中で、重症 COVID-19 患者に対するコルチコステロイドに関する複数のランダム化比較試験（RCT）が動き始めた。WHO は、これらの臨床試験のデータの全体の管理をガイドするために、統合する緊急性を認識して、これらの進行中の RCT（PROSPERO）の前向きメタ解析のための調整を行った。それぞれの臨床試験グループは、データの共有化に合意して、最初の発表用の個々の臨床試験データを受け取る前でも、データの共有化に踏み切った。

　コルチコステロイドは、安価で、簡単に利用でき、今までのデータから、COVID-19 の重篤な患者において死亡率の減少と相関していることがわかった。

8.1.2 回復者血漿

　回復者血漿の安全性に関しては、米国の Mayo クリニックの Michael Joyner らから、回復者血漿の安全性が報告された。しかしながら、有効性に関しては、中国の Ling Li らは、重症及び重篤な COVID-19 患者に対する回復者血漿の有効性評価に関して、オープンラベル、多施設、無作為臨床試験の結果を報告。結果として、28 日以内の臨床的改善は、回復者血漿投与群で 51.9%（27/52）、対照群で 43.1%（22/51）であった。ハザード比は、1.40 で、95% 信頼区間 CI　0.79 〜 2.49、P = 0．26 であった。28 日での致死率は、回復者血漿投与群で 15.7%、対照群で 24.0%、オッズ比は、0.65（95% CI、0.29 〜 1.46）P=0.30 で、有意差はなかった。そして、インドの Indian Council of Medical Research の Anup Agarwal らは、回復者血漿の有効性に関して、オープンラベル第 II 相、多施設ランダム化臨床比較試験（PLACID 試験）を、中等症患者を対象に行った（8103）。回復者血漿の中等症 COVID-19 患者に対する効果は限定的との結果を得た。結論として、回復者血漿の中等症 COVID-19 への治療効果は、標準治療と比較して、有意な差異は

なかった。

　上述の中国及びインドの結果とは異なる臨床試験の結果が、アルゼンチンのグループから報告された。ブエノスアイレスの Fundación INFANT の Fernando Polack らによるランダム化二重盲検プラセボ対照臨床試験の結果である（81031）。

　対象者は、軽症 COVID-19 患者で、発症後 72 時間以内の高齢患者とした。75 歳以上と糖尿病等の基礎疾患を少なくとも 1 つ持った 65 歳から 74 歳の患者を含んでいる。高力価の IgG 抗体を持った回復者血漿を、軽度の症状を発症後 72 時間以内に、対象患者に投与した。回復者血漿投与群とプラセボ群が各 80 人。主要評価項目は、呼吸数が毎分 30 回以上、酸素飽和度が 93％以下として定義した重篤な呼吸器疾患とした。結果として、重篤な呼吸器疾患に進展した患者が、回復者血漿投与群で、80 人中 13 人（16％）、プラセボ群で 80 人中 25 人（31％）（相対リスク、0.52：95％ CI、0.29 ～ 0.94：P=0.03）であった。相対リスクは、48％減少した。依頼に基づく非自発的な有害事象 (solicited averse events) は観察されなかった。結論として、高力価の回復者血漿を軽症 COVID-19 高齢者に発症後 72 時間以内に投与すると、COVID-19 の重症化の進展を減少させることができた。

8.1.3　レムデシビル

　エボラ出血熱治療薬として開発された Gilead Sciences 社のレムデシビルは、米国で、緊急使用許可（EUA）として、重症 COVID-19 患者に対する投与の承認が、2020 年 5 月 1 日、得られた。この承認に関して、2 つの懸念事項がある。Harvard 医科大学の Sarpatwari らは、2020 年 6 月 24 日、JAMA 誌にその課題を報告した（8104）。最初の課題は、1）レムデシビルの安全性及び有効性に関する未解決の問題があるにも関わらず、継続的かつ堅牢な証拠を得るべき方法を確保していない。NIAID（米国国立アレルギー・感染症研究所）の 1,059 人の患者に基づく臨床試験の公表結果は、レムデシビル投与群の患者で、対照群に比べて、回復期間は確かに 4 日短縮できたが、その投与群の中での生存の有意な増加を示すことはできなかった。これとは別の中国での 237 人の患者を対象にした第 III 相臨床試験では、レムデシビル使用で、有意な臨床的

な恩恵を観察することはできなかった。また、中等症 COVID-19 患者に対するレムデシビル投与でも、対照群に比べて、有意な臨床的改善は見いだすことはできなかった。これらの知見にも関わらず、上記の NIAID 主導の試験の中間結果で、レムデシビル未使用の患者に投与することが可能になっているので、未解決の治療効果に関する評価の重要性は増している。第 2 の課題は、レムデシビルの価格設定である。米国政府は、Gilead 社と適正な価格交渉をすべきである。レムデシビルは、このパンデミックの解決にはならないであろうが、回復期間を短縮する効果はあるように思える。この点も、価格に反映させるべきと思われる。また、開発時に米国政府の関与や第 III 相試験での NIAID や米国政府の関与及び資金援助も考慮すべきである。

　有効性と価格でもいろいろな議論がなされる中、Gilead Sciences 社の Daniel O'Day　CEO は、2020 年 6 月 29 日、レムデシビルの価格に関して、プレスリリースした (8105)。先進国政府向け価格を 1 バイアル当り 390 ドルとして、5 日間の治療コースで、2,340 ドルとなる。レムデシビルは、入院患者の入院期間を 4 日間短縮できるので、米国の場合、12,000 ドル節約できるだろうと言っている。但し、米国での 1 バイアル当りの価格は 520 ドルである。

　米国 Washington Post、2020 年 6 月 30 日付けの記事によれば、臨床経済レビュー研究所の独立的に報告された分析では、Gilead 社は、1 バイアル当り 60 ドル、または、100 ～ 160 ドルで、2020 年の Gilead 社の全てのコストを考慮したとしても、それらのコストを回収できるとしている。議会のメンバーや消費署運動活動家は、Gilead 社は、パンデミックの最中に、納税者により支援された発明で不正に利益を得ようとしているとの懸念を示した。

　このように、レムデシビルの臨床的有効性の報告がいくつか出され、米国での緊急的使用や日本での承認を受けて、全世界的に、レムデシビルの需要が高まっていった。

　2020 年 8 月 25 日の NHK の番組では、重症コロナ患者の治療をしている川崎の聖マリアンナ医科大学病院藤谷茂樹救命救急センター長が、「日本での第 2 波で重症患者も増え続けている状況を踏まえつつ、レムデシビルの在庫を心配しながら、厚生労働省の管理の下で対象医療機関に配布されている状況を何とか

改善して頂きたい」との思いの中で、毎日、綱渡りの状態におられることが切実に伝わる映像であった。

　その後、レムデシビルが米国で緊急使用許可（2020年5月1日）から承認に至るまでの経緯の紆余曲折に関して、米国 Science 誌に、Jon Cohen らが「レムデシビルの最悪の事態」と題する記事を配信している（2020年11月6日）（8107）。

　　4月29日：NIH 臨床試験がベネフィットを示唆
　　5月1日：FDA は、EUA（緊急使用許可）を与える
　　9月23日：Gilead 社は、Solidarity 試験の結果を知る
　　10月8日：EU/Gilead 社の契約（12兆ドル）
　　10月9-10日：EU と FDA は Solidarity 試験の結果を知る
　　10月15日：WHO が Solidarity 試験の結果を発表する
　　10月22日：FDA が正式承認
　　（著書追記：10月20日、WHO 「使用を推奨せず」との指針発表）

　スタートからの経緯は以下のようである。2020年1月10日、中国がSARS-CoV-2 が COVID-19 の原因であることを明らかにした2日後であるが、元々 Ebola 及び C 型肝炎ウイルスを撃退するために開発されたレムデシビルが有望である研究結果が発表された。この試験は、試験管内試験とマウスの実験結果で、SARS-CoV-2 に対する強力な阻害効果があるとの内容であった。2週間後、最初の米国での確定患者にレムデシビル治療を行い、その35歳の男性は、急速に回復したと報告した。

　米国 NIH の大規模臨床試験の中間報告が4月29日に発表され、レムデシビルは、重症 COVID-19 入院患者の回復期間の中央値が15日から11日へと4日間短縮する内容であった。2番目の試験は、中国でなされたもので、同日に発表され、統計的に有意なベネフィットはなかったとの内容であった。2日後、FDA は重症患者に対しての緊急使用許可（EUA）を与えた。

　レムデシビルに対する矛盾した報告が相次いだ。8月には、Gilead 社主導の試験では、中等症の肺炎を有する患者にレムデシビルを5日間投与したら、標

準治療群よりももっと早く改善したとの結果を示した。しかしながら、奇妙なことに、10 日間投与では効果がなかった。その後直ぐに、FDA は、レムデシビルの EUA を全ての入院 COVID-19 患者に適用拡大した。トランプ政権の意向を含むものと思われた。

　そして、多くの科学者が固唾を見守った WHO の Solidarity 試験、今までの全ての発表された臨床試験の合計のおよそ 3 倍の規模である 2,750 人の患者に対するレムデシビルの臨床試験で、この薬の価値を決める試験であった。30 ヶ国でなされ、Solidarity 試験は、レムデシビルと他の 3 種の既存薬、そして、標準治療の比較がなされた（この臨床試験は、米国 NIH 試験や中国での試験と異なり、プラセボはなかった）。これらの薬の何れも、入院患者の死亡率を低下させず、そして、レムデシビルは、入院の期間に影響を与えなかったか、もしくは、COVID-19 患者が人工呼吸器を必要とするかどうかに影響を与えなかった。Solidarity は FDA 代表にその結果を 10 月 10 日伝え、その 5 日後にプレプリントとして公開した。しかしながら、それから 1 週間後に、FDA は、NIH 試験と 2 つの Gilead 社主導の試験のみのデータをレビューして、レムデシビルを承認した。FDA は、Solidarity 試験と中国の試験結果をまったく無視した。

　WHO の臨床試験は、有害な副作用の可能性を無視することはなかった。8 月下旬、WHO は、レムデシビル投与軍患者で肝臓及び腎臓の疾患の異常に高い報告数を指摘した。ハイドロキシクロロキン、回復者血漿そしてレムデシビル、これらの薬剤は、不完全なデータの下での錯綜した決定であった。「臨床的使用の緊急性であるならば、さらに、オープンディスカッションをすべきである」と AMDAC の議長 Lindsey Baden は述べている。

　EMA（欧州医薬品庁）は、7 月に、米国の EUA と同様の"条件付承認"をした。そして、10 月 8 日に、EU と Gilead 社は、50 万症例の治療を確保するために、12 兆ドルの共同購買契約を締結した。10 月 28 日、Gilead 社は、投資家に、レムデシビルは、今年これまでに、8.73 億ドル（約 913 億円）をもたらした。われわれは、非常に有能な抗ウイルス剤とともに、最前線にいることを誇らしげに語った。Science 誌はレムデシビルに関する疑惑的な決定を、以上のように、纏めている。

　2020 年 10 月 22 日、WHO は、レムデシビルの使用を推奨しないとの指

針を発表したが、現場からは戸惑いの言葉が発せられ、これまでレムデシビルを使った治療を行ってきた、日本赤十字社医療センターの出雲雄大呼吸器内科部長は、「日本で特例承認されてから、これまでおよそ 40 人の新型コロナウイルスの重症患者に対してレムデシビルを投与してきたが、生存率の向上や、人工呼吸器から離脱できるようになるなど、効果を実感してきた。レムデシビルは、1 人に 25 万円程度かかるなど高価なこともあり、WHO は『推奨しない』と判断したのかもしれないが、命はお金より重いはずだ。ほかに特効薬が出るまでは、私たちとしては引き続き使っていくことになる」と話した（NHK ニュース　NHK 特設サイト新型コロナウイルス）。

8.1.4　アビガン（Avigan, 一般名 Favipiravir）

　アビガン（一般名ファビピラビル Favipiravir）は、富山大学医学部教授の白木公康氏と富士フイルムホールディングス傘下の富山化学工業（現：富士フイルム富山化学）が共同研究で開発した。核酸アナログ（類似体）で RNA 依存性 RNA ポリメラーゼ阻害剤である。

　2020 年 7 月 19 日、藤田医科大学は、「ファビピラビル (アビガン) 特定臨床研究の最終報告について」と題するプレスリリースをした。藤田医科大学を代表機関として、全国 47 医療機関で実施している「SARS-CoV2 感染無症状・軽症患者におけるウイルス量低減効果の検討を目的としたファビピラビルの多施設非盲検ランダム化臨床試験」の結果につき、その要点を報告した。その内容は以下の通りである。

　本研究は、2020 年 3 月上旬から 5 月下旬までの COVID-19 患者計 89 人を対象とした。44 人がファビピラビルの通常投与群（1 日目から内服）、45 人が遅延投与群（6 日目から内服）に無作為に割付けした。

　結論として、通常投与群では遅延投与群に比べ 6 日までにウイルスの消失や解熱に至りやすい傾向が見られたが、統計的な有意差はなかった。

8.1.5　トシリズマブ（Tocilizumab）：抗 IL-6 受容体モノクローナル抗体

　トシリズマブは、組換えヒト型モノクローナル抗体（IgG1）である。本抗体は、可溶型及び膜結合型 IL-6（Interleukin 6）受容体に結合する。トシリズマ

ブは、重症の関節リューマチ、全身型若年性特発性関節炎、キメラ抗原受容体 T
細胞治療で誘導される、重篤なサイトカイン放出シンドローム等に使用される。
当初、武漢での単施設での研究であるが、トシリズマブは、サイトカイン・ストー
ムのリスクのある COVID-19 肺炎患者 15 人に対して、有効であったとの報告
もある（8113）。

　2020 年 10 月 20 日、米国医学界誌に、米国 North Calorina 大学の
Jonathan Parr の「トシリツマブの COVID-19 肺炎治療に対する臨床研究結果」
に関する総説が発表された（8116）。Parr は、主要な臨床研究 5 つに対して
概要を纏めた。結論として、トシリツマブの重症・重篤 COVID-19 に対する有
効性に関して明確な証拠が得られず、これらの知見から、COVID-19 治療の多
くの場合において、トシリツマブのルーティンの使用を支持するものではないと
した。

　上述の Parr の見解とは異なる臨床試験結果に関する論文が、最近、2 報公開
された

　最初の論文は、米国マウントサイナイ医科大学の Carlos Salama らから、
「COVID-19 肺炎で入院した患者に対するトシリズマブ」と題した第 III 相ラン
ダム化二重盲検プラセボ対照臨床試験の結果に関する論文で、2020 年 12 月
17 日に、公開された（8117）。機械的換気を受けていない COVID-19 肺炎
入院患者に対するトシリズマブの有効性と安全性を調べた臨床試験で、主要評価

項目	Guptaら STOP-COVID	Salvaraniら RCT-TCZ-COVID-19	Hermineら CORIMUNO-TOCI-1	COVACTA	EMPACTA
種類	観察研究、回顧的	ランダム化前向き	ランダム化前向き	ランダム化前向き	ランダム化前向き
盲検	NA	非	非	ダブル盲検	ダブル盲検
プラセボ対照	NA	非	非	あり	あり
試験サイト数	68	24	9	67	69
参加者数	3,924	126	131	450	389
トシリズマブ治療者数	433	60	63	225	194
臨床的重症度					
中等度	なし	なし	なし	なし	なし
重症	対象	対象	対象	対象	対象
重篤	対象	対象	対象	対象	なし
28日または30日の死亡率（投与群 vs 対照群）	27.5% vs 37.1%; RD 9.6% (95%CI; 3.1%～16.0%)	3.3% vs 1.6%; RR 2.10 (95%CI; 0.20～22.6)	11.1% vs 11.9%; aHR 0.92 (95% CI; 0.33～2.53)	19.7% vs 19.4%; ARD 0.3% (95% CI; -7.6%～8.2%)	10.4% vs 8.6%; ARD 2.0% (95%CI; -5.2%～7.8%)

（出典：一部抜粋 JAMA ホームページ October 20, 2020. doi:10.1001/jamainternmed.2020.6557 より）

項目は、28 日目で機械的換気を受けるか死亡するかの項目。389 人の患者を
ランダム化して、249 人がトシリズマブ投与群、128 人がプラセボ群とした。
結果として、28 日目の機械的換気を受けたかまたは死亡したかの患者の累積割
合は、トシリズマブ投与群で、12.0%（95% CI、8.5%〜16.9%）、プラセ
ボ群の死亡率は、19.3%（95% CI、13.3%〜27.4%）で、機械的換気また
は死亡のハザード比は、0.56；95% CI、0.33〜0.97；P=0.04（ログ・ラ
ンク・テスト）であった。重篤な有害事象は、トシリズマブ群で、15.2%（250
人中 38 人）、プラセボ群で、19.7%（127 人中 25 人）であった。結論として、
COVID-19 肺炎で入院し、機械的換気を受けていない患者に対して、トシリズ
マブは、機械的換気または死亡への進展の割合を減少させた。但し、生存率の改
善はなかった。

　もう一つの論文は、査読前の論文であるが、英国 Imperial College London
の Anthony Gordon らのグループから、COVID-19 重篤患者の IL-6 受容体ア
ンタゴニストの予備的報告として、REMAP-CAP 臨床試験の結果が、2021 年
1 月 7 日、公開された（8118）。

　REMAP-CAP は、パンデミック及び非パンデミックの両方の状況で、重症肺
炎患者に対する最良の治療戦略を決定するためにデザインされた、国際的な適合
プラットフォーム臨床試験である。対象患者は、COVID-19 成人患者で、集中
治療室において呼吸器または心臓血管臓器サポートを受けている患者で、トシリ
ズマブかサリルマブか標準治療（対照）を投与・処方した。主要評価項目は、病
院内での死亡も組み合わせた順位尺度及び 21 日目までの臓器サポート無しの日
数である。結果として、6 ヶ国の 792 人の患者の解析から、トシリズマブとサ
リルマブは、死亡のリスクを減少させたことがわかった。病院内での死亡率は、
標準治療群で 35.8%（142/397）であったのに対し、トシリズマブ投与群で
28.0%（98/350）、サリルマブ投与群で 22.2%（10/45）であった。この
2 つの薬剤を合わせると、病院内死亡率は、27.3%（108/395）で、死亡の
絶対リスクは、標準治療群に比べて 8.5% ポイント低下し、24% 相対的に減少
した。臓器サポート無しの日数に関しては、トシリズマブ群で 10 日（四分位範
囲［IQR］－ 1 〜 16 日）、サリルマブ群で 11 日（IQR、0 〜 16 日）、そして、
標準治療群で 0 日（IQR、-1 〜 15 日）であった。標準治療群に比べて調整オッ

ズ比の中央値は、トシリズマブ群で 1.64（95% CI、1.25 〜 2.14）、サリル
マブ群で 1.76（95% CI、1.17 〜 2.91）。結論として、集中治療室で臓器サポー
トを受けている重篤な COVID-19 患者においては、IL-6 受容体アンタゴニスト、
トシリズマブ及びサリルマブの治療は、生存率も含めて、主要評価項目で改善が
見られた。

　これらの結果を踏まえて、英国 Boris Johnson 首相は、2021 年 1 月 7 日、
記者会見（英国政府プレスリリース）にて、トシリズマブとサリルマブは、生命
を救う薬剤として、英国の国民保健サービス（NHS）を通して、直ぐに承認さ
れて使用できるであろうと述べた。

　Gordon らは、今までの否定的な臨床試験結果に関して、次のように、コメ
ントしている。トシリズマブで治療した患者を報告した EMPACTA 臨床試験
は、全体の死亡率は差異が無かったけれども（リスク差異 2.0%；95% CI、
-5.2%〜 7.8%）、機械的換気が必要になるか、または、28 日までに死亡に
至る可能性は、低くなった（ハザード比、0.56；95% CI、0.32 〜 0.97）。
COVACTA 臨床試験は、機械的換気を受けている患者を 38% 含んでいる。こ
の報告では、28 日目での臨床的状態または死亡率の差異は観察されなかったけ
れども、退院までの日数が、トリシズマブ群では、より短くなった（ハザード比、
1.35；95% CI、1.02 〜 1.79）。また、サリルマブの臨床試験では、全体の
集団での恩恵はなかったと報告されたが、重篤な患者群では、死亡率が減少する
傾向であった。Gordon らの見解では、死亡率の低下及び臨床的改善の両方が認
められたとしている。従って、この英国での臨床試験から、IL-6 の阻害をする
トシリズマブ及びサリルマブにより、最も重篤な COVID-19 患者では、最大の
恩恵が得られることは可能であることがわかった。但し、患者は、臓器サポート
を開始した後、24 時間以内に治療のために登録されなければならないことが重
要であると追記している。

8.2　ワクチン

8.2.1 ワクチン開発状況
　COVID-19 のワクチン開発は、英国 Nature 誌（2020 年 9 月 4 日号；
Norway CEPI の Tung Thanh Le らの記事）によれば、2020 年 9 月 2 日時

表　COVID-19ワクチンの臨床試験ステージ (2020年9月2日時点)

COVID-19 ワクチン	第I相	第I/II相	第II相	第IIb/III相及び第III相
RNA	2	2		2
DNA		4		
ウイルス様粒子	1			
ペプチドベース		1		
組換えタンパク質	5	1	2	
増殖型ウイルスベクター	1			
非増殖型ウイルスベクター		2	1	2
不活化ウイルス	1	3		2
総数	10	13	3	6

(出典：図から表に改変　Nature誌ホームページ　Nature Reviews Drug Discovery 19, 667-668 (2020) doi: 10.1038/d41573-020-00151-8 より)

点で、321のワクチン候補株があり、4月時点（115候補株）に比べると、2.5倍以上となった。このうち、201候補株が探索研究段階、88候補株が前臨床段階、そして、残りの32候補株が臨床試験段階である。34ヶ国、少なくとも470施設から28万人以上が参加する計画である。その臨床試験ステージ別ワクチンの種類別のプロジェクト数が下表となる。

　種々のプラットフォーム（ベクター［運び屋］、DNA、mRNA、不活化など）で、臨床試験が進められていて、米英中露を中心に、日本等も含めての開発競争となっている。米国医師会雑誌（2020年9月3日号）に、ライターのJenifer Abbasi氏が、mRNAを含めたCOVID-19ワクチンの概説をしている。下記にその要約を示した。

　抗ウイルスワクチンは、大別して、タンパク質ベースワクチンと遺伝子ベースワクチンになる。

　麻疹(はしか)、流行性耳下腺炎（おたふくかぜ）、風疹のような弱毒化生ワクチンでは、弱毒化ウイルスが、それらの遺伝的指令を宿主細胞に取り込ませ、抗体やT細胞応答を引き起こすウイルスのコピーを体内で大量生産させる。それに対して、新規な遺伝子ベースのワクチン（ウイルスベクター、DNA及びmRNA）では、科学者が対象の病原体の遺伝的指令を合成して挿入して、免疫応答を誘導させる。ウイルスベクター技術により、宿主の中で複製できないように遺伝子工学的に改変された、より無害なウイルス（しばしば、普通のかぜを引き起こすアデノウイルス）の中で遺伝的情報が運ばれる。DNA及びmRNAワクチンは、宿主の中で、裸の核酸を運ぶか、最近では、それらをキャリアであるナノ粒子にカプセル化している。また、スパイクタンパク質は、遺伝子的に修飾

表　抗ウイルスワクチン

大分類	概要	COVID-19ワクチン
タンパク質ベース	免疫システム系を刺激する抗原を体内に移送 不活化ワクチン：全粒子やスプリットワクチン（ポリオやインフルエンザワクチンなど）及びサブユニットワクチン（B型肝炎など）、組換えワクチン（B型肝炎など）、ウイルス様粒子（ヒトパピローマウイルスワクチンなど）	1) 不活化ワクチン 2) ウイルス様粒子ワクチン 3) 組換えタンパク質ワクチン 4) ペプチドベースワクチン
遺伝子ベース	宿主細胞に抗原を作らせる遺伝情報をもっていて、自然免疫をより厳密に模倣したものである。コロナウイルスの場合は、興味深い抗原として、ウイルスがヒト細胞に結合し融合するための表面スパイクタンパク質がある。	1) ウイルスベクターワクチン 　（増殖型、非増殖型） 2) DNAワクチン 3) mRNAワクチン

することにより、融合前の立体構造で安定化できることもわかり、頑強で安全な抗体応答が可能となった。

　通常のワクチンは、時間と費用がかかる鶏卵や細胞で増殖させて作成するが、mRNA は、試験管やタンク内での触媒反応により作成される化学物質である。従って、今まで実績はないが、mRNA の大量生産が迅速にできる。また、遺伝子的アプローチ法は、潜在的に免疫学的利点があり、抗体及び CD4 陽性 T 細胞の誘導に加えて、キラー T 細胞として知られている CD8 陽性 T 細胞を MHCI（主要組織適合性抗原 I）経路により動員させることができる。別の利点として、DNA 及び mRNA ワクチンは、ウイルスベクターを切り出す時にそのワクチンの有効性を限定的なものとするそのベクター対する既存免疫のリスクを取り除くことができる。免疫システムが、ウイルスベクターが宿主に入る前に、排除してしまえば、大変な問題となる。このような免疫は、ある地理的な場所で、他の場所に比べて、より一般的なこともあり、ウイルスベクターワクチンが、多かれ少なかれその場所に依存した有効性を示すことになる可能性があるという短所を持つ。

　この既存免疫が、中国の CanSino Biologicals やいくつかの中国の研究所からの非増殖型ウイルスベクター COVID-19 ワクチン候補株がどうして第 I 相臨床試験で中和抗体価が思ったほどではなかったかの理由となっている。ヒトアデノウイルス 5（Ad5）に対する既存の免疫は、米国の 69％からアフリカの 80％までの範囲にある。別の懸念事項としては、10 年以上前に、既存の Ad5

に対する免疫をもった男性が、実験的な Ad5 ベクター HIV ワクチン接種後、HIV 感染のリスクが増加した事例である。

　これらの問題を回避するために、アストラゼネカと Oxford 大学が開発した、非増殖型ウイルスベクター候補株、ChAdOx1nCoV-19 は、ヒトではなく、チンパンジーに感染するアデノウイルスを使用している。しかしながら、ヒトアデノウイルスに対する交差反応性既存免疫が、免疫応答を減弱化することもあり得る。

　Pennsylvania 大学の Drew Weissman によれば、mRNA ワクチンは、DNA ワクチンよりも優位な位置にある。DNA ワクチンの場合、遺伝的物質が最初宿主細胞の核に入り、その核内で、mRNA が作られ、そして、その mRNA は核から細胞質に移動して、その細胞質内で、タンパク質が作られる。しかしながら、遺伝的情報が核に入ることができるのは、細胞が分裂しているときだけなので、この過程が非効率的になっている。この課題を解決するために、細胞に電気的刺激を与えて、ワクチン接種時の細胞への DNA 取り込みを増加させることによりその課題を解決している。しかしながら、mRNA プラットフォームでは、単純にこの過程をバイパスできる。Weissman によれば、細胞の 95%が RNA を取り込み、そして、タンパク質を作ることができ、信じられないぐらいに効率的なプロセスであると述べている。

　これに対して、米国国立衛生研究所所長の Francis Collins は、2020 年 7 月 27 日の記者会見で、懸念を表明している。mRNA ワクチンの"安全性と有効性に関して妥協することはない"と述べている。専門家は、mRNA ワクチンに賛成する要因がいくつかあると述べている。1）mRNA は、感染を引き起こさないこと、2）mRNA は、細胞の核にも入らないので、ヒト DNA に挿入されるチャンスは、非常に低いと信じられていること、さらに、3）体内で、mRNA と脂質キャリアは、数時間もしないうちに、分解されるからである。

　しかしながら、この迅速な分解が mRNA ワクチンの防御期間に関する疑問を生じさせることになる。このワクチンの継続性の問題に関しては、香港の研究者によれば、SARS-CoV-2 感染者が、後日、再感染したが、その患者は、無症状であった。軽症 COVID-19 患者における抗体が急速に減少することも報告されている。従って、2 回のワクチン投与の処方は、この問題を打開できるかもしれ

ない。そして、細胞性免疫も重要となってくる。

　ワクチン開発において、凍結や冷凍の必要のない熱安定的なワクチン開発も重要である。中国の研究者は、mRNA ベースの SARS-CoV-2 ワクチン候補株を少なくとも 1 週間室温保存ができたことを報告している。

　Weissman らは、COVID-19 の前に、性ヘルペスや HIV 同様に、インフルエンザ mRNA ワクチンの開発を行ってきた。Weissman の見解として、mRNA は、本当に変革を起こすポテンシャルを秘めていて、異なる疾患の 20 種類の抗原に対する mRNA を組合せて、一つのワクチンを作り、マウスでの実験では、良好な応答を誘導したと述べている。

　現在、臨床試験中のワクチン候補株の大部分は、スパイクタンパク質及びその変異種が主要な抗原として、標的となっている。しかしながら、核カプシドタンパク質を標的とする候補株も含めて、その他のまたは多様な抗原を標的とする候補株も進行中である。現在臨床試験中の候補株のうち、11 の候補株は、中国の機関により開発されていて、そして、7 つは、US　Operation Warp Speed (ワープスピード作戦：米国ドナルド・トランプ大統領は、2020 年 5 月 15 日、ローズガーデンでの記者会見で、コロナウイルスワクチンを開発するプログラム「Operation Warp Speed」を発表) により支援を受けている。このワープスピード作戦の目的は、2021 年 1 月までに、COVID-19 に対するワクチン 3 億回分を供給することであり、現在までに、ワクチン開発を進めるために 100 億 UD ドル（約 1.15 兆円）以上の財政的支援を発表している。臨床試験中の 8 候補株は、感染症流行対策イノベーション連合（CEPI）からの財政支援を受け、今や、COVAX（CEPI、Gavi 及び WHO により主導されるコロナワクチン配分計画）のポートフォリオに含まれている。COVAX の計画は、2021 年末までに、全世界に対して 200 億回分のワクチンを提供することを目指している。

　このような世界的な強調路線とは別に、米中露のワクチン開発競争も激烈化している。

　半世紀以上も前、米国とソビエト連邦の間で、冷戦下の中、宇宙開発競争が進み、そして、1957 年 10 月 4 日、ソビエトが世界で最初の人工衛星の打ち上げに成功し、米国を始め世界に衝撃を与えた。この人工衛星の名前が、スプートニク 1 号であった。

COVID-19 の熾烈なワクチン開発競争で、最初に名乗りをあげたのは、やはり、あのロシアであった。ロシアのプーチン大統領は、2020 年 8 月 11 日、保健省が国内で開発した新型コロナウイルス感染症ワクチン（Gam-COVID-Vac）を認可したと発表した。この新型コロナワクチン「スプートニク 5 号」は、世界で初めての認可ワクチンと記録されることになった。アデノウイルス 26 型（最初の接種）と 5 型（2 回目の接種）を用いたワクチンで、4 万人の研究で、16,000 人のうち、COVID-19 症例 20 例が検出された結果に基づいている。有効率は、90％を超えると報告している。但し、臨床試験が 2 ヶ月弱程度の期間での認可であり、安全性に対して、種々の議論がなされるに至った。しかしながら、2020 年 10 月 14 日、ロシアは矢継ぎ早に、2 例目の新ワクチン（EpiVac Corona）を承認した。ノボシビルスクにある Vektor センターが開発した合成ペプチドワクチンで、臨床試験の規模はわずか 100 人であったと報告されている。

　米国 Science 誌（2020 年 11 圧 25 日、ライター Jon Cohen）によれば、実は、中国では、新型コロナウイルスが世界を震撼させた 2 ヶ月後の 2020 年 2 月 29 日、中国陸軍少将で、医師の陳薇（Chen Wei）と彼女のチームの軍事科学者 6 人が、実験的 COVID-19 ワクチンの接種を、世界で初めて、受けていた。Chen 氏は、エボラワクチン研究において国民的英雄であるが、パンデミックの最初の震源地である武漢に、軍事医学研究から彼女のグループを引き連れて、CanSino Biologics 社とワクチン候補株を探索するために来た。因みに、CanSino は Canada と China の混成語で、そして、Can-Sino　Biologocics 社の CEO, Yu Xuefang 氏は、1997 年カナダの McGill 大学で微生物学で博士号を取得して、カナダの Sanofi Pasteur 支所で約 9 年間ワクチン開発に従事した。その後、中国に戻り、アデノウイルス 5 型ベクターを用いたエボラワクチンの開発・承認を支援した。Yu 氏と彼のチームは、最初、COVID-19 ワクチンとして、m RNA を考えたが、CanSino 社としては、Yu 氏自身が知り尽している、スパイクタンパク質遺伝子を組み込んだアデノウイルスベクターで行こうと決定した。なぜなら、この方法が最も迅速にそして、実績のある方法であるからであった。

　ロシアに遅れること 3 ヶ月、そして、米国の大統領選が 11 月 3 日に終わり、

国名	会社名(製品名)	種類	発表日(2020年)	有効率	臨床試験結果	副反応	輸送・保管
米国ドイツ	Pfizer & BioNTech	mRNA (30μg)	11月8日 11月18日	95%	第III相臨床試験参加者 (43,358人) のうち、COVID-19症例170例　162症例（プラセボ群）8症例（ワクチン群）	倦怠感：8.9% 頭痛：2% 発熱：2%以下	−70℃での保管必要 ●凍結乾燥品検討中
ロシア	Gamaleya (Sputnik V)	Ad26 & Ad5 (2つのアデノウイルス)	11月11日 11月24日	92%	COVID-19症例20例の中間解析結果	接種部位の痛み 頭痛 発熱	通常の冷蔵庫
米国	Moderna	mRNA (100μg)	11月16日	94%	第III相臨床試験 (30,000人) の中間報告 ● COVID-19症例 95例の解析（ワクチン群が5症例、非ワクチン群が90症例）● プラセボ群では、11人が重症化、ワクチン群では、重症化なし	倦怠感：9.7% 筋肉痛：8.9% 関節痛：5.2% 頭痛：4.5% 発熱：2%以下	−20℃：6ヶ月安定（解凍後は、2℃～8℃で30日間安定）
英国	Oxford大学 AstraZeneca	非増殖型チンパンジーアデノウイルス	11月23日	平均70%	二つの処方での平均有効率 ● 90%（初回は半量投与、2回目は全量投与）● 62%（2回とも全量投与）		通常の冷蔵庫
中国	CNBG (SinoPharm)	不活化	12月9日	86%	31,000人ボランティア（アラブ首長国連邦）		通常の冷蔵庫
中国	Sinovac	不活化	12月25日	91%	第III相臨床試験 (1,322人) の中間報告 ●ワクチン投与群 3人陽性 (752人中) ●プラセボ群 26人陽性 (570人中)	倦怠感 頭痛	通常の冷蔵庫
ドイツ	CureVac (CVnCoV)	mRNA	11月12日		第I相臨床試験：2020年6月、第II相 a：2020年9月（ペルーとパナマ）第IIb、III相：2020年末予定 (30,000人規模)		● 5℃：3ヶ月間安定 ● 室温：24時間安定

＊SinoPharm 社は、その後、ワクチンの有効率は、79.34%と発表（2020 年 12 月 30 日）
＊Sinovac 社のワクチンは、ブラジルの Butantan 研究所の発表では、有効率が 78%であったが、その後、Science 誌（2021 年 1 月 12 日 doi:10.1126/science.abg5483）によると、推定有効率は 50.34%。

　選挙結果に関して、現職のトランプ大統領は不正があったとして敗北宣言を出さないまま、民主党のバイデン氏の勝利がマスコミで取り上げられる中、とうとう、米国の mRNA ワクチン 2 品目に関して、第 III 相臨床試験中間結果の期待の持てる有効性データの発表が世界を駆け巡った。

　ひとつめのワクチンに関して、2020 年 11 月 9 日、米国 Pfizer 社とドイツ BioNTech 社は、COVID-19 に対するワクチン（BNT162b2）の有効率が、第 III 相臨床試験の中間解析で 90%以上となったことを発表した。2020 年 7 月 27 日、43,538 人が臨床試験に参加して、そのうち、11 月 8 日時点で 38,955 人が 2 度目の接種を受けた。中間的な解析は、COVID-19 の 94 症例に対してなされた。この内訳、プラセボ群とワクチン接種群での人数は明らかにしなかったが、試験参加者が 2 回目の接種を最初の接種から 3 週間後に受けた後、少なくとも 1 週間後に、測定した時、疾患を予防する効果が 90%以上であることが示唆されると報告した。この臨床試験は、COVID-19 症例が 164 例になるまで、継続するので、今回の有効率の数値は変化することもあ

り得ると述べている。米国 Scripps Research Translational Institute 所長の Eric Topol 氏によれば、この有効性が 50%以上になると思われる。そして、この数値が、米国 FDA の COVID-19 ワクチンの緊急的使用許可（EUA）に対する閾値であろうとも述べている。このワクチンによって得られる免疫がどの程度継続するのか、COVID-19 の重症化を防ぐことができるのか、そして、集団の全体に使用されたならば、感染速度を遅らせることができるのかなどに関しては、今後の課題である。さらに、高齢者に対する効果に関しても不明である。BioNTech 社は、ドイツの小さな会社で、がんの治療用に mRNA ワクチンの開発を行ってきたが、今回のCOVID-19ワクチン開発では、そのデザインをして、メガファーマ Pfizer と共同開発を行った。BioNTech 社の CEO である Ugur Sahin 氏が言うには、BioNTech 社は、SARS-CoV-2 のスパイクタンパク質の一部をコードする mRNA を 20 種類以上検討して、樹状細胞に最も取り込まれて発現し易い mRNA を探した。樹状細胞は、スパイクタンパク質を免疫システムに提示して、ウイルスに対する抗体及び T 細胞応答を開始させる機能を持つ。最初のプレスリリースから 10 日後、10 月 18 日に、ワクチンの有効率の概要が再度発表された。ワクチンの初回投与後 28 日後から COVID-19 に対する有効性は 95%であった。COVID-19 の確定症例 170 例の評価（プラセボ群 162 例、ワクチン投与群 8 例）結果である。有効性は、年齢、性別、人種全体を通して、同様な結果で、65 歳以上の高齢者でも、有効率は、94%を超えていた。

　ふたつ目のワクチンは、米国 Moderna 社の mRNA ワクチンである。Pfizer 社と BioNTech 社の mRNA ワクチンと同じように、Moderna 社の mRNA ワクチンも、脂質粒子で包まれている。通常のワクチンは、タンパク質やタンパク質断片からなるが、mRNA ワクチンの場合は、通常のワクチンに比べて、比較的不安定で、室温で簡単に切断を受けやすい。mRNA を切断してしまうリボヌクレアーゼ酵素は、厳格に管理された実験室の環境下でも、ラボの作業者の息や皮膚から、どこでも存在している。この 2 社のm RNA ワクチンは、油のような脂質ナノ粒子で包み込んでいるので、この脂質は、室温で分解してしまう。従って、これらのワクチンは、超低温槽（-70℃〜 -80℃：170 万円ぐらい）や通常の冷蔵冷凍庫（—20℃）で保管しなければならない。これらの保管の課題を

解決すべく、ドイツの CureVac 社は、臨床試験で、Pfizer 社や Moderna 社に遅れはとっているものの、CureVac 社のm RNA は、ウリジンというヌクレオシドに修飾をしていないので、その mRNA は、ナノ粒子の中により緊密に収まるようになっている。そのために、5℃でも半年間安定であると推測されている。

　2020 年 12 月 2 日、英国政府は、Pfizer 社と BioTech 社のワクチンの使用の承認をし、早ければ、7 日にも医療機関等で接種をする見通しとなった。

　米国 Science 誌（2020 年 11 月 23 日）の Jon Cohen ライターの記事によれば、アストラゼネカ社のワクチン（チンパンジーアデノウイルスベクター）は、標準の冷蔵庫で保管でき、コストは、1 投与量あたり、約 3 ドルから 4 ドルであるのに対して、Moderna 社のものは、25 ドル以上である。

　このように、mRNA ワクチン開発会社が、ワクチン開発競争のトップを走っているが、その後に、ダークホースの如く、米国の小さな会社、Novavax 社がその存在感を増している。米国 Science 誌（2020 年 11 月 3 日）に、ライターの Meredith Wadman 氏が、「Novavax 社のワクチンが最良のものである」と題して、記事を配信している。

　米国の小さなワクチンメーカーである Novavax 社は、18 カ月前、会社存続の危機に面した。これまでの 3 年以内に 2 度も臨床試験に失敗して、株価が直近 30 日間、1 ドル以下に急落した。2 つの Maryland の製造施設を売却し、100 人以上の従業員を解雇して、2020 年 1 月には、わずか 166 人の従業員となってしまった。しかしながら、COVID-19 パンデミックが会社を蘇らせた。今では、Novavax 社は、米国政府及び NPO から 20 億ドル（約 2100 億円）を、COVID-19 ワクチン開発のために、受け取れるまでになった。10 月 31 日時点で、株価は 80.71 ドルまでに急騰した。新規従業員をさらに 300 人増やし、11 月には、重要な臨床試験を、米国とメキシコで行う計画となった。SARS-CoV-2 のスパイクタンパク質を蛾の細胞で生産する。Novavax 社のワクチンは、サルや初期のヒト試験では、競合他社の結果を上回る結果を出している。米国政府の "Operation Warp Speed" から資金援助を受ける 7 つのワクチンメーカーの 1 つとなった。ワクチンの心臓部である、Novavax 社の自家製のスパイクタンパク質は、安定性及び構造が優れており、ヒト及び動物で強力な抗体応答を誘導している。しかしながら、Novavax 社は、20 年以上もワクチン開発を行っ

てきているが、1つも市場に出していないので、疑問視している人もいる。小規模の会社なので、製造施設もアキレス腱となっている。

2020年9月24日、Novavax社は、英国で、15,000人のボランティアに対する最初の第Ⅲ相臨床試験を開始した。この時には、競合他社のModerna社、Pfizer社、J&Jの子会社Jansen社そしてAstraZeneka社は、既に第Ⅲ相臨床試験は既に開始されていた。これら4社は、タンパク質ではなく、核酸のワクチンであった。タンパク質ベースのワクチンは、有効性に関する長い歴史があり、他の会社もタンパク質ベースのワクチン開発を行っているなか、Novavax社が最初の第Ⅲ相臨床試験に到達した。例えば、Novavax社の最大のライバルは、巨大なワクチンメーカーであるSanofi Pasteur社である。

Novavax社は、昆虫細胞に感染するBaculovirusを用いて、SARS-CoV-2のスパイクタンパク質の遺伝子を蛾の細胞で発現させる。この蛾の細胞がコロナウイルスのスパイクタンパク質を細胞表面に発現するので、これらのタンパク質を集めて、平均直径が30～40nmの合成粒子と混ぜ合わせる。この最終化粒子は、コロナウイルスよりもわずかに小さめであるが、人の免疫系を作動させる。この粒子は、サポニンベースのアジュバントも含んでいる。

日本政府の援助を受けた武田製薬も、Novavax社と大規模製造のライセンス契約を締結した。サルを用いた実験では、最初Novavax社のワクチンを種々の投与量で摂取した後、生きたSARS-CoV-2を感染させたところ、サルの鼻で増殖できず、低投与量のわずか1匹のサルのみが、肺で増殖した。ワクチン接種した動物の鼻スワブ検体でウイルスの増殖が見られなかった例は今までで初めての知見であった。鼻での増殖を抑えることは、感染していると知らない人々の間での感染拡大を減少させることとなるので、非常に重要なことである。従って、Novavax社の第Ⅲ相臨床試験の結果に、研究者の関心が高まっている。

英国アストラゼネカ社とOxford大学のワクチン「AZD1222」に対する臨床試験の中間報告が2020年11月23日に発表された。英国での第Ⅱ／Ⅲ相臨床試験とブラジルでの第Ⅲ相臨床試験の統合的中間報告である。AZD1222（旧開発番号：ChAdOx1 nCov19）は、アデノウイルスワクチンであるが、非増殖型チンパンジーアデノウイルスベクターを用いている点が特徴的である。中間結果として、本ワクチンは、COVID-19予防の主要評価項目を達成して有効

的であり、COVID-19 の入院または、重症症例が、ワクチン投与群でなかった
と発表した。ワクチンの有効率は、2 つの臨床試験の統合解析から平均 70％で
あった。

　アストラゼネカ社の発表は非常に疑問を抱かせる内容であった。英国とブラ
ジルでの 2 つの臨床試験のワクチン接種のプロトコルが、異なっていた。全体
で 11,363 人の参加者で、COVID-19 症例が全部で 131 症例の解析を行っ
た。1 番目の臨床試験（n=2,741 人）は、初回及び 1 カ月間の間隔で 2 回目
のブースターワクチン接種で。初回が半分量、2 回目が全量投与の場合、有効率
が 90％、そして、英国での 2 番目の臨床試験（n=8,895 人）では、初回及び 1 ヶ
月間隔の 2 回目とも全量投与の場合、有効率が 62％となった。そして、全体の
平均有効率が 70.4％であると報告した。この 1 番目の投与量に関しては、様々
な疑念が出された。

　この疑念は、単純に解決した。米国 Science 誌（2020 年 11 月 25 日）の
Jon Cohen ライターの記事によれば、研究者の指示ミスであった。英国での臨
床試験の最初に、研究者の製造指示で間違いを起こし、そして、アストラゼネカ
社が予定していた量の半分をバイアル詰めしてしまった。この半分量のワクチン
接種したヒトを途中で中止するのではなく、2 回目の接種を通常通り全量摂取に
プロトコルの変更を行った。結果的には、この製造指示ミスで半分量を初回投与
した場合が、ワクチンの有効率が 90％と、2 回とも全量投与比べて高かった。
この解釈に関して、英国 Nature 誌（2020 年 11 月 23 日号）に、Ewen
　Callaway ライターが、免疫学者の見解を紹介している。

　1）Oxford Jennifer 研究所の免疫学者 Katie Ewer：ワクチンの低量の初回
　　投与が T 細胞免疫細胞のあるサブセットを刺激して、抗体産生をサポートす
　る可能性。彼女は、この疑問に答えるべく、チンパンジーウイルスへの抗体応答
　を調べる計画中である。

　2）米国フィラデルフィアの Wistar 研究所のウイルス免疫学者、Hildegund
　Ertl：この結果は、彼女のマウスでのアデノウイルスワクチンに関する研究の
　いくつかと照らし合わせて考えて見ると合理的である。2 回接種のワクチンに
　関して、初回の低投与量のワクチン接種が初回の高投与量よりもより良い防御
　に至ることができることを見いだしていて、初回のより低量のワクチン接種は、

2回目のブースターでトリガーされる記憶免疫細胞の樹立にもっと迅速に至ることができるからであると、彼女は考えている。2回の投与の間隔をもっと長　くすれば、同じ効果を達成することができるはずと考えている。

このように、アストラゼネカとOxford大学のワクチン臨床試験は、医学の世界ではあってはならない製造指図ミスから生じた投与量の間違いであった。しかしながら、科学の世界では時々見られる実験上の計量ミスや添加量のミスから、新しい発見が生まれ、それをセレンディピティーと、賞賛しているが、今回のミスは、人命に関わることであるから、この単純ミスが真実であったとすれば、どのような過程で、製造ミスが生じたのかを、偉大なる発見とは別に、解明すべきであると思われる。

日本でも、大阪大学と共同開発しているアンジェス株式会社が、2020年11月23日、「新型コロナウイルスDNAワクチン：第2/3相臨床試験について」と題して、ホームページ上で概要を発表した。

【新型コロナウイルスDNAワクチン第2/3相臨床試験概要】
●概要：健康成人志願者を対象とした、筋肉内接種における試験薬の安全性及び免疫原性の評価のための無作為化、二重盲検、プラセボ対照試験
●試験内容：ワクチンの接種量、接種間隔を2種(①2週間間隔で2回接種を250症例、②4週間間隔で2回接種を250症例)として、第1/2相より症例数を増やして合計500症例。※この500症例には、プラセボ(偽薬)を①と②にそれぞれ50症例を含む
●実施施設数：関西および関東エリアの8施設
●試験期間：接種開始～2022年3月(接種は2021年3月頃に接種完了予定。試験期間は、接種後52週間のフォローアップ期間を含む)
との内容であった。

冒頭に記載した各種ワクチンの有効率（速報値）が2020年12月の年末にかけて、論文として発表され、その詳細が明らかとなった。主要なワクチンの有効率を表に纏めた。

第17回厚生科学審議会予防接種・ワクチン分科会の資料（2020(令和2)年10月2日）によれば、日本政府は、これらの先行しているワクチンに関して、1）Pfizer社とは、ワクチン開発成功の場合、2021年6月までに1.2億

表　先行ワクチンの有効率

開発者	ワクチン名	全参加者	接種	割当て人数	COVID-19患者	発生率	有効率	95%CI
Moderna	mRNA-1273	30420	ワクチン接種群(2回：28日間隔)	15210	11	0.07%	94.1%	89.3%～96.8% P＜0.001
			プラセボ群	15210	185	1.22%		
Pfrizer/BioNTech	BNT162b2	43448	ワクチン接種群(2回：28日間隔)	21720	8	0.04%	95%	90.3%～97.0%
			プラセボ群	21728	162	0.75%		
AstraZeneca/Oxford大学	ChAdOx1nCoV-19(AZD1222)	11636 英国7548 ブラジル4088	ワクチン接種群 2回とも全量摂取	4440	27	0.61%	62.1%	
			プラセボ群	4455	71	1.59%		
			ワクチン接種群 1回目：半量接種 2回目：全量接種	1367	3	0.22%	90.0%	
			プラセボ群	1374	30	2.18%		
		全体	ワクチン接種群	5807	30	0.52%	70.4%	
			プラセボ群	5829	101	1.73%		

$$有効率 = \left[1 - \frac{感染者数／ワクチン投与者数}{感染者数／プラセボ投与者数} \right] \times 100\,(\%)$$

* AstraZenekaの有効率計算：有効率＝1－年齢調整頑健ポワソン回帰モデルで計算した相対リスク
（出典：1) mRNA-1273: 2020 Dec 30 N Engl J Med. doi:10.1056/NEJMoa2035389
2) BNT162b2: 2020 Dec 31 N Engl J Med. doi:10.1016/S0140-6736(20)32661-1
3) AZD1222: 2020 Dec 8 Lancet doi:10.1016/S0140-6736(20)32661-1）

回分を供給する基本合意、2）AstraZeneka 社とは、ワクチン開発成功の場合、1.2 億回分、うち 3000 万回分は、2021 年 3 月までに供給する基本合意、3）Moderna 社とは、武田薬品工業による国内での販売・流通の下に、2021 年上半期から 4000 万回分以上の供給を受けることに対する協議を行う、となっている。欧米等でのワクチン接種が既に 2020 年 12 月から開始され、そして、日本での段階的ワクチン接種も、2021 年 2 月下旬に医療従事者、3 月下旬に高齢者、そして、4 月以降は基礎疾患のある人を対象に開始されることとなった。

8.2.2　ADE（抗体依存性感染増強）

　ADE（Antibody dependent enhancement：抗体依存性の感染増強現象）は、一回目のウイルス感染で生じる抗体（例えば、低親和性中和抗体）が人体に対して悪い方向に働き、二回目の感染ではより効率的に感染して、結果的にウイルス量が増強されてしまう現象である。ADE の現象を図式化した。

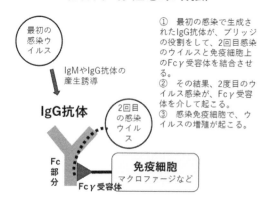

ADE（抗体依存性感染増強）

最初の感染ウイルス

IgMやIgG抗体の産生誘導

IgG抗体

2回目の感染ウイルス

Fc部分
Fcγ受容体

免疫細胞
マクロファージなど

① 最初の感染で生成されたIgG抗体が、ブリッジの役割をして、2回目感染のウイルスと免疫細胞上のFcγ受容体を結合させる。
② その結果、2度目のウイルス感染が、Fcγ受容体を介して起こる。
③ 感染免疫細胞で、ウイルスの増殖が起こる。

ワクチン開発において、有効性は当然ながら、安全性の検証が最も重要である。米国 Helix Nanotechnologies 社の Nikokai Eroshenko 氏らは、SARS-CoV-2 感染対策手段における ADE の意味を論じた（8201）。

ADE は、今まで、デング熱ウイルス、Zika ウイルス、Ebola ウイルスやコロナウイルスで観察されている。ウイルスのどのような性質がこの ADE にリンクしているのかはまだ不明であるが、ADE の重度の臨床的症状をもたらすウイルスは、マクロファージまたは他の免疫細胞で複製するか、さもなければ、これらの細胞の免疫学的状態を操作する能力を示している。SARS-CoV-2 に対するワクチンを開発する上でも、この ADE を考慮する必要がある。実際に、従来のコロナウイルス研究から得られたデータでも、ADE がこのウイルスの病理に重要な役割を果たしていることが示唆されている。SARS-CoV-2 でも同様な現象があるとすれば、ワクチンの注意深いデザイン及び検査または予防のための他の手段が ADE を回避するために必要と思われる。

また、米国 Vir Biotechnology 社及び Stanford 大学の Ann M Arvin らは、SARS-CoV-2 の ADE の潜在的可能性の概括をしている（8202）。

SARS-CoV-2 が原因となる疾患の ADE のリスクを考察する基礎として、RSV（RS ウイルス：冬から春にかけて流行し、乳幼児の気道感染症の重要なウイルス）、インフルエンザ及びデングでの臨床的経験に焦点を合わせて考察した。米国の MedImmune 社（現在、Viela Bio 社）は、RSV による重篤な下気道炎に対し、予防効果が期待できるヒト化抗 RSV モノクローナル抗体（Palivizumab；パリビズマブ）を開発した。RSV のエンベロープの F タンパク質に結合するモノクローナル抗体であり、ハイリスクの幼児に、このパリビズ

伝統的なワクチン開発の経路

発見及び標的の評価	前臨床段階	製造法開発 最初のバイオ工程 製剤 分析	第Ⅰ相 安全性	第Ⅱ相 安全性 免疫原性	第Ⅲ相 安全性 有効性 規制当局承認	規制当局レビュー

トランスレーショナル医療への突入
(基礎研究の成果を直ちに臨床医療に繋げる研究手法)　　臨床アッセイ最適化(抗体)　　用法選択　　革新的臨床試験
安全性及び有効性評価のための大規模試験

3〜8年　　　　2〜10年　　　　1〜2年

（出典：JAMA ホームページ　DOI: 10.1056/NEJMe2025111）

マブが 20 年以上使用されてきている。従って、RSV に対するモノクローナル抗体は、投与後、中和能力が低下したとしても、一貫して安全であることが示されている。

　インフルエンザに関して、ほとんど全てのヒトは、毎年出現する抗原的に変異した株に対して、完全に防御的ではない抗体を持っているので、交差反応性抗体が、疾患の ADE を誘発し易いとの仮説を考える上で、インフルエンザは教訓的である。これよりむしろ、既存免疫は同じサブタイプの 2 番目のウイルス株に対して、通常はある程度の防御能を与える。2009H1N1 インフルエンザに関する報告では、交差反応的で、低親和性で、そして中和活性の貧弱な抗体は、子供や高齢者ではなく、中年におけるリスクと相関関係があった。注目すべきは、インフルエンザワクチンに関して、6 ヶ月からの幼児への免疫は、親和性が成熟し、高い結合能をもつ抗体を産生する能力が限定的であるにもかかわらず、恩恵を与えることができることである。全般的に言えば、インフルエンザの広範な毎年のサーベイランスを行っていても、交差反応性株及びワクチンのミスマッチが通常であるにもかかわらず、疾患の ADE が現れてきていない。

　デングに関しては、最初の感染時に、重度のデング出血熱及びショック症候群が起こるけれども、疾患の ADE の可能性は、異種のデング血清型に対する中和抗体価の低い、交差反応性抗体と相関関係がある。重度の感染と疾患の ADE の

189

オーバーラップした兆候を考慮に入れると、臨床的事例では、疾患の ADE が起こることを示しているが、流行の地域でまれで（36 ／ 6684 参加者；約 0.5％）狭い範囲の既存の抗体力価（1：21 〜 1：80）と相関関係があった。この同じ研究で、高力価の抗体は、防御的であることもわかった。デングの中和抗体によって付与される防御の背景の中で、非常にまれにおこる免疫増強状態をどのように回避するかを予測するかの課題は、SARS-CoV-2 に対しても、同様に、困難であることを意味している。

8.2.3 ワープスピードでのワクチン開発

　SARS-CoV-2 の遺伝子情報が 2020 年 1 月に公開されてから、Pfizer 社と BioNTech 社のワクチンの臨床試験の有効性のデータが、2020 年 12 月 2 日に発表された。開発の経緯を、ライターの Philip Ball 氏が、英国 Nature 誌に述べている（8231）。

　これらの研究開発は、同じコロナウイルスの仲間である SARS や MERS のような関連ウイルスに関する研究をベースにしているために、ワープスピードで

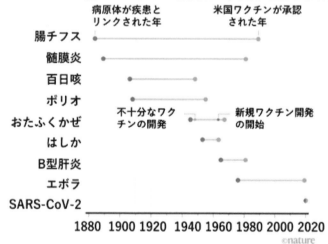

（出典：Nature ホームページ　Nature. 2021;589(7840):16-18. doi:10.1038/d41586-020-03626-1 より）

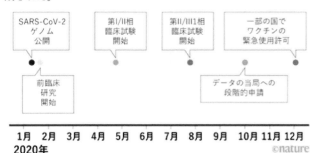

1年以内のワクチン開発

PfizerとBioNTechのSARS-CoV-2ワクチン共同開発は、試験開始後8ヶ月以内で、ワクチンの承認となった。この急激な進展は、試験を重層的に実施することと安全性上の問題がなかったために達成された。

(出典：Nature ホームページ　Nature. 2021;589(7840):16-18.
doi:10.1038/d41586-020-03626-1 より)

の開発が可能になった。そして、SARS-CoV-2 が比較的にゆっくりと変異するウイルスであり、たまたま、良く研究されたコロナウイルスであったからである。

　従来のワクチンは、ウイルス自身のウイルスタンパク質または不活化型を含んでいて、それが、生きたウイルスによる感染に対する生体の免疫防御能を刺激する。しかしながら、最初に発表された Pfizer 社と BioNTech 社の共同開発ワクチンと Moderna 社のワクチンは、スパイクタンパク質をコードする mRNA ワクチンであった。米国 Yale 大学の免疫学者岩崎明子氏は、核酸ワクチンを 20 年以上研究してきたが、彼女は、DNA ワクチンの基礎研究は、少なくとも 25 年前に始まり、RNA ワクチンは、10 年〜 15 年にわたる強力な研究から恩恵を受けていて、いくつかのものは、がんワクチンを目標としていたとコメントした。このアプローチ法が、まさに、機が熟していた。5 年前なら、RNA 技術は、まだ準備できていなかった。3 番目のワクチンは、英国アストラゼネカ社と Oxford 大学が開発したワクチンで、このワクチンは、mRNA ではなく、何年ものベクターの研究の恩恵の下に、チンパンジーアデノウイルスベクターを選択した。このような従来型のワクチンの進展は、同様に、SARS、MERS、エボラ、そしてマラリアに関する研究から来ている。そして、このようなアプローチ法は、mRNA を使用するよりも、コスト的により安価である。

　ワクチンは、最高速で開発されたが、英国変異種 B.1.1.7 が 2020 年 12 月には、英国を席巻した。AstraZeneka/Oxford や Pfizer/BioNTech のワクチ

ンが英国で承認され始めたが、大量製造が喫緊の課題となった。これらのワクチンは、2回の接種（3週間から4週間の間隔）が必要であるが、英国医薬品・医療製品規制庁（MHRA）は、2回目のブースター接種を12週間後に遅らせることができると述べた。そうすれば、多くの人が少なくとも初回のワクチン接種を受けることができるからである。これらの経緯に関して、英国 Science 誌（2021年1月8日）に、ライターの Jon Cohen 氏が記載している（8232）。

　有効性データがない状態で、MHRA は、2回目のブースター接種を遅らせることを承認したが、多くの物議を醸した。MHRA は、この投与方法に関する決定で、急速に拡大している B.1.1.7 変異種に関しては、言及していない。MHRA は、「AstraZeneka/Oxford のワクチンのブラジルと英国での第 III 相臨床試験の一部の参加者の探索的データ解析を行うと、ワクチンの単回投与の後で、73% の有効性が見られた」と説明している。英国免疫学会は、MHRA の"実利的な"投与スケジュールを支持する声明を出したが、政府に頑健なモニタリングプログラムを開始して、異なった接種間隔が有効性にどのような影響を与えるのかを見極めるようにと要請した。米国政府のワープスピード作戦プログラムの主任科学者である Moncef Slouri 氏は、AstraZeneka/Oxford ワクチンの臨床試験を3万人規模で実施しているが、「初回のワクチン接種後、かなり多くの人がまだ抗原感作されていない」と述べた。米国 FDA は、同様な科学的議論に加え、「その動きは、完全に防御されない人々が暴露感染のリスクを増加し始めたら、逆効果になってしまうだろう」と追記した声明を出した。

8.2.4 ナノ粒子成分のアレルギー反応

　Pfizer 社と BioNTech 社のワクチン接種で、重度のアレルギー様反応が観察されている。ワクチンの主成分である mRNA をパッケージ化する成分ポリエチレングリコール（PEG）が、その原因かもしれない。Moderna 社のワクチンも PEG を含んでいる、米国 Science 誌に、科学ジャーナリスト、Jop de Vrieze 氏は、PEG がアレルギーを引き起こす可能性に関する説明をしている（8241）。

　PEG は、今まで承認されたワクチンに使用されたことはなかったが、多くの薬剤には使用されていて、時折、アナフィラキシーの引き金となり、潜在的に命

に関わる反応、発疹、血圧の急激な低下、息切れ、そして、頻脈を引き起こすことがある。一部のアレルギー学者や免疫学者は、以前に PEG に暴露された一部の人において、PEG に対する抗体が高いレベルで存在し、それが、ワクチンに対するアナフィラキシー反応のリスクとなっているかもしれないと信じている。但し、この関連性に懐疑的なヒトもいる。

　アナフィラキシー反応は、いかなるワクチンでも起こりうるが、通常は、非常にまれで、100 万回投与あたり約 1 例である。米国 CDC の報告では、2020 年 12 月 19 日時点で、米国で COVID-19 ワクチン接種を受けた 272,001 人のうち、アナフィラキシーが 6 人で、12 月 23 日時点では、614,117 人の接種者のうち、10 人で見られた（8242）。

　Pfizer 社と Moderna 社の臨床試験は、何万人ものヒトに対して行ったが、重篤な有害事象はなかった。この両方の試験で、COVID-19 ワクチンの成分に対するアレルギーの履歴のあるヒトは除外していた。Pfizer 社は、さらに、今まで、ワクチンで重度の副反応をしていたヒトも除外している。食物あるいは薬剤に対するアレルギーを以前に起こしていたヒトは除外していないが、臨床試験では数少ない例数だったと思われる。

　この両方のワクチンは、mRNA が脂質ナノ粒子（LNP）で包まれた形態である。この LNP がアジュバントとして働き、免疫応答を増強させる。LNP は、PEG 化されていて、PEG 化されると、粒子の安定性と寿命を増加させることができる。PEG はまた、歯磨き粉やシャンプーのような日常品に増粘剤として、溶媒、柔軟剤そして、保湿キャリアとして、使用されている。さらに、下剤として、何十年も使われている。バイオ製剤でも、同様に PEG 化化合物を含む製剤が増加している。

　PEG は長い間生物学的に不活性なものと思われてきたが、そうでない証拠がたくさんでてきている。72％もの人々が少なくとも PEG に対する何らかの抗体をもっていることが、North Carolina 大学の Qi Yang, Samuel Lai らから、報告されている (8243)。そして、約 7％のヒトがアナフィラキシー反応を引き起こすに十分なレベルの抗体量を有していた。

　ハンガリーの Semmelweis 大学の免疫学者、Janos Szebeni 氏は、PEG に関連したアナフィラキシーの背後にあるメカニズムに関して、それは、古典的

なアレルギー反応の原因である IgE を含んでいないので、まだ知られていないと述べている。その代わりに、PEG は、他の抗体クラスである IgM と IgG の引き金となり、これらの抗体は、補体系と呼ばれる体内の生得的免疫の一部に関与している。1999 年に Szebeni 氏は、新しいタイプの薬剤誘導反応を記述して、彼は、CAPRA(complement activation-related pseudoallergy：補体活性関連疑似アレルギー) と呼んだ。ナノ粒子ベースの医薬、特に PEG 化された薬剤に対する非特異的免疫応答で、免疫系が、ナノ粒子を間違ってウイルスとして認識して起こる免疫反応である。Szebeni 氏は、CAPRA が一部の PEG 化された薬剤により、がん治療薬のブロックバスター Doxil を含めて、時折引き起こすことが知られている重度のアナフィラキシー様反応を説明できると信じている。Duke 大学の外科医、Bruce Sullenger 氏らのチームが PEG 化した RNA を含む実験的抗凝固剤で同様な事例を経験している。このチームは、2014 年の第 III 相臨床試験を停止させた。なぜなら、薬剤投与を受けた 1600 人のうち、約 0.6%が重度のアレルギー反応を呈し、一人が死亡した。アナフィラキシーを起こした全ての参加者は、高いレベルの抗 PEG IgG 抗体をもっていた。しかしながら、一部の副反応を示さないヒトでも、同様に、高いレベルの抗体をもっていた。Duke 臨床研究所の Thomas J. Povsic らは、PEG 化したアプタマーである pegnivacogin に対する重度の即時型アレルギー反応に既存の抗 PEG 抗体が関連していることを明らかにした（8244）。PEG 化したこの薬剤に対するアナフィラキシー反応を呈した患者は、結局、PEG に対する IgE 抗体を持っていた。

　mRNA ワクチンの PEG の量は、多くの PEG 化した薬剤よりも、桁違いにより低い量である。それらの薬剤はしばしば静脈注射で投与されるが、この 2 つの COVID-19 ワクチンは、筋肉注射される。従って、PEG への暴露が遅くなり、ほとんどの抗 PEG 抗体が存在する血中での PEG のレベルははるかに低い値となる。

　これらの開発会社はそのリスクに気づいていた。2018 年 12 月 6 日付けの株式市場の見通しで、Moderna 社は、一部の脂質またはそうでなければ LNP に関連した PEG から PEG に対する"反応"の可能性を認識していた。また、2020 年 9 月の BioNTech 社の論文 (8245) では、治療用 mRNA 送達に対

する PEG の代替物の提案をして、ナノ粒子の PEG 化もまた、活性と安全性に関して、実質的な不利な点を持っている点を注記していた。BioNTech 社の上級副社長の Katalin Kariko とハンガリーの免疫学者 Szebeni は、脂質の量が少ないことと筋肉注射投与であることから、リスクは、無視できるとの見解で一致した。Kariko 氏は、すべてのワクチンはある種のリスクを抱えているが、この mRNA ワクチンの恩恵がリスクを上回ると述べている。

「アナフィラキシー反応のリスクが高いヒトは、ワクチン接種後、30 分間その場所にとどまるべきで、必要に応じて処置されるであろう」と米国の CDC は、述べている。米国 CDC の MMWR 報告（2021 月 1 月 6 日発表）によれば、2020 年 12 月 14 日から 23 日の間で、米国で Pfizer-BioNTech のワクチンの初回投与を 1,893,360 人が受けて、アナフィラキシー症例が 21 例（100 万回投与あたり 11.1 例）報告された。これらの症例の 71%は、ワクチン接種後 15 分以内に起こっていた。アナフィラキシーを発症した人の年齢の中央値は、40 歳（27 歳から 60 歳）で、19 例（90%）が女性であった。21 例のうち 19 例（90%）において、これらの患者は、治療の一部として、エピネフリンを処方された。

　開発が先行しているいくつかのワクチンに関して、米国 Boston のブリガム＆ウイメンズ病院の Mariana Castells らが、その賦形剤、特に、PEG やその類似物である Polysorbate のアナフィラキシーとの関連性に関して言及している（8246）。
Pfizer/BioNTech 社 mRNA ワクチンの米国での医療従事者約 200 万人への接種では、数人よりももっと多いアナフィラキシーが報告された。従来の全てのワクチンでは、アナフィラキシーの発生率は、約 100 万人に 1 人であるが、Pfizer/BioNTech の場合、約 10 万人に 1 人で、Pfizer/BioNTech ワクチンのアナフィラキシー発生率は、従来のワクチンよりも、約 10 倍高かった。Pfizer/BioNTech 及び Moderna の mRNA ワクチンは、脂質ベースのナノ粒子キャリアシステムを用いていて、このために、mRNA の迅速な酵素的分解を防ぎ、そして、生体内での送達を容易にしている。この脂質ベースのナノ粒子キャリアシステムは、親水性層を与え、そして、半減期を延ばすポリエチレングリコール（PEG）2000 脂質複合体でさらに安定化されている。AstraZeneca/

表　代表的 SARS-CoV-2 ワクチンと代表的賦形剤

開発者	ワクチン名	ワクチン分類	ワクチンタイプ及び免疫原	接種方法	開発段階（2020年12月21日時点）	代表的賦形剤
BioNTech-Pfizer	BNT162b2	mRNA	Sタンパク質をコードするmRNA（30μg）	2回（0日及び21日目）筋注	緊急使用許可	PEG-2000
Moderna	mRNA1273	mRNA	Sタンパク質をコードするmRNA（100μg）	2回（0日及び28日目）筋注	緊急使用許可	PEG-2000
AstraZeneca & Oxford大学	AZD1222	アデノウイルスベクター（非増殖型）	ChAdOx1-Sn Cov-19（Sタンパク質発現非増強型チンパンジーAdV5）	1回（0日）または2回（0日及び28日目）筋注	第III相	Polysorbate 80
Janssen		アデノウイルスベクター（非増殖型）	Ad26.COV2.S（Ad26ベクターワクチン）	1回または2回（0日及び56日目）筋注	第III相	Polysorbate 80
Novavax		タンパク質サブユニット	改変Sタンパク質にアジュバント（Matrix M1）を添加	2回（0日及び21日目）筋注	第III相	Polysorbate 80
Sanofi Pasteur & GSK		タンパク質サブユニット	SARS-CoV2ワクチン剤型（アジュバント添加）	2回（0日及び21日目）筋注	第I/II相	Polysorbate 20

（出典：一部改変 N Engl J Med. ホームページ　2020 Dec 30. doi: 10.1056/NEJMra2035343. より）

Oxoford 大学などのワクチンでは、構造的に PEG に類似の非イオン性界面活性剤かつ乳化剤である Polysorbate 80 で製剤化されている。Sanofi Pasteur/GSK ワクチンでは、Polysorbate 20 が使用されている。従って、今後、これらの脂質を中心にしたワクチンのアナフィラキシー反応を注意深く観察する必要があると思われると述べている。

8.3　ポビドンヨード（吉村大阪府知事会見）

　2020 年 8 月 4 日の記者会見で、大阪府の吉村洋文知事が、うがい薬「ポビドンヨード」に関する発表をした。

図　ポビドンヨード含嗽によるウイルス陽性率の変化

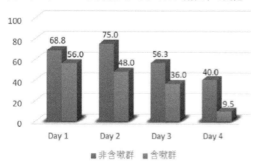

■非含嗽群　■含嗽群

（出典：大阪府ホームページ http://www.pref.osaka.lg.jp/attach/39143/00000000/povidon.pdf）

「うそみたいな本当の話で、うそみたいなまじめな話をさせていただきたいと思います。皆様もよく知っているうがい薬を使ってうがいをすることによって、コロナの患者さん、コロナがある意味減っていく。コロナに効くのではないかという研究が出ました」との言葉で、机の上には、

イソジンうがい薬などの市販薬を陳列して、説明した。説明の根拠資料は、大阪府立病院機構大阪はびきの医療センター次世代創薬創生センター長松山晃文氏による「ホテル宿泊療養におけるポビドンヨード含嗽の重症化抑制にかかる観察研究について（令和 2 年 8 月 4 日）」であった。説明資料では、これまでの研究成果として、ホテル宿泊療養 COVID-19 患者を対象（府健康医療部のご協力）にして、ポビドンヨード含嗽の有無と唾液 PCR 陽性頻度を評価した結果、ポビドンヨード含嗽で宿泊療養者の唾液ウイルス陽性頻度は低下することがわかったとの内容であった。

　41 人を対象にした研究で、ポビドンヨードを 1 日 4 回含嗽したグループと含嗽しないグループの比較で、4 日目には、含嗽グループでは、ウイルス陽性率が 9.5％まで低下したのに対し、含嗽無しでは、40％であった。ポビドンヨード含嗽によるウイルス陽性率の比較では、ポビドンヨード含嗽では、PCR 陽性が 21.0％、PCR 陰性が 79.0％、ポビドンヨード含嗽無しでは、PCR 陽性が 56.3％、PCR 陰性が 43.7％であった。

　この吉村知事の昼間の記者会見の後、夕方には、ほとんどのドラッグストアからイソジンなどのうがい薬が全く消え去り、2020 年 1 月に生じたマスクの店頭からの消失と同じ光景がデジャブのように再現された。これに対して、8 月 7 日、日本甲状腺学会、日本内分泌学会及び日本内分泌外科学会は、共同で、「新型コロナウイルス感染症にヨウ素の含まれるうがい薬が有効であるかについては、現時点では、科学的に評価できる論文が発表されておらず、重症化予防などの効果は明らかになっていません」と見解を発表する事態になった。

　そのような中、超一流の米国医学会誌（JAMA）に、米国 Connecticut 大学の Samantha Frank らの「ポビドンヨード鼻腔消毒剤の SARS-CoV-2 の迅速な不活化に対する試験管内効果」と題する論文が、2020 年 9 月 17 日に発表された（8401）。この論文発表に先立つ 6 月 16 日には、同じ Connecticut 大学の同グループの Avinash Bidra らが、「ポビドンヨード口腔消毒剤を用いた SARS-CoV-2 の迅速な試験管内不活化」と題する発表をしている（8402）。

　SARS-CoV-2 の高いウイルス量が、有症状及び無症状感染者の鼻咽頭及び中咽頭で検出される。口は、中咽頭の一部でもある。鼻の杯細胞と繊毛細胞は、SARS-CoV-2 の受容体である ACE2 の最も高い発現をしていて、ACE2 を発

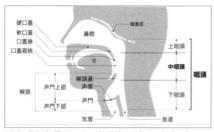

（出典：国立がん研究センターがん情報サービスホームページ https://ganjoho.jp/public/cancer/mesopharynx/index.html より）

表　種々の濃度のポビドンヨード溶液中での
　　SARS-CoV-2 の 15 秒後のウイルス力価

検定物質	1：1希釈後の PVP-I濃度	ウイルス力価	LRV
PVP-I（ポビドンヨード）鼻腔消毒剤			
5.0%	2.5%	<0.67	3.0
2.5%	1.3%	<0.67	3.0
1.0%	0.5%	<0.67	3.0
エタノール70%	NA	1.5	2.17
ウイルス対照液	NA	3.67	NA

＊LRV（Log Reduction Value：対数除去率）
＊3LRVは、10の3乗なので、1000分の1になることを意味する。

（出典：JAMA ホームページ　doi:10.1001/jamaoto.2020.3053 より）

現している鼻繊毛細胞が、粘膜下腺細胞よりも、最も感染性の高い細胞である。これらの細胞の感染性は、下気道細胞よりも、はるかに高い。本研究は、感染の主要な部位である鼻の上気道の繊毛細胞の感染、そして、引き続き、肺の吸引及び播種へと繋がるウイルス伝播の経路を際立たせている。

鼻の消毒剤は、患者や医療従事者の鼻腔を消毒して、感染伝播を軽減すると推奨されてきた。多数のプロトコルが、ポビドンヨード（PVP-I）の鼻腔内使用を推奨している。ポビドンヨードは、SARS-CoV や MERS に対して 0.23％でも試験管内の効果があることが証明されているので、Frank らは、SARS-CoV-2 に対する検討を行った。

Frank らの結果では、ポビドンヨード 0.5％でも、15 秒後には、SARS-CoV-2 は、3LRV 低下し、即ち、最初の濃度の 1000 分の 1 となる。エタノール 70％の場合、LRV が 2.17 であるから、約 150 分の 1 となる。

結論として、ポビドンヨードは、口腔用としても鼻腔内用途としても、試験管内試験では、15 秒の接触で、SARS-CoV-2 を急速に失活させたが、70％エタノールでは、15秒での完全な失活はできなかった。口腔内使用としては、0.5％のポビドンヨード液で十分であることがわかった。

8.4　ビタミン D（トランプ大統領服用）

米国トランプ大統領は、2020 年 10 月 2 日、新型コロナに感染したことを発表して、当日、医療施設に入院したが、そのとき、レムデシビル、デキサメタゾン以外に、ビタミン D も処方されていた。

米国シカゴ大学の David Melzer らが、2020 年 9 月 3 日公開の論文で、

ビタミン D と California 検査結果の臨床的特徴との関連性を報告している（8501）。

　ビタミン D のレベルと治療を反映しているビタミン D の状態が、COVID-19 の検査結果と関連性があるのかどうかを調べた。COVID-19 の検査する前の年にビタミン D を測定していた 489 人の患者のコホート研究では、COVID-19 陽性である相対リスクは、COVID-19 検査時のビタミン D が不足しているように思える患者の方が、COVID-19 検査時のビタミン D が十分にあるように思える患者よりも、1.77 倍高かった（95% CI、1.12 ～ 2.81 : P=0.02）。この数値は、統計的に有意であった。COVID-19 に罹患した患者に関して、推計の平均の割合は、ビタミン D 不足グループで全体の 21.6%、ビタミン D が十分なグループで全体の 12.2%であった。

　もし、ビタミン D が COVID-19 の罹患率を低下させるならば、それが、COVID-19 の感染伝播も低下させるかもしれないと考えたくなる。ビタミン D は自然免疫を強めるので、COVID-19 の感染及び伝播を低下させることもあり得る。ビタミン D は亜鉛の代謝にも影響を与え、コロナウイルスの複製を減少させる。実際、トランプ大統領にも、亜鉛が処方されていた。ビタミン D は、樹状細胞及び T 細胞への効果を通じて、免疫機能を調節することにより、ウイルス排除を促進したり、症状を引き起こす炎症性応答を低下させたりするのもしれない。ビタミン D のレベルが高ければ高いほど IL-6 のレベルは低くなっている。IL-6 こそ、COVID-19 のサイトカイン・ストームでの重要な標的物質である。ビタミン D が感染を阻害し、ウイルス複製を低下させ、あるいは、ウイルス排除を加速化する程度に、ビタミン D は、感染拡散を低下させるかもしれない。他方、ビタミン D が炎症反応を抑制するならば、無症状キャリアを増加させ、咳などの症状の発症を抑えてしまうかもしれず、ビタミン D のウイルス拡散に対する効果を予測することが非常に難しくなってしまうかもしれない。

8.5　経鼻薬

　ワクチン開発は種々試みられているが、別の方法でこの COVID-19 からヒトを防御できないかと検討がなされている。その中の 1 つに、ニワトリの抗体を用いた点鼻剤がある。

米国 Science 社の Jon Cohen 氏が、2020 年 11 月 5 日、ニワトリ抗体の点鼻剤に関する記事を配信している (8601)。

　米国 Stanford 大学は、"SPARK GLOBAL" にて、安価で安全な点鼻薬の開発を行っていて、SARS-CoV-2 に対する短期的で、迅速な免疫を与える点鼻薬である (8602)。この点鼻薬の主成分は、SARS-CoV-2 のスパイクタンパク質でニワトリを免疫して、鶏卵から取得した IgY（IgY の Y は、Yolk：卵黄からの略）抗体である。従って、1 投与はわずか 1 ドル程度での非常に安価である。2020 年 10 月 1 日、第 I 相臨床試験は、オーストラリアで開始され、この試験で、SARS-CoV-2 に対するニワトリ抗体を含む点鼻薬が一過的な防御能を付与するのかどうかを明らかにする。動物実験データはないが、本点鼻薬が効能を発揮するならば、飛行機に乗る前、密集した場所に集まる前、大学寮に入寮する前、あるいは家族の集まりの前に、この点鼻薬をすすることで、感染を抑えることができるかもしれない。この点鼻薬の発想は、独特なものではあるが、前例がないわけでもない。この発想は、オーストラリアの SPARK 所長で、Sydney 工科大学の Michael Wallach から出されている。彼は、疾患からニワトリを防御するワクチンを作成して、マウスのインフルエンザモデルで、ニワトリ抗体の検討を行った。臨床試験では、IgY 抗体溶液でうがいすることで、緑膿菌の呼吸器感染から嚢胞性線維症患者を防御できるかどうかの試験をしている。さらに、他の研究者は、IgY 抗体での口腔洗浄により歯周菌が原因の歯垢を防げるのか、そして、ヘリコバクター・ピロリ菌を治癒できるかどうかの食品添加物の検討を行っている。

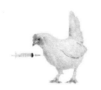

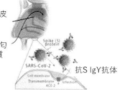

ステップ1：組換えスパイクタンパク質の注射、必要に応じて、2週間間隔でブースト注射

ステップ2：毎日、卵の採取、8ヶ月間、新鮮または乾燥卵黄から水で抽出

ステップ3：点鼻薬調製

結果：ウイルスが侵入する前に、鼻の表面でウイルスを捕捉する

(出典：Stanford University ホームページ　https://sparkmed.stanford.edu/covid19/ より)

第9章
医療廃棄物・環境

9.1　医療廃棄物

　今回の新型コロナウイルスのパンデミックで、フェースガードや医療用マスク等の個人防護具 . も含めて、医療材料・医療器具が世界的に不足の事態に陥った。医療現場での感染症対策の要であるハード的な資源の大量使用が発生して、結果として、大量の医療用廃棄物が生まれた。これらの医療廃棄物に関して、英国 Glasgow 大学の Siming You らが、「COVID-19 の持続不可能な（Unsustainable）廃棄物管理」と題したコメントを下記のようにしている（9101）。

　新型コロナウイルスのパンデミックで、廃棄物管理の一連の流れが突然崩壊した。医療及び家庭での廃棄物を安全に管理することは、首尾良くこの疾患を封じ込めるために重要である。間違った管理をすれば、環境汚染の増加に繋がるかもしれない。

　中国の COVID-19 の震源地である武漢市は、医療廃棄物が大量に発生した。医療廃棄物は、流行の前には一日当り 40 ～ 50 トンの間であったが、2020年 3 月 1 日での量は約 247 トンまでに増加している。マニラ、クアラルンプール、ハノイやバンコクのような都市でも、パンデミック前に比べて、一日当り154 ～ 280 トンの医療廃棄物が増加している。その後、広範なロックダウンが始まると、英国では家庭ゴミが実質的に増加した。これらの大量の廃棄物は、収集及びリサイクルが必要であるが、どちらとも、マンパワーの不足と感染管理対策への努力の結果として、妥協的な解決となった。

　同じく、米国 Science 誌（2020 年 9 月 11 日号）に、オーストラリアMonash 大学都市工学部の Tanveer M. Adyel が、「COVID-19 時のプラスチック廃棄物の蓄積」と題した記事を掲載した（9102）。
COVID-19 の感染拡大対策として、全世界的にロックダウンが実施された結果、

石油の世界的需要は低下し、原油価格も急落した。その結果、石油製品であるプラスチックは、リサイクルよりも、新しく製造した方が、より安価になった。この価格のインセンティブが、プラスチック使用を増加させる生活スタイルの変化と相まって、プラスチック汚染を解決すべき課題を複雑化させることになった。

　このパンデミックの期間、個人防護具（PPE：personal protective equipment)が、プラスチック汚染の増加に拍車をかけた。一般大衆、医療従事者、そして、サービス作業者における PPE の高い需要に応じて、中国での使い捨てフェースマスクの生産は、2020 年 2 月には一日当り 1.16 億枚となり、通常の約 12 倍までに急増した。このパンデミックの震源地である中国・武漢市の病院では、使い捨てのプラスチック医療廃棄物（使い捨てフェースマスク、手袋やガウンなど）が、パンデミックのピーク時に、1 日あたり 240 トン以上排出された。この量は、パンデミックが起こる前の 1 日平均の 6 倍以上である。この武漢での廃棄物量がほかの地域にも当てはまるとすると、米国では、医療廃棄物が、2 ヶ月で、年間の総量に匹敵することになる。

　このパンデミックの間そして、その後も、環境保全の努力がなければ、国連の「持続可能な開発目標」を達成することができなくなるように思える。

9.2　大気汚染と COVID-19

　新型コロナウイルスはパンデミックとなり、全世界に拡散し、感染者数及び死亡者数が増加した。ある場所では、他の場所よりも、感染者数が多く、死亡者数が多い。この理由の一つとして、大気汚染がある。PM2.5（微粒子の粒径が 2.5 μm 以下）、二酸化窒素（NO2）や二酸化硫黄（SO2）の微粒子のような汚染物質に長期間暴露されていると、肺機能が衰え、そして、呼吸器疾患の原因となる。これらの汚染物質は、比較的若い人でも持続的な炎症性応答を引き起こし、呼吸器官をターゲットとするウイルスによる感染リスクを増加させることが示されてきた。

9.2.1 中国でのロックダウン対策による大気汚染改善
　香港科学技術大学の Guojun He らは、中国における COVID-19 ロックダウンが都市部の大気汚染に対する短期的影響と題する論文を発表した（9201)。

図　ロックダウン前後の AQI（空気質係数）の変化

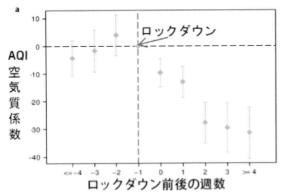

(出典：Nature ホームページ https://doi.org/10.1038/s41893-020-0581-y)

中国では、COVID-19 感染拡大防止のために、都市の３分の１をロックダウンした。このロックダウンは、厳格に、個人の移動及び経済活動を停止させた。中国の包括的な毎日の大気環境データを用いて、He らは、空気質係数（AQI：Air Quality Index）及び PM2.5 の濃度の観点から、これらの対策の影響を評価した。AQI は、包括的な大気汚染の指標で、PM2.5、PM1.0、SO_2、CO、O_3 及び NO_2 濃度を用いた計算される。AQI が低いと、大気環境は良いことを意味する。

　本研究の大気環境データは、2020 年 1 月 1 日から 3 月 1 日まで。

　ロックダウンの大気汚染に対する影響の定量化のために、DiD（差分の差分法）モデル（DiD：difference in differences）の二つのセットを採用した。DiD モデルとは、計量経済学や社会学における量的調査において用いられ、観測データによって実験的な研究を模倣するための統計手法である。この DiD モデルを使うことにより、潜在的に大気汚染レベルに影響を与える種々の交絡因子を制御することが可能となり、ウイルス封じ込め手段の妥当な因果効果を明らかにすることが可能となる。DiD モデルで、ロックダウン都市と非ロックダウン都市との間に相対的大気汚染変化を推定した。ロックダウンにより、空気質が改善され、数週間以内に、毎日の AQI 及び PM2.5 は、それぞれ、19.84 ポイント (17%)、及び 14.07 μg /m³(17%)、減少した。これらの推定値は、天候変数に影響されないこともわかった。

　正式なロックダウン政策をしていない都市でも、他の手段でウイルス感染拡大防止対策を実行したために、空気質は改善した。前年に比べて、これらの都市の AQI は、6.34 ポイント低下し、PM2.5 は、7.05 μg /m³ 低下した。

ロックダウンの効果は、より寒い都市で、より豊かな都市で、そして、より工業化された都市で、より大きかった。これらの改善にもかかわらず、ロックダウン期間中の PM2.5 の濃度は、WHO の推奨する濃度よりも、4 倍高いままであった。

9.2.2 米国でのパンデミック期間中の大気汚染の変化

　米国ミネソタ大学 Berman らは、COVID-19 パンデミックの間の米国での大気汚染変化に関する論文を発表した（9202）。

　米国での 2017 年から 2020 年の 1 月 8 日から 4 月 21 日までの PM2.5 及び二酸化窒素（NO2）に対する COVID-19 パンデミック期間の空気質の評価を行った。COVID-19 期間中（3 月 13 日から 4 月 21 日）と COVID-19 の前の期間（1 月 8 日から 3 月 12 日）の大気汚染を考察した。カウンティレベルでの大気汚染物質濃度の比較を行った。

　NO2 レベルの減少に関して、COVID-19 期間中は、過去のデータと比較して、統計的に有意な減少であった。25.5%の減少で、絶対的な減少は 4.8ppb であった。PM2.5 も同様に減少した。

　COVID-19 パンデミックでの大気汚染への暴露は、健康問題に対して重要な意味を有する。Xiao Wu らの研究（9203）（査読前論文）では、2020 年 4 月 22 日までの、米国 3000 カウンティ以上のデータを集積して解析した結果、長期間の PM2.5 への暴露で、濃度がわずか 1 μg /m^3 増加すれば、COVID-19 の死亡率が 8%（95%信頼区間：2 － 15%）増加することがわかった。この数値は統計的に有意な値であると述べている。この値は、PM2.5 と他の全て原因による死亡率に対して観察される値よりも 20 倍も高い死亡率である（9204）。

9.2.3 ブラジルでの大気汚染

　COVID-19 と大気汚染との危険な相関に関して、ブラジルの Pampa 大学の Urrutia-Pereira らが、アレルギー及び免疫病理誌に、知見を纏めて報告した（9205）。

　大気汚染は、多くの臓器や体内のシステムに、特に、呼吸器系や心疾患システ

ムに対して損傷を引き起こすことが知られているが、2015年には、420万人が死亡している（全世界の全体の死亡者の7.6%に相当）。

サンパウロ（人口約1200万人）では、市の部分的なシャットダウンの間、4箇所の空気質測定ステーションのデータから、都市部では、5年間の月毎平均値に比べて、NO（77.3%まで）、NO₂（54.3%まで）そしてCO（64.8%まで）濃度の劇的な減少が観察された。

リオデジャネイロ（人口約630万人）では、市の部分的なシャットダウンの間、COレベルの有意な減少（30.3〜48.5%）が見られた。その他の都市、ペルナングコ州（人口927万人）では、新型コロナウイルス感染拡大防止対策で、ガス状汚染物質の放出が減少し、セアラー州のフォルタレザ市（人口261万人）では社会的隔離及び産業の停止により、空気中のオゾン（O₃）レベルが50%減少している。

9.2.4 オランダでの大気汚染と感染拡大（家畜からのアンモニアが原因？）

英国Birmingham大学のMatt Coleらは、「オランダにおける大気汚染への暴露は、より高いCOVID-19症例及び死亡とリンクしている」との報告をした(5)。

米国では、PM2.5が1μg/m³増加すると、COVID-19死亡率が8%増加することと関連しているとの報告があったが、このオランダでの研究では、COVID-19死亡率は、16.6%まで増加することがわかった。オランダの355の自治都市からのデータの解析で、微粒子濃度が1μg/m³増加すれば、15人のCOVID-19症例、4人の入院そして3人の死亡までの増加にリンクしていることがわかった。

オランダ南東部の北ブラバント州（人口約254万人）やリンブルフ州（人口約111万人）で、オランダでのブタ1200万頭の63%以上、そしてニワトリ1.01億匹の42%以上が飼育されている。大量の家畜の生産をすると、大量のアンモニアを産生する。これらの粒子が、しばしば、大気汚染の微粒子のかなりの割合を占めている。これらの濃度は、オランダの南東部からの空気サンプル中で最大の値を示した。

オランダの自治都市での微粒子の年間平均濃度の最高値は、12.3μg/m³で、最低値は、6.9μg/m³である。もし、もっとも汚染された自治都市の濃度

が、最も汚染度の低い都市のレベルまでに下がったとすると、Cole らの結果は、感染者数が 82 人少なくなり、入院患者数が 24 人少なくなり、そして、死亡者数が 19 人少なくなることを示唆している。

　オランダでの COVID-19 のホットスポットは、比較的田舎の地域であった。大気汚染のレベルそして、飼育家畜から出されるアンモニアによる微粒子の形成等、実験室での検討が必要であるが、人口密度の少ない地域での感染拡大が生じた場合の参考事例になると思われる。

9.2.5 日本：大気汚染と感染拡大の関係

　近畿大学医学部・環境医学・行動科学部門の東賢一氏らは、日本における季候及び環境大気汚染の COVID-19 アウトブレイク時の流行拡大への影響を解析した（9206）。

　2020 年 4 月 8 日の緊急事態宣言が発出される前の、日本の第 1 波の期間中の 3 月 13 日から 4 月 6 日までのデータを用いて解析した。北海道から沖縄までの 28 地域における気象データ及び大気汚染データを用いて、感染拡大との関連性の解析を行った。28 地域での登録症例数は、6529 例。その結果、COVID-19 の感染拡大は、外気温、または日照時間の増加と有意な相関関係が

図　解析期間（2020 年 3 月 13 日〜4 月 6 日：緊急事態宣言発出前）

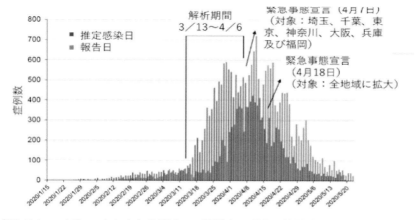

（出典：Environmental Research ホームページ（12 August 2020）https://doi.org/10.1016/j.envres.2020.110042 より）

図　人口統計的変数で調整した後の RRR（上昇率の割合）

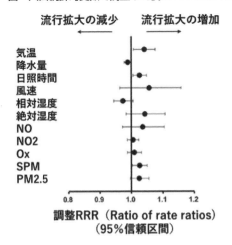

流行拡大の減少　　流行拡大の増加

気温
降水量
日照時間
風速
相対湿度
絶対湿度
NO
NO2
Ox
SPM
PM2.5

0.8　0.9　1.0　1.1　1.2

調整RRR（Ratio of rate ratios）
（95％信頼区間）

(出典：Environmental Research ホームページ（12 August 2020）
https://doi.org/10.1016/j.envres.2020.110042 より)

見られた。この解析期間を、5 日間毎の 5 期間に細分した。

　流行拡大の指標として、上昇率 RR(Rate ratio) を用いた。RR は、期間最終日（5 日目）の累積感染者数を、直前の期間の最終日（5 日目）の累積感染者数で割った値。観察期間は、すべてのエリアで、5 日間である。例えば、RR が 2 とは、症例数が 5 日間で 2 倍に増えたことを意味する。関連性の指標として、RRR（ratio of rate ratios）を用いた。

　その結果、人口統計的変数で調整した後で、感染拡大との相関性に関して、降水量、風速、相対湿度、絶対湿度、NO（一酸化窒素）、NO2（二酸化窒素）、Ox（光化学オキシダント：主要な成分はオゾンで 90％以上）、及び PM2.5 との統計的有意差は見られなかったが、外気温、最低気温及び最高気温、そして、日照時間との有意な相関関係が認められた。解析した SPM（suspended particle matter：浮遊微小粒子）は、直径 10 μm 以下の浮遊粒子で、PM で表現すれば、PM7 に相当する。本研究では、外気温と感染拡大の相関関係が認められ、暖かく晴れた日には戸外での活動が増すために、ウイルス感染を増加させると思われる。他方、太陽からの紫外線は SARS-CoV-2 ウイルスを不活化するとの報告も、イタリアの国立宇宙物理学研究所の Andrea Bianco らからなされている。低レベルの汚染した密な環境及び COVID-19 感染患者の唾液のウイルス濃度に対して、非常に低照射量 4mJ/cm2 の紫外線で、ウイルスの完全な失活ができると報告している。

9.2.6 大気汚染の COVID-19 死亡率に及ぼす影響

　イタリア・トリエステの国際理論物理学センターの Andrea Pozzer らは、大

表　COVID-19 死亡率中の大気汚染に帰因する割合

| 領域 | 人口 | COVID-19死亡率中の大気汚染に帰因する割合（％） | | | |
| | | 化石燃料関連放出 | | 全ての人為的起源の放出 | |
	（百万人）	％	95%CI	％	95%CI
欧州	628	13	(6—33)	19	(8—41)
アフリカ	1345	2	(1—19)	7	(3—25)
西アジア	627	6	(3—25)	8	(4—27)
南アジア	2565	7	(3—22)	15	(8—31)
東アジア	1685	15	(8—32)	27	(13—46)
北米	525	14	(6—36)	17	(6—39)
南米	547	3	(1—23)	9	(4—30)
オセアニア	28	1	(0—20)	3	(1—23)
世界全体	7950	8	(4—25)	15	(7—33)

（出典：Cardiovascular Research 誌ホームページ 26 Oct. 2020
https://doi.org/10.1093/cvr/cvaa288 より）

気汚染の COVID-19 死亡リスクに対する世界の領域別の影響を調べた（9207）。

　長期間の環境大気汚染に暴露することによる平均寿命の世界的な損失は、感染症疾患による損失を上回り、喫煙による損失と匹敵する。COVID-19 と大気汚染に関して、NY 市地域での COVID-19 入院患者 5700 人の解析から、最も普通に見られる基礎疾患は、高血圧（57％）、肥満（42％）、そして、糖尿病（34％）である。これらは、心臓血管のリスク要因で、PM2.5（大気中に浮遊している直径 2.5 μm 以下の非常に小さな粒子。PM：Particulate Matter（粒子状物質））濃度の上昇との関係が観察されている。高齢であることは、心臓血管疾患の強力なリスク要因であり、この年齢依存性は、PM2.5 による過剰な死亡との関係性と一致している。

　MRR（mortality rate ratio: 死亡率比）は、PM2.5 暴露 1 μg/m^3 あたりの COVID-19 死亡率リスクの増加として計算されるが、解析の結果、この値が 8％（95% CI；2％〜 15％）となった（2020 年 6 月 18 日までのデータ）。COVID-19 死亡率の中の大気汚染に帰因する割合を領域毎に解析した。

　オーストラリアのような大気汚染に対する厳格な基準で、比較的低レベルの大気汚染の領域では、ヒトに帰因する大気汚染の COVID-19 死亡率における割合は、3％程度である。他方、東アジアの一部では、35％、中央ヨーロッパでは 25％、米国東部では 27％などと高い地域もある。この割合が高い国として、チェコ、ポーランド、中国、北朝鮮、スロバキア、オーストリア、ベラルーシ、そしてドイツがあり、すべて 25％を超えている。全世界で見ると、人為的な大気汚

染の COVID-19 死亡率における割合は約 15% であった。

　このように、COVID-19 死亡率の中で、環境大気汚染がある一定の割合で関与しているこが明らかにされた。

9.3　下水検体：石川県及び富山県（日本で初めての検出）

　富山県立大学工学部環境・社会基盤工学科の端昭彦氏らは、日本で初めて下水処理場流入下水から SARS-CoV-2 ウイルス遺伝子の検出に成功したことを報告した（9301）。

　石川県と富山県の 4 箇所の下水処理場から、27 件の流入下水検体を採取した。検体採取は、2020 年 3 月 5 日から 4 月 23 日まで、毎週または隔週毎に行った。

　結果として、採取した 27 検体中、7 検体が定量的 RT-PCR 及び Nested RT-PCR で SARS-CoV-2 陽性となった。検出頻度は、10 万人あたり確定 SARS-CoV-2 症例数が、それぞれの県で、10 以上になった場合、より高くなった。しかしながら、1.0 以下の場合でも、低い頻度ではあるが、検出可能であった。

図　SARS-CoV-2 感染者数と下水中の SARS-CoV-2 存在の経時的関係

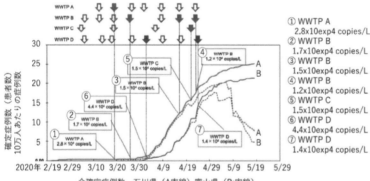

全確定症例数　石川県（A実線）富山県（B:実線）
入院数：石川県（A：破線）富山件（B：破線）
検体採取所：石川県3箇所：WTTP A、B及びC、富山件1箇所：WTTP D
上記の矢印：白抜きは、RT-PCR検査陰性、黒塗り（灰色塗り）は、RT-PCR陽性

（出典：medRxiv ホームページ　https://doi.org/10.1101/2020.06.09.20126417.t より）

9.4　下水検体：流行時期の早期の推定（イタリア）

　北イタリアでは、中国武漢市で初めて報告された 2019 年 12 月に、環境モ

ニタリングによる証拠から、SARS-CoV-2 が既に循環していたことが、イタリア国立衛生研究所の Giuseppina La Rosar らにより、報告された（9401）。

　イタリアでは、土着の最初の COVID-19 患者は、2020 年 2 月 21 日に記録された。この日よりももっと前に、イタリアで、SARS-CoV-2 が発生した可能性に関して、廃水に基づく疫学プロジェクトの枠組みの中で、4 件の混合式流入廃水を分析することにより、調査した。2019 年 10 月と 2020 年 2 月の間、北イタリア（ミラノ（ロンバルディア州）、トリノ（ピエモンテ州）及びボローニャ（エミリア・ロマーニャ州））の 3 都市と地域における 5 箇所の廃水処理施設で、廃水を採取した。同じ廃水処理施設で、2018 年 9 月と 2019 年 6 月の間、24 個の追加的検体を集めて、ブランク検体とした。ウイルス濃度測定は、ポリオウイルス廃水サーベイランス用の標準的な WHO 手順により、実施した。分子解析は、Nested RT-PCR 及びリアルタイム RT-PCT の両手法で行った。

　結果として、両手法で陽性となった検体は、全部で 15 検体であった。そのうち、8 検体は、最初の土着のイタリアの症例が報告される前に、採取されたものである。検出された検体で、最も早い日付は、ミラノとトリノでは、2019 年 12 月 18 日、ボローニャでは 2020 年 1 月 29 日であった。この 3 つの都市で 2020 年 1 月と 2 月に採取された検体もまた検査陽性であった。

　これらの結果から、北イタリアでは、2019 年の末には、SARS-CoV-2 が既に循環していて、さらに、その循環場所は、3 つの地理的に異なった地域であった。この研究から、環境サーベイランスは、集団の中で循環しているウイルス量をモニターし、そして、症例が保健当局に通知される以前に確認することができる可能性がある初期の警告システムとして、重要であることが改めて明らかとなった。

　確かに、今までも同様の報告はなされていた。フランス・パリで、インフルエンザ様症状の ICU 患者から採取した検体を回顧的に解析すると、2019 年の末に、欧州に、SARS-CoV-2 ウイルスが流入していることがわかった。このフランス人は、中国を訪問したこともなく、2019 年 12 月 27 日に入院して、SARS-CoV-2 陽性であることがわかった。COVID-19 の平均潜伏期間 6.4 日を考えると、そして、ウイルス放出は無症状患者でも起こることから、北イタリアとほぼ同様な時期に、パリの地域の下水に放出されたと考えられる。米国でも、

今まで考えられていたよりもずっと早く、SARS-CoV-2 ウイルスは拡散して、カリフォルニア保健当局は、剖検結果により、COVID-19 による最初の死亡は、2020 年 2 月 6 日まで遡ることができると発表した。今まで知られてきた日付よりも、3 週間早いことになる。中国では、武漢での最初の症例は、2019 年 12 月後半に報告されたが、回顧的解析により、2019 年 12 月 1 日に、既に、症状のある患者を確認していた。スペインでも、バルセロナの廃水で、スペインでの最初の COVID-19 患者の宣言（2020 年 2 月 25 日）よりも 41 日早く（1 月 15 日）、ウイルスが検出されていた。スペインのムルシア地域でも、COVID-19 患者が地方当局からの報告よりも前に廃水中に SARS-CoV-2 ウイルスを検出した。

　SARS-CoV-2 が最初の臨床症例の確認よりも前に循環しているとの仮説は、他の疫学的アプローチでも支持されている。ミラノの州では、COVID-19 の流行の間、健常人の血液の抗体検査で、流行の始めには（2 月 24 日）、血液提供者の 2.0% が、SARS-CoV-2IgG 抗体陽性を示した。このことは、ミラノでのアウトブレイクが始まったとされる時期よりも前に、既に、ウイルスは、ミラノの人々の間には循環していたことを意味する。

　英国 University College London, の van Dorp らは、広大な地理的エリアをカバーする 7666 個の SARS-CoV-2 ゲノムを比較して、COVID-19 パンデミックの初めからの世界での SARS-CoV-2 ゲノムの多様性の解析を行った（9402）。この解析の結果、全ての配列は、2019 年の終わり頃（2019 年 10 月 6 日から 2019 年 12 月 11 日）に向けて共通の祖先を共有していた。この時期が、SARS-CoV-2 がヒト集団に飛び移った時期と思われ、そして、このウイルスはそれが同定される前のかなり長い間にわたって、ヒト宿主間を伝播していたのかもしれない。

　また、2020 年 3 月 26 日の Reuter 社によれば、ミラノとロディの地域で肺炎及びインフルエンザ様症状で入院した患者数が有意に増加した時期が、2019 年 10 月と 12 月の間であった。この時点では、ウイルスはまだ知られていなかったので、診断はインフルエンザ関連とされていた。トリノでは、2019 年 12 月と 2020 年 2 月の間、COVID-19 肺炎と一致する胸部 CT スキャン像を持つ患者数が、2018 年 12 月と 2019 年 2 月の間の回顧的調査の CT

スキャン像の数よりも 4 倍ほど高かった。ジェノバのあるリグリア州では、地方保健当局が 2020 年 1 月初旬に採取した血液提供者が抗 SARS-CoV-2IgG 抗体を持っていることを明らかにし、2019 年 12 月には感染が生じていたことを指摘した。

　こられの報告内容と、La Rossa らの結果は、一致していて、2020 年 1 月後半に最初の患者報告があったが、実際は、それ以前に、イタリアでは、SARS-CoV-2 が存在していた。糞便へのウイルス放出は有症状及び無症状患者の両方で起こるので、ミラノ、トリノ、及びボローニャの翡翠で検出した SARS-CoV-2RNA の痕跡が無症候性キャリアまたは有症状患者のかなりの数の存在を反映しているのかどうかの問題は残る。

　結論として、イタリアでは、SARS-CoV-2 は、初めて報告された日（2020 年 2 月 21 日）よりも早く、既に、2019 年 12 月中旬以降、循環していた。

9.5　福島原発処理水の海洋廃棄？

　東北地方太平洋沖地震（東日本大震災）は、2011 年（平成 23 年）3 月 11 日（金）14 時 46 分ごろに発生した。本地震による津波の影響により、東京電力の福島第一原子力発電所、炉心溶融（メルトダウン）が発生した。福島原発のメルトダウンから 2 年後の 2013 年 9 月 8 日に、ブエノスアイレスで開かれた国際オリンピック委員会総会で、2020 年のオリンピック開催場所が東京に決定した。この時、安倍晋三首相は、福島第一原発の汚染問題に懸念がでていることに対して、「状況はコントロールされており、東京に対してダメージは与えない」とのプレゼンテーションで、2020 年オリンピックの開催場所を勝ち取った経緯がある。

　新型コロナの第二波が下降局面に入りかけた 2020 年 8 月 7 日号の米国 Science 誌に、ウッズホール海洋研究所の Ken Buesseler が、「福島原発での水門の開門－トリチウムのみが、貯留汚染水に含まれる放射性同位体の不安材料ではない」との記事を掲載した (9606)。

　2011 年の 3 重苦、地震、津波そして、原発事故以来、福島第一原子力発電所の沖合の海洋では、多くの改善がなされた。放射性同位体セシウムの濃度は、2011 年 4 月のピーク時に比べて、何十万倍も低くなった。2015 年中頃から、

近隣でとれた魚のセシウム濃度の日本基準の 100Bq/kg を超えることはなくなった。しかしながら、廃炉や地上での除染の大きな課題が残されている。2 つの最も大きな未解決の問題は、汚染水を含む 1,000 基以上のタンクの扱いとこの汚染水 100 万トン以上の海洋への放出問題である。

　福島原発の操業者である東京電力が、トリチウムよりもっと危険な放射性同位体、ルテニウム－ 106、コバルト－ 60、そしてストロンチウム－ 90 に関するデータを発表したのは、2018 年中頃になって初めてであった。東京電力の試算では、タンクの 70%以上が、放出の法的要求濃度以下にするために、2 次処理が必要であるとのことであった。

　しかしながら、これらの放射性同位体は、海洋において、トリチウムとは異なる挙動をして、もっと容易に海洋生物相または海底堆積物に取り込まれる。例えば、魚では、生物学的濃度係数に関して、炭素－ 14 は、トリチウムよりも、5 万倍高くなる。

　従って、二次処理をした後で、どのような放射性同位体が残っているのかの十分な説明が必要で、原発の冷却水に含まれると思われるプルトニウム等も含めた放射性同位体の量も含めての説明が必要である。

　そして、とうとう、日本中の全ての目が新型コロナウイルス感染拡大（第 3 波）の兆しに目を向けていた矢先の 2020 年 10 月 16 日付けの朝日新聞に、「福島第一原発の処理水、海洋放出へ　政府が最終調整」なる衝撃的な記事が掲載された。この方針に対して、全国漁業協同組合連合会の岸宏会長は梶山弘志経済産業相らに、10 月 16 日、直接反対を伝えた。そして、大阪府の吉村洋文知事は、同日 16 日、東京電力福島第 1 原発で増え続ける放射性物質を含む処理水の海洋放出方針を政府が固めたことに関連し「大阪湾で 1 発目を放出することが必要で、国からの要請があれば、協力すべきだと思う」と述べた（毎日新聞 2020 年 10 月 17 日）。11 月 6 日の参議院予算委員会で、日本維新の会の松沢成文氏（参院神奈川選挙区）は、東京電力福島第 1 原発の汚染水を浄化した後の処理水の処分方法について政府の見解をただした上で、日本最東端の南鳥島（東京都小笠原村）周辺に海洋放出すべきだと求めた（神奈川新聞　2020 年 11 月 7 日）。

新型コロナウイルス対策

10.1　マスクの効用

1）マスクの効用に関するマネキンを用いた実験（東京大学）

　東京大学医科学研究所感染・免疫部門ウイルス感染分野の河岡義裕教授らの研究グループは、新型コロナウイルス（SARS-CoV-2）の空気伝播におけるマスクの防御効果とマスクの適切な使用法の重要性を明らかにし、2020 年 10 月 22 日、プレスリリースした（1004、1005）。

　本研究では、バイオセーフーティーレベル（BSL）3 施設内に感染性の SARS-CoV-2 を噴霧できるチャンバーを開発し、その中に人工呼吸器を繋いだマネキンを設置して、マネキンに装着したマスクを通過するウイルス量を調べた。その結果、マスクを装着することで SARS-CoV-2 の空間中への拡散と吸い込みの両方を抑える効果があることがわかった。また、N95 マスクは最も高い防御性能を示したが、適切に装着しない場合はその防御効果が低下すること、また、マスク単体ではウイルスの吸い込みを完全には防ぐことができないことがわかった。

　本研究での吸い込まれた SARS-CoV-2 を含む粒子は、質量中央径は、5.5 ± 0.2 μm で、粒子分布は、3 μm 未満が 20%、3 ～ 5 μm が 40%、そして、5 ～ 8 μm が 40%である。人口呼吸器から、細胞培養液または生理食塩水で懸濁したウイルス溶液を、軽度の咳となるように、流速 2m/s で、20 分間、

図表　マスク無しの場合の SARS-CoV-2 の空気伝播の距離による違い

距離	25cm	50cm	100cm
吐き出す側（マスク無し）			
吸い込む側（マスク無し）			
吸い込む側の ウイルス力価	100%	45%	31%

（出典：表に改変：東京大学医科学研究所ホームページ）

吐き出した。

　ウイルスを放出するマネキンから離れるにしたがって、SARS-CoV-2 の吸い込み量が減少したが、1m 離れていてもウイルスは 31%吸い込まれることがわかった。

2）自家製マスクの効用に関して

　2020 年 1 月に日本で初めて COVID-19 患者が報告されてから、直ぐに、ほとんどが主に中国からの輸入品に依存していたマスクが全ての店頭から姿を消したことは記憶に新しい。その後、入荷時期が未定の時期がしばらく続いたため、疑心暗鬼の面持ちで、自家製のマスクを、いろいろな素材を用いて、急場をしのいできた人々も多々あった。

　一般大衆が身につけるマスクの主要目的は、何らかの感染性粒子の吸入を阻止するよりもむしろ、マスク着用者の呼吸から生じるウイルス粒子の拡散を限定化することである。マスク着用者の防御に対して、米国 CDC は、呼吸器飛沫を介したウイルス拡散を限定化するために、特定的に布マスクを推奨している。他の人の防御のために着用するマスクは、咳をして、感染性の可能性のある呼吸器飛沫が大量に産生されるとき放出される粒子を効率的にフィルターしなければならない。

　英国 Cambridge 大学工学部門の Eugenia O'Kelly らは、種々の素材で作成したマスクのフィルター性能を、市販の規格品のマスクが入手できないときのために、検討した（1006）。

　検討したマスク素材は、医療用マスク 2 種（N95 と外科用マスク）、掃除機用パック素材 2 種（HEPA 掃除機用バッグと洗浄可能なバッグ）、単層の布 18 種（ウインドブレーカー、デニム、靴下素材、キルティングコットン、100%ナイロン生地、厚手の T シャツなど）そして、2 層以上の布 11 種（キルティングコットン＆中綿＆粘着心 HTC など）である。

　本研究で使用した空気の流速は、成人が咳をしたときの顔面の速度の 16.5m/s の速度を選択した。捕捉効率を求めるために用いた超微粒子のサイズは、0.02 〜 0.1 μm で、実際、インフルエンザ、SARS 及び SARS-CoV-2 を含めてほとんどの呼吸器系ウイルスがこの範囲に入る。

その結果、HEPA掃除機バッグが、検討した素材の中では、最大の捕捉効率を示し、次いで3M社のN95マスクとなった。デニムジーンズやウィンドブレーカー素材は、超微粒子の捕捉効率は高かったが、呼吸に対する抵抗性が極端に高かった。高い捕捉能と呼吸のし易さの観点から、最も適した素材は、厚手のウールフェルト、キルティングコットンやコットンフランネルであった。但し、安全性のデータに関しては、今後の課題である。

10.2　休校措置及び再開（子供からの感染伝播可能性）

　休校措置に関して、JAMA誌に、Rita Rubin氏が、「学校の監督者はCOVID-19に直面して、来年の良い選択肢はない」との表題で、コメントしている（1007）。

　UNESCOによれば、2020年3月31日時点で、幼児教育から博士レベルまでの学校の休校で、世界でおよそ16億人、登録者全体の91.3%が、学校のドアを閉ざされていて、それは、193ヶ国に及んでいる。

　子供がSARS-CoV-2の主要なスプレッダーであるかもしれないとの懸念は、過去の経験から由来している。オーストラリアのSydney大学のIsaacsらは、子供がどの程度、SARS-CoV-2ウイルスの伝播に関わっているかに関して報告した（1008）。

　子供は、確かに、他の呼吸器系ウイルス感染、インフルエンザやはしかなどの主要なスプレッダーである。SARS-CoV-2に感染した成人は、発症前の48時間の間、感染性であるが、子供の場合、感染しても、しばしば無症状であり、今までの研究では、4〜28%が、中国での最も詳細な研究で13%が無症状である。無症状の子供のキャリアは、流行時にポリオの重要なスプレッダーであるが、このことが、無症状の子供がしばしばSARS-CoV-2を伝播することを意味しない。

　今までの証拠が示唆していることは、子供は比較的まれにSARS-CoV-2ウイルスを拡散して、子供は通常有症状または無症状成人（症状を発する前の最初の48時間以内）から感染する。接触者追跡の間、中国／WHOの合同委員会は、感染伝播が子供から成人におこるとの事例は無かった。中国、シンガポール、米国、韓国及びベトナムからのCOVID-19の家族クラスター31件をレビューしてみると、わずか3つのくラスター(9.7%)が発端者症例として子供であったが、

全て、有症状者の子供であった。

　結論として、今までの証拠から、子供は SARS-CoV-2 の主要な伝播者とは思えない。オーストラリア及びニュージーランドでは、積極的な検査をしたにも関わらず、ほとんどの子供や医療従事者は、SARS-CoV-2 と診断されていない。

　米国 Science 誌社のスタッフライターである Couzin-Frankel 氏らは、「COVID-19 のアウトブレイクにも関わらず、世界中での学校再開は、コロナウイルスを食い止めるためのある種の手段を示唆している」との記事を 2020 年7 月 7 日に Science 誌に掲載した（1009）。

　子供は、どのようにして、ウイルスを補足して、伝播するのであろうか？

　全体的には、18 歳以下の若者は、成人と比べて、ウイルスに罹患するのは、3 分の 1 から半分である。そして、リスクは、最も若い子供では最も低いように見える。この理由は、詳細な研究が必要であるが、パリの郊外の Crepy-en-Valois にある 15000 人の町は、より若い年齢は、感染のリスク、そして、伝播を減少させるとの事実があった。パスツール研究所の疫学者、Fontanet 氏らは、2020 年 3 月下旬、その町と学校でウイルスの広がりの全貌を解明するために、Crepy-en-Vaois での調査を開始した。高校では、抗体検査で、生徒の38％、教師の 43％そして非教職スタッフの 59％が感染していた。6 つの小学校では、全部で 3 人の子供がウイルスに罹患していて、家族からの感染のように思えた。そして、感染している間も登校していた。しかしながら、研究の結果、これらのより若い子供はウイルスをいかなる他の濃厚接触者にも感染させていなかった。

　デンマークでは、2020 年 4 月 15 日に、保育所及び小学校を再開した後、国全体の症例数は、減少し続け、そして、中学及び高校の再開が 5 月に始まった。オランダでは、新規の症例数に変化はなかったが、小学校が 5 月 11 日に部分的に再開され、高校が 6 月 2 日に再開された後、新規症例数は逆に低下した。フィンランド、ベルギーそしてオーストリアでもまた、学校再開の後に、拡散が増加したとの証拠はなかった。

10.3　どうして学校は COVID のホットスポットではないのか？

英国 Nature 誌にライターの Dyani Lewis 氏が、2020 年 10 月 29 日号で、

学校での感染状況を報告している（1012）。

　全世界から集まってくるデータから、学校は、コロナウイルス感染のホットスポットではないことが示唆されている。本当なら、学校とか児童保育所は、大人数のグループが室内で長時間集まっているので、コロナウイルス感染伝播の格好の場所であるように思える。しかしながら、全世界的に見て、COVID 感染は、大人よりも子供の間の方がより少なくて、子供たちは、感染を拡大するというよりもむしろ感染状況に従っているように思えると、ドイツの Robert Koch 研究所の感染症疫学者 Walter Haas 氏は述べている。

　イタリアでは、コミュニティーでは COVID-19 感染症例が増加している2020 年 9 月に、65,000 以上の学校が再開したが、4 週間後に、わずか 1,212のキャンパスのみがアウトブレイクに遭遇して、その 93%において、わずか 1例の感染症例が報告されただけで、10 人以上の感染者のクラスターが発生したのは、わずか 1 つの高校であった。

　オーストラリアのビクトリア州では、2020 年 7 月（冬期）に COVID-19感染の第 2 波が急速に高まったが、学校や児童保育所に関連した大規模なアウトブレイクは、学校が部分的に開いてはいたが、非常にまれであった。学校での1,635 件の COVID-19 感染の 3 分の 2 は、1 症例のみで、91%は、10 人以下の感染であった。

　学校がどうして COVID-19 のホットスポットではないのかに関する理由として、子供、特に 12 歳から 14 歳の子供は、メタ解析研究により、成人よりも感染を受けにくいことが報告されている。そして、一旦感染を受けたとしても、0歳から 5 歳児を含む若い子供は、ウイルスを他の人に感染させる傾向が少ない。Haas のチームのドイツの学校での研究では、感染は、6 歳から 10 歳の子供では、それより年齢の高い子供や成人よりも、まれであった。

　若い子供がどうして新型コロナウイルスを他人に感染拡大の可能性が低いのかは不明であるが、Haas が言うには、1 つの可能性として、子供たちは、より小さな肺を持っているので、成人よりも、感染性エアロゾルを投げ出す力が弱いからかもしれない。このことは、実際、結核で起こっている。しかしながら、結核では、感染は、肺での損傷から拡散しているので、SARS-CoV-2 ウイルス感染の場合のウイルの上気道感染とは、異なっている。他の理由として、子供は、通

常無症候性なので、感染伝播をし難いからかもしれない。英国での 2 歳から 15 歳までの研究では、感染した子供の 50%までが、症状を発現していない。

10.4　集団免疫理論

1）グレイト・バリントン宣言及びジョン・スノー・メモランダム

　英国での初期、そして、スウェーデンでの新型コロナ対策として、集団免疫による感染症対策を提唱された。そして、米国では、新型コロナ対応に関して、グレート・バリントン宣言（Great Barrington Declaration）が、2020 年 10 月 4 日に、提言された（1013）。米国マサチューセッツ州グレイト・バリントンで、Stanford 大学のジェイ・バッタチャリヤ教授、Oxford 大学のスネトラ・グプタ教授、そして、Harvard 大学のマーティン・クルドルフ教授の署名の下、その他、42 人の影響力のある学者が共同執筆者となり、宣言された。集団免疫に到達するまで集中的保護（「Focused Protection」）で社会的被害を最小化に抑えるために学校や大学やレストラン等を再開しつつ、死亡率を最小化にするよう介護サービス等を保護するべきだと提案している。彼らによると、ウイルスの理解がかなり進歩してきて、実際、若者の死亡リスクは高齢者や感染弱者より千倍以上低く、実際、子供に関して言えば、COVID-19 はインフルエンザなどよりも、危険性は少ない。集団免疫が確立されれば、全ての人に対する感染リスクは、感染弱者も含めてであるが、低くなる。最も人道的なアプローチ法は、集団免疫に到達することのリスクと恩恵をバランスさせて、最小限の死亡リスクの人々には日常の生活を送ることを許容して、その結果、自然感染を通してウイルスへの免疫を構築することである。そして、最も死亡リスクの高い人々にはより良い保護を施すことである。彼らは集中的保護（Focused protection）と呼んでいる。10 月 5 日に、非公開の会合で、米国ホワイトハウスのコロナ国家戦略策定の担当者に、「グレイト・バリントン宣言」の構想が紹介された。この宣言が出されたあと、即座に、集団免疫は間違いであるとの「ジョン・スノー・メモランダム」が、2020 年 10 月 14 日に、Lancet 誌に発表された（1014）。

　ジョン・スノー（1813—1858）は英国の医師で、現代疫学の創始者の一人と考えられている。彼は、コレラの感染伝播に水の理論を展開して、1854 年、当局に、井戸のポンプのハンドル（圧力ロッド）を外してポンプを停止させ、コ

レラの感染伝播を抑制しようとした。彼は、彼の生涯を公衆衛生の改善に捧げた。

　このジョン・スノー・メモランダムは、公衆衛生、疫学、医学、ウイルス学、感染症など広範にわたる専門家の集団の作業であり、COVID-19 パンデミックを管理するための最善の方法に関する明確かつシンプルなメッセージである。その要点は下記のようである。

　第二波が来て、現前にある課題を考えると、いわゆる集団免疫アプローチ法に、再度、思いを入れたくなる。リスクの低い集団には、大規模な野放しの流行を許容しながら、もう一方では、感染弱者を守っていくとの方法である。この方法の信奉者は、「リスクの低い集団は、感染によって獲得した集団免疫をもつことになり、そして、このことが、最終的には、感染弱者も守ることになる」と考えている。感染弱者とは誰であるかを定義するのは複雑であるが、たとえば、重症になる人と考えれば、ある地域では、この感染弱者の割合は人口の 30％にも達し、このような大集団を長期間隔離することは実際的に不可能で有り、非常に非倫理的でもある。

　従って、集団免疫は、危険なごまかしであり、科学的エビデンスに支持されていない。COVID-19 に対する自然感染による免疫に依存するいかなるパンデミックの管理戦略も間違ったものである。自然感染で引き起こされる SARS-CoV-2 に対する防御的免疫がどの程度継続するのかの証拠もないし、減弱する免疫で引き起こされる流行の感染伝播が、感染弱者に対するリスクを先の見えない未来まで生じさせるであろう。ワクチンの実用化をまっている間は、国家レベルにおける制限措置の導入を回避しつつ、マスクの着用ならびにソーシャル・ディスタンシング等によって、コロナ対策に取り組むように呼びかけており、発表時には80 人であったが、その後、2000 人以上の学者が署名している。

　日本、ベトナム、そしてニュージーランドは、強固な公衆衛生対策で感染伝播を制御することができていて、生活をほぼ正常の状態までに戻しつつある。このように成功の物語も多くあるのも事実である。COVID-19 のコミュニティーでの感染拡大を制御することが、安全で有効なワクチン及び治療薬が来たる数ヶ月以内にできるまで、社会及び経済を守るためには最良の方法である。

2）集団免疫とは？

　集団免疫は、「ある集団でかなりの部分で感染性疾患に免疫となり、ヒトから
ヒトへの感染リスクを減少させるとき」に成立する。

　日本語での集団免疫は、負のイメージはないが、英語の場合、Herd
immunity となり、言葉上の問題もある。Herd は、通常、ウシなどの"群れ"を
意味していて、ウシ、ヤギ、またはヒツジのような家畜動物がヒトの消費の犠牲
となっている。ほとんどのヒトは、そのような集団（Herd）の部分でありたい
とは思わない。

　どのようにして、Herd immunity が公衆衛生の言葉に入ってきたのか？

　Lancet 誌に、David Johns らが、集団免疫の歴史を紹介している（1015）。
このフレーズは、獣医が、ウシやヒツジで、感染性流産（自然発生流産の流行）
に関して関心をもった米国の家畜の研究で初めて現れたように見える。この流行
は、1910 年代に、米国でウシへの最大の感染脅威となった。1916 年に米国
獣医師会誌に獣医 George Potter が Adolph Eichhorn との共著の際に、"Herd
immunity" を構想した。そして、Potter は、1918 年に、Herd immunity
なる言葉をウシの免疫で使用した。Royal Naval Medical School の病理学の
教授 Sheldon Dudley が、1924 年の Lancet 誌で、初めて、ヒトに "Herd
immunity" を適用した。家畜と犠牲の連想が、Herd immunity を追求する際に、
多くの人々に SARS-CoV-2 により病気になりそして死ぬように連想されるよ
うな政策に対する異議に結びついたが、このフレーズは、消えることはなかった。

　集団免疫に関して、2020 年 6 月及び 7 月の研究で、何ヶ月もウイルスに暴
露されているが、抗体陽性率は、スペインやスイスの都市で、10%以下である。
Lancet 誌の論説では、これらの知見から、自然免疫を通した集団免疫を達成し
ようとするいかなる提案されたアプローチ法も、まったく非倫理的であるばかり
でなく、達成不可能であると結論づけている。他のコロナウイルスは、抗体応答
に関して、一過的な応答を誘導するのみであるとも言っている。集団免疫論者は、
これに対して、抗体は本質的ではない、なぜなら、SARS-CoV-2 は、持続でき
る T 細胞免疫を誘導するかもしれないと反論している。さらに他のものは、コ
ミュニティーで最も感受性のある人々が最初に感染を受ければ、その集団のわず

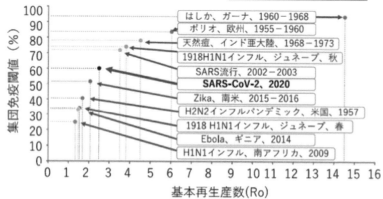

（出典：JAMA ホームページ　doi:10.1001/jama.2020.20892 より）

か 20％が暴露するだけで集団免疫は達成できると推測している。

　Yale グローバルヘルス研究所の Saad Omer らは、「SARS-CoV-2 制御に対する集団免疫及び意味」と題した論文を発表した（1016）。

　ワクチンで誘導された集団免疫の成功例として、天然痘ワクチンや Haemophilus influenzae タイプ b（Hib）および肺炎球菌コンジュゲートワクチンがある。因みに、WHO のポジションペーパーによれば、毎年世界で 70 ～ 100 万人の 5 歳未満の小児が肺炎球菌感染症で死亡すると推定されていて、日本の乳幼児における細菌性髄膜炎の 60.3％ はインフルエンザ桿菌 b 型 (Hib)、31.1％ は肺炎球菌が起因菌であり、この二つの細菌が約 9 割を占めると推計されている。

　集団免疫を成立させるその閾値は、ある集団の中で、「既に免疫を獲得しているので、感染の連鎖には入らない」ヒトの全体の中での割合として定義される。最も簡単なモデルでは、集団免疫閾値は、基本再生産数 Ro（ある完全に感受性の集団において、ある一人の感染者が何人感染させるかの平均数）を用いて、1 － 1 ／ Ro として計算される。非常に感染性の高いはしかの場合は、Ro が 12 ～ 13 なので、集団免疫閾値は約 92％ となる。SARS-CoV-2 の場合は、Ro は 2 ～ 3 なので、集団免疫閾値は、Ro を 2.5 として計算すると、60％ となる。

　自然獲得免疫でもワクチン誘導免疫でも、免疫の記憶がどの程度持続するかが、集団レベルでの防御の決定及び集団免疫の継続において決定的に重要な因子である。はしか、水痘や風しんの場合、ワクチン接種と感染のどちらでも、長期の免疫が達成されている。季節性コロナウイルスの場合は、長期の免疫は観察されていなくて、短期的な免疫である。一過的な免疫を引き起こす感染では、ワクチンがないと、感受性のあるヒトの集団が直ぐに増加して、アウトブレイクが再発してしまう。有効的なワクチン及びワクチンプログラムがあれば、集団免疫が、定期的なワクチン接種が必要であったとしても維持される。

　感染をベースにした集団免疫の達成は、間違いで、スウェーデンの首都ストックホルムでの血清抗体陽性率は、2020 年 4 月時点で 8%以下であり、スイスのジュネーブやスペインのバルセロナと同じレベルであった。米国での人口がほぼ 3.3 億人なので、WHO の致死率推定値 0.5%を用いて計算すると、集団免疫閾値 60%を達成するには約 1.98 億人が免疫をもたなければならない。このことは、さらに、何十万人もの COVID-19 死亡者がでることを意味する。現在までに感染者の割合が 10%以下で、そして、感染誘導免疫期間が 2 ～ 3 年であると仮定すると、感染誘導集団免疫は、パンデミック抑制に対して、現実的ではないということが言える。

3)“集団免疫は偽りの約束である”

　英国 Nature 誌（2020 年 11 月 5 日号）に、科学ライターの Christie Aschwanden 氏が、集団免疫の間違いに関して説明している（1017）。

　本書でもブラジルの現状で記述しているが、2020 年 9 月、COVID 感染症例が減少した。サンパウロ大学の免疫学者 Ester Sabino らが、マナウスの血液 6 千検体以上を検査して、この第 1 波の終わりには感染者は 66%に達して、集団免疫に達したと述べた。ブラジルの他のグループも同様の結論を得た。これらの集団免疫に対して、米国 Scripps Research Institute の免疫学者 Kristian Andersen は、「“ウイルスにひれ伏すこと（自然免疫に頼ること）”は、防御計画でない」と述べている。「このようなアプローチ法は、社会の正常への復帰を必ずしもスピードアップさせずに、破滅的な人命の損失に至るであろう」と警告している。そして、マナウスでは、2020 年の 5 月の第 1 週には、死亡率が

前年の 4.5 倍に跳ね上がり、8 月から COVID 感染症例数が減少したが、また、感染症例数が増加し始めた。このサージが示すことは、「マナウスの人々が集団免疫に達したとの思惑は、本当ではないこと」を意味していると Andersen 氏はコメントしている。さらに、Andersen 氏は、「われわれは現実に向き合わなければならない。今まで、新規なウイルスの自然感染で集団免疫に到達したことは一度もない。そして、SARS-CoV-2 ウイルスも残念ながらその例外ではない。ワクチン接種が集団免疫への唯一の倫理的に取るべき道であり、何人がワクチン接種を受け、そして、どのくらいの頻度で接種すべきかは、多くの要因、即ち、ワクチンがどのぐらい有効であるのかやその防護がどの程度続くのかに依存している。」と言っている。

2020 年 11 月 24 日の米国医学会誌（JAMA）に、南 California 大学の Brad Spellberg らが、招待論評として、米国 CDC の Kristina L. Bajema らの論文（1018）を踏まえて、米国での抗体陽性率に関する見解を述べている（1019）。

SARS-CoV-2 が最も深刻であったスペインやイタリアでも、抗体陽性率は、20％以下であった。Bajema らは、米国 52 の管轄（50 州、コロンビア区とプエルトリコ）で、2020 年 7 月 27 日から 9 月 24 日までの期間（4 つの期間に分割）での横断的な 177,919 臨床検体を用いて、抗体陽性率を調べた。結果として、抗体陽性率は、1％以下から 23％の範囲であった。NY が最も高く、2020 年 3 月の 6.9％から、2020 年 8 月中旬以前の時期が約 25％のピークとなった。2，3 の州以外は全て、10％以下であった。集団免疫を達成するためには、60％以上、多分、80％までの陽性率が必要になると思われ、このような免疫は、広範な感染からの多くの人の回復を介して、または、好ましくは安全で有効なワクチン利用を介して達成される。天然痘ウイルは、人類が初めて撲滅させることができたウイルスであったが、自然免疫ではなく、ワクチン接種によって、達成された。

COVID-19 パンデミック発生以来 1 年になろうとしていて、確定感染者は 3 千万人を優に超えているが、世界中で、再感染の報告は極端に少ない。自然感染が高い感染防御能に至らなければ、もっと多くの感染が起こっていたであろう。この Bajeme らの研究で、SARS-CoV-2 抗体陽性率が経時的に低下している

が、予想外でもなく、驚くべきことでもない。全ての感染症で、抗体力価の経時的な低下は、普通で、このことが防御的な長期的免疫を失うことを意味していない。抗体を分泌している形質細胞の老化とともに、抗体力価は低下するが、記憶 B 細胞や T 細胞が何年から何十年にもわたって、循環し続けている。このような記憶細胞は、抗体力価が低下した状態でも、感染に対する長期間の免疫能を維持している。抗体陽性率の研究から、SARS-CoV-2 感染に対する免疫能の持続期間に関しては、なんら結論的なことは言えないが、他の呼吸器ウイルスの経験から、特異的なウイルス血清型に対する免疫が何年も継続していることが示唆されている。例えば、1918 年のインフルエンザパンデミックを引きおこした H1N1 ウイルスの場合、思春期に感染した生存者が、再感染に対する防御が、90 歳代までも続いた。

　結論として、COVID-19 パンデミックは、1 年近くも、米国で暴れまくったけれども、集団免疫のレベルの抗体陽性率はどこでもないことがわかった。

第 11 章

COVID-19 と経済

　IMF(国際通貨基金) は、2020 年 10 月 13 日、世界経済見通し（2020 年 10 月）を公表した。「世界経済は 4 月の「大封鎖」の最中に沈み込んだ深みから回復しつつある。しかし新型コロナウイルス感染症のパンデミックが続くなか、多くの国が経済再開を遅らせ、一部の国では国民を感染から守るために再び部分的封鎖を実施する動きもある。中国の回復は予想を上回る速さで進んできたものの、世界経済がパンデミック以前の活動水準に戻るまでの長い登り道には、まだ幾度かの後退もありそうだ」と述べている。

　今回（2020 年 10 月）の世界の成長見通しについて、IMF は、世界全体では、2020 年の成長率はマイナス 4.4％になると予測した。2020 年 6 月の予測では、マイナス 5.2％であったので、0.8％上方修正している。主要な国々に関して纏めると下表のようになる。

　IMF が概括しているように、中国のみが、新型コロナ危機から脱出して、2020 年の成長率がプラス 1.9％となっている。それ以外の国々は、マイナスの経済成長率で、米国がマイナス 4.3％、欧州エリアでマイナス 8.3％、日本がマイナス 5.3％となっている。イタリア、スペイン及びインドはマイナス 10％以下の成長率である。

　米国での COVID-19 の感染者及び死亡者数は、世界で最悪の数値を記録してい

表　IMF 世界経済予測 (2020 年 10 月 13 日発表)

	2019年	2020年	2021年
	実績	予測	予測
世界全体	2.8	-4.4	5.2
先進国	1.7	-6.8	3.9
米国	2.2	-4.3	3.1
欧州エリア	1.3	-8.3	5.2
ドイツ	0.6	-6.0	4.2
フランス	1.5	-9.8	6.0
イタリア	0.3	-10.6	5.2
スペイン	2	-12.8	7.2
日本	0.7	-5.3	2.3
英国	1.5	-9.8	5.9
中国	6.1	1.9	8.2
インド	4.2	-10.3	8.8
ロシア	1.3	-4.6	2.8
ブラジル	1.1	-5.8	2.8
メキシコ	-3	-9.0	3.5
南アフリカ	0.2	-8.0	3.0

(出典：国際通貨基金 IMF の世界の成長見通し（2020 年 10 月）
https://www.imf.org/en/Publications/WEO/Issues/
2020/09/30/world-economic-outlook-october-2020
#Full%20Report%20and%20Executive%20Summary より)

る。米国 Harvard 大学経済学部門の David Cutler らは、JAMA 誌（米国医学会誌：2020 年 10 月 12 日）に、「COVID-19 パンデミックと 16 兆億ドルのウイルス」と題した記事を掲載した（1101）。

　この時点までに、米国の COVID-19 の死亡者数は、約 20 万人に達し、これかも、週当り 5 千人の死亡者が発生し、有効再生産数 R は、約 1 である。これらの数値が今後も続くとなると、2020 年中にさらに 25 万人の死亡者が発生すると思われる。COVID-19 死亡者に加えて、その 40% に当たる人が、他の原因で死亡すると思われる。従って、来年までに、米国での死亡者数は 62 万 5 千人と推定される。生命のコストが 1 千万ドルと推定されているが、700 万ドルと固く見て、計算すると、4.4 兆ドルと早期死亡のコストとなる。COVID-19 生存者には呼吸器系合併症が多いので、影響を受けた人は、COPD 患者と同様であると考えると、QOL の不効用は、約 -0.25 から -0.35 となる。QOL 等で 35% の減少と仮定すると、長期的な健康障害のコストは、2.6 兆ドルとなる。たとえ、COVID-19 に罹患しないとしても、ウイルスの影響は被ることになる。友達や愛する人々を失うこと、ウイルスに罹患するのではないかとの不安、そして隔離や孤独の影響が、メンタルヘルスの負担となる。米国で、うつや不安の症状を報告したものは、40% であり、2019 年の初期の 11.0% を大きく上回る。このデータから、COVID-19 関連でのメンタルヘルス障害者がさらに 8 千万人増えたことになる。これらの症状のコストが、年間 1 人あたり 2 万ドルであると仮定し、この症状が 1 年続くとするならば、1.6 兆ドルの損失となる。これらを合計すると、16 兆ドルとなり、米国の GDP の 90% を占めることになる。4 人家族の場合、損失の推計値は、約 20 万ドルとなる。

表　COVID-19 危機の経済的推計コスト（米国）

カテゴリー	コスト（単位：10 億米ドル）	レート（円/ドル）	日本円
GDP損失	7,592		
健康損失			
早期死亡	4,375		
長期的健康障害	2,572		
メンタルヘルス障害	1,581		
合計	16,121	105	1,693 兆円
年間GDPの%	90%		
家族4人としての損失（ドル）	196,475	105	2,063 万円

（出典：JAMA ホームページ　doi:10.1001/jama.2020.19759 より）

　英国経済に関して、Bloomberg 誌（2020 年 11 月 25 日配信）に、Kitty Donaldson 氏のショッキングな記事が掲載された。タイトルは、「英スナク財務相、今年の経済は 11.3% 縮小と予測－ 300 年ぶり記録的収縮」である。「英国経済は新型コロナウイルスのパンデミック

によって 1709 年以来となる約 300 年ぶりの大幅な縮小に直面すると、スナク財務相が警告した。失業率は 7.5％に上昇すると見込む。」との内容であった。100 年に 1 度の災害ではなく、経済的には 300 年に 1 度の事態に直面することになり、現時点でも、経済の先行きは見通せない状況が続いている。

　経済協力開発機構（OECD）は、2020 年 12 月 1 日、世界の経済見通し予測を発表した。本予測は、ワクチン接種が視野に入り始め、そして、強い継続的政策サポートの下で、より明るい見通しとなったと述べている。世界経済の成長率（実質 GDP 伸び率）は、2021 年から 2022 年にかけて、平均 4％と予測された。2020 年の実質 GDP 伸び率は、英国でマイナス 11.2％、フランス及びイタリアでマイナス 9.1％、そして、日本はマイナス 5.3％である。中国の経済成長が世界経済を牽引するような形となった。

　英国 CEBR（Center for Economics and Business Research：経済・ビジネス研究センター）は、2020 年 12 月 26 日、新型コロナから一足先に脱出した中国が、昨年の予測を 5 年前倒しして、2028 年に、GDP で世界 1 位になると予測。パックス・アメリカーナの時代から、パックス・シニカ（Pax Sinica）の再興が近距離の射程に入ってきた。経済的に、人口学的に、そして、地政学的に、どのような Pax Sinica に向かうのか、中国にとって眼中に無いかもしれないが、一番に影響を被る日本の軸足が朧に霞んで来て、遣隋使・遣唐使へのフラッシュバックが脳裏を掠める。香港国家安全維持法に共振した軍靴の音だけは聞きたくもなく、Pax Sinica 再興による経済的政治的感染症の燎原の火にも巻き込まれたくはないが、中国の一帯一路政策を基軸とした、マスク・ワクチン外交で代表される健康シルクロードを放射線状に張り巡らした世界制覇は 100 年の計ならぬ 1 世代のスパンを射程にしているように思えてきた。

表　OECD 経済見通し予測（2020 年 12 月 1 日）
**　　実質 GDP 伸び率（%）（対前年度比）**

	2020	2021	2022
世界全体	-4.2	4.2	3.7
オーストラリア	-3.8	3.2	3.1
カナダ	-5.4	3.5	2
欧州	-7.5	3.6	3.3
ドイツ	-5.5	2.8	3.3
フランス	-9.1	6.0	3.3
イタリア	-9.1	4.3	3.2
日本	-5.3	2.3	1.5
韓国	-1.1	2.8	3.4
英国	-11.2	4.2	4.1
米国	-3.7	3.2	3.5

	2020	2021	2022
G20	-3.8	4.7	3.7
アルゼンチン	-12.9	3.7	4.6
ブラジル	-6	2.6	2.2
中国	1.8	8.0	4.9
インド	-9.9	7.9	4.8
インドネシア	-2.4	4.0	5.1
メキシコ	-9.2	3.6	3.4
ロシア	-4.3	2.8	2.2
サウジアラビア	-5.1	3.2	3.6
南アフリカ	-8.1	3.1	2.5
トルコ	-1.3	2.9	3.2

（出典：OECD ホームページ　https://www.oecd.org/economic-outlook/ より）

12.1　ベトナム（中国の脅威を知り尽した隣国）

　Johns Hopkins 大学の Outbreak Observatory（アウトブレイク展望台）に、Christina Potter 氏の記事（2020 年 7 月 9 日）「ベトナムの COVID-19 死者ゼロ」が掲載された (1201)。

　ベトナムでの COVID-19 感染者数は圧倒的に少ない。

1) 疫学的状況

　ベトナムでの最初の感染者は、2020 年 1 月 23 日、中国を訪問した父子であると報告された。7 月 9 日時点で、感染者数は、369 人、死亡者数は、ゼロ人である。ベトナムの人口 9,700 万人、さらに、低中所得国で、限定的な医療能力から考えると驚異的に低い数値である。

2) 準備態勢

　ベトナムでは、過去にも種々の感染のアウトブレイクがあった。2003 年の SARS に対する対応時には、国は、対応の経済的影響度の懸念よりも集団の健康を重視し、軍事、公衆安全サービス及び草の根組織を取り入れた多面的対応を実施した。

3) 初期の攻撃的な活動

　中国が最初の死亡者を報告した後、2020 年 1 月 11 日に、空港での乗客における COVID-19 スクリーニング及びハイリスク地域からの到着した乗客に対する強制的な検疫をすぐさま実施した。

4) 検査、接触者追跡及び検疫強化

　初期の検査は、最近旅行して暴露し、症候のある個人または確定感染者との接触者に限定されていたが、検査能力は、直ぐに強化されて、他の集団にも検査できるようにした。4 月末には、検査能力は、一日当り 27,000 献体まで強化され、一人の確定感染者が見つかる毎に、ほぼ 1000 人が検査された。ニュージー

ランドや台湾では、確定感染者当り、約 150 人の検査を実施した以上の検査数である。接触者追跡及び関連隔離は、ベトナムの対策戦略の要である。

5) コミュニケーション及び移動

　ベトナムは、対策戦略の中で、公衆のリスクコミュニケーション及び移動を中核とした非常に強力な立場を取っている。

6) 警告及び学習した教訓

ベトナムの準備態勢への先行投資及び強力な政治的意思が、国家のアウトブレイクを概ねコントロールし続けている手助けとなったと思われる。

12.2　ブラジル（マナウス：集団免疫達成？）

　ブラジル・ボルソナロ大統領は、2020 年 7 月 7 日に、新型コロナウイルス感染が確認され、25 日に検査で陰性となり、公務に復帰したが、回復後も体調不良で、抗生物質を服用していた矢先、大統領夫人ミシェリ氏も、30 日、新型コロナウイルス検査陽性となった。

　ブラジル・サンパウロ大学の Darlan S. Candido らは、「ブラジルにおける SARS-CoV-2 の進化及び流行拡大」と題する論文を米国 Science 誌に発表した（1203）。

　2020 年 7 月 12 日時点で、ブラジルでの COVID-19 感染者数が 1,800,827 人、死亡者数が 70,398 人である。中国、イタリアやスペインでは、非医薬的介入で感染拡大は制御されてきたが、ブラジルでは増加傾向である。

ブラジル・アマゾナス州の州都 Manaus 市（人口 208 万人）で集団免疫が成立したかもしれないとの報告がなされた。サンパウロ大学の Lewis Buss, Ester Sabino らは、査読前の論文ではあるが、「アマゾンでの COVID-19 集団免疫」と題する論文を公開した（1204）

　基本再生産数 R0 が 2.5 の場合、理論的な集団免疫の閾値は、60％程度となる。ブラジルは、感染速度が世界の中でも最も速い国の 1 つである。ブラジルの北部に位置するアマゾンは、ブラジルの中でも最悪の感染地帯である。Manaus は、人口が 200 万人を超え、人口密度が 158 人 /km2 である。Manaus での最初の感染者は、2020 年 3 月 13 日に確認され、その後、爆発的な流行が起こった。Manaus での 2020 年 5 月の第 1 週の超過死亡率（特定の母集団の死亡率（死

亡者の数）が一時的に増加し、本来想定される死亡率（期待値）の取りうる値（信頼区間）を超過した割合）は、前年度の 4.5 倍になり、この 5 月第 1 週のピーク週から、感染拡大防止対策を緩めたにもかかわらず、感染者数及び死亡者数が継続的に低下した。

　結果として、2020 年 2 月及び 3 月の SARS-CoV-2 抗体陽性率は、サンパウロとマナウスの両方で、低く（＜ 1％）、マナウスでの最初の確定症例は、3 月 13 日、サンパウロでの最初の確定症例は、2 月 25 日であったので、タイミングとしては、一致している。マナウスでの抗体陽性率は、4 月で 4.8％、5 月で 44.2％、そして、6 月で 51.8％のピークに達した。サンパウロでも、抗体陽性率は、着実に増加し続け、6 月に 13.6％となった。

　6 月から 8 月の間は、抗体陽転率の効果が両都市で明らかとなり、マナウスでの血液提供者の検査陽性の割合は、6 月のピーク値から、7 月 40.0％、8 月 30.1％と低下した。サンパウロでの抗体陽性率は、6 月から 8 月の間では、安定的であった。マナウスにおいて、抗体衰退の見かけ上の抗体陽性率への影響は、部分的には、抗体測定の信号対カットオフ値（Signal-to-cutoff；S/C）を 1.4 から 0.4 に閾値を下げることと、結果として増加する偽陽性率を補正することにより、改善される。しかしながら、サンパウロでは、この補正でも、全般的には変化がなかった。

　さらに抗体陽性率の補正を行った。"抗体陽性" として残る確率は、回復の時から指数関数的に減少するという仮定をし、マナウスでは、7 月 8 月と新規の症例はほとんどなく、抗体陽性率の変化は、主に抗体の衰退によるものであると仮定した。これらの補正の結果、マナウスでの累積感染率は、66.1％（95％ CI、60.8％〜 79.9％）まで高くなった。この数値は、指数関数的衰退モデルによる最低限の抗体陽性率推定値で、従って、控えめな数値であるが、これらの数値は、慎重に解釈されなければならない。この推定値の信頼性は、指数関数的衰退モデルの有効性に依存しているからである。

　また、マナウスでの全体的な致死率は、PCR 確定 COVID-19 死者と症状に基づく COVID-19 死亡と思われる死者数を考慮した場合、それぞれ、0.17％ と 0.28％となる。他方、サンパウロでは、致死率は、それぞれ、0.46％と 0.72％ となる。この致死率の違いは、サンパウロでは、高齢者が多いためであると思わ

れる。実際、年齢層別の致死率の比較では、両都市でほぼ同様な致死率であった。要約すると、SARS-CoV-2流行により、マナウスの人口の44%から66%の人々が感染したと推定された。この低い推定値は、偽陰性症例または抗体の衰退を考慮していないが、高い推定値は、両方を考慮している。上昇した死亡率と症例の急速で継続的な低下は、集団での免疫がマナウスでの流行の規模を決定する上で、重要な役割を果たしたことを示唆している。

MIT Technology Review 誌（2020 年 9 月 22 日）に、本誌の上級編集員 Antonio Regalado が、上記の Ester Sabino らの論文に言及している（1205）。

大都市が、猛威を振るうコロナウイルスに対して歯止めがきかないときに、何がおこるか？　200 万人の人口のマナウスが、これに対する回答であれば、この意味するところは、人口の約 3 分の 2 が感染し、流行が収まるまえに、500人に 1 人が死ぬことになる。マナウスでの感染拡大が急速に起こった 5 月は、棺桶の需要が、前年度の 4 − 5 倍になった。5 月には、1 日あたり 79 人が死亡（ピーク）、そして、9 月には、1 日あたり 2、3 人の死亡となった。

12.3　スペイン（約 6 万人の疫学調査：抗体陽性率、約 5%程度）

スペインでの血清疫学的研究結果が、国立疫学センター及び健康研究所カルロス III の Marina Pollán らにより、報告された（1206）。

本研究は、スペインでの第 1 波で、ロックダウンが実施されている 2020 年 4 月 27 日から 5 月 11 日の間、行われた。2 段階のランダムサンプリングで、35,883 世帯を選び、61,075 人の参加者となった。

結果は、簡易迅速検査（POCT：Point-of-Care Testing）テストは、61,075 人の参加者が受け血清陽性率が 5.0%、化学発光免疫アッセイテストは、51,958 人の参加者が受け血清陽性率が 4.6%であった。スペインの州間で血清陽性率に違いがあり、マドリードを含めた中心部の 7 県では、両測定法で、10%を超え、沿岸部のバルセロナでも 5%を超えていた。

無症候性感染者の割合に関しては、種々の報告があり、その範囲は、4%から41%までとなっている。本研究では、無症候性症例は、全ての SARS-CoV-2感染の 21.9%と 35.8%の間であった。症状のある参加者の、わずかに 15.3

〜 19.3%のみが SARS-CoV-2 の抗体を持っているという結果は、疑いの症例のあるかなりの割合のものは、このコロナウイルスが原因ではない症状であることを示唆している。PCR 検査陽性の後、14 日以降では、90%に近い抗体陽性率が見られたが、SARS-CoV-2 IgG 抗体が発症後 2 種間で感染者の 90%以上で検出されるとの他の研究結果とも一致している。

12.4　中国（北京での第 2 波アウトブレイクの制圧）

　2019年12月から2020年3月までの中国での最初のアウトブレイク以来、北京では、56 日間、連続的に、感染者報告はなかった。6 月 11 日、頭痛、発熱及び胸部 CT 浸潤像をもった 50 歳代の男性が、COVID-19 の新規症例として、診断された。同日、アウトブレイク警報が出された。これらの北京での第 2 波に関して、中国 CDC の Zunyou Wu 他が、経緯を報告した（1207）。

　最初の 2 人の確定症例は、疫学的に北京新発地農産物卸売市場にリンクしていて、過去の 14 日間、他の場所、ヒト、またはイベントで共通するものはなかった。この卸売市場は、6 月 12 日に閉鎖され、卸売市場の労働者、最近の訪問者、発端者との濃厚接触者、そして、周辺コミュニティーの住人全てを、RT-PCR 検査のために、積極的に探した。全部で 335 症例が COVID-19 の確定がなされ、そして、別の 33 人が、無症候性感染として同定された。最初の発症日（6 月 4 日）

**図　中国北京における COVID-19 アウトブレイク時の診断日及び発症日による
　　確定症例数の経時変化　（2020 年 6 月 11 日〜 7 月 10 日）**

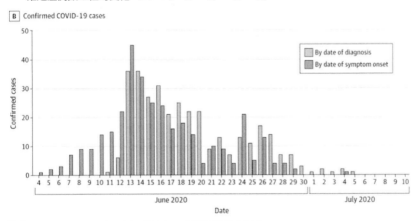

（出典：JAMA ホームページ doi:10.1001/jama.2020.15894 より）

から最初の確定日かつ警報発令日（6月11日）までの期間は、24時間以内に実施したコミュニティーの封じ込め政策も含めて、7日間であった。7月5日以降、更なる症例は、検出されなかった。

　武漢でのアウトブレイクの教訓により、北京でのSARS-CoV-2感染のアウトブレイクは、迅速なる検出及び封じ込めを行った。非常に高感度のサーベイランス、迅速なる対応、そして、迅速なる封じ込め戦略が特徴的であった。

　その後、中国で、8月16日以来、56日ぶりに、新型コロナ感染患者が発生した。10月12日の山東省青島の青島衛生健康委員会の発表では、「外国から入国した新型コロナ患者の専門担当病院に指定された青島胸部外科病院で10月10日、無症状感染者3人が報告された。この3人と接触した377人の検査を実施した結果、合計9人が陽性判定となった。現地当局は、12日から5日間で約900万人に及び住民を対象に新型コロナの全数検査を実施するとした。その後、米国CNNのニュース（2020年10月17日）では、青島衛生健康委員会は、10月17日までに、4日間で、住民ら994万7304人を対照にした新型コロナウイルスの感染の有無を調べる検査が終了したと発表した。同委員会によると、15日時点で764万6953人分が判明し、新規感染者は見つからなかった。

　このように中国での封じ込め対策において、検査体制の充実とともに、国家レベルでの判断の迅速さが際だった事例であった。1日に約250万検体の検査を行ったことになる。

　日本に目を転じてみると、2020年2月18日〜10月23日までの国内（国立感染症研究所、検疫所、地方衛生研究所・保健所等）におけるPCR検査の実施件数は、2,955,134件で、国内における新型コロナウイルスに係るPCR検査の1日あたりの最大能力（10月23日時点）が75,026件/日となっている。因みに、抗原検査は、10,300件/日となっている（厚生労働省ホームページから）。中国・青島の250万検体/日（PCR検査とした場合）と比べると、日本のPCR検査能力は、青島の約3%程度となる。PCR検査方針が異なるので何とも言えないが、PCR検査能力から言えば、東京都よりも人口の少ない青島だけですら、日本全体の30倍以上の検査体制があることになる。この圧倒的な検査体制・能力が中国での新型コロナ制圧に大きな力となっていることは確かであると思われる。

　2021 年 1 月 11 日の英国ロイター社のニュース配信では、中国本土で 10 日に新規感染者が 103 人となり、過去 5 ヶ月あまりで最大となった。中国国内で感染した 85 人のうち、82 人が河北省。感染拡大の中心地である中国河北省の省都石家荘市（北京から約 300km）は、人口約 1100 万人であるが、ロックダウンに入り、全人口に対する大規模な核酸検査を実施した（Newsweek 誌、2021 年 1 月 10 日）。日本とのスケールの違いが際立っている

12.5　ニュージーランド；感染拡大防止対策成功例

　ニュージーランド、Otago 大学の Michael Baker らは、2020 年 8 月 20 日公開のニューイングランド・ジャーナル・オブ・メディシン誌に、感染防止対策の成功に関して経緯を報告した（1208）。

　ニュージーランド（NZ）は、人口 5 百万人の小さな島国である。

　2019 年 12 月に COVID-19 の流行が中国武漢市で発生した後、2020 年 1 月後半には、COVID-19 が危機的なパンデミックになることはほぼ確実に確証された。NZ は、島国で地理的に隔離されていたにもかかわらず、SARS-CoV-2 の流入は、毎年夏に、特に欧州及び中国本土の国々から多くの旅行者や学生がやって来るため、切実的なものであった。Baker らの疾患モデルでは、パンデミックが広範に拡大して、医療システムを圧倒して、そして、過度に、先住民であるマオリや太平洋諸島民に重荷になることを示していた。

　NZ での最初の COVID-19 症例は、2020 年 2 月 26 日に診断された。3 月中旬には、NZ で、市中感染が生じていたが、ウイルスを封じ込めるための検査体制及び接触者追跡能力が不十分であった。強力で、科学に基づく意見により、国家のリーダーは、決定的に、軽減戦略から排除戦略に切替えた。

　NZ のパンデミック対応の教訓として、以下のようになる。

1. 迅速で、科学に基づくリスク評価を、政府の初期の決定的な行動に結びつけたことが、重要である。

2. 種々のレベルでの介入（国境管理、市中感染管理対策、及び症例に基づく管理対策）が有効であった。

3. Jacinda Ardern 首相の共感的なリーダーシップ及び国民への重要メッセージの効果的な伝達。この結果、一連の、比較的面倒くさいパンデミック管理対策

に対する国民の高い信頼と支持となった。

4. NZ に対する今後の教訓としては、より強力な公的な衛生部門が必要である。

　この後、2020 年 8 月 11 日に、オークランド在住の家族 4 人の SARS-CoV-2 感染が確認され、経路不明であった。翌 12 日、オークランドは、2 週間のロックダウンに再び入った。

　NZ・Otago 大学の疫学者 Amanda Kvalsvig は、2020 年 8 月 14 日公開の Nature 誌（Dyani　Lewis の記事）に答えている（1209）。オークランドは、アラートレベル 3 に引き上げられ、その他の都市は、アラートレベル 2 で、ソーシャル・ディスタンシングや大集会の禁止などを含む。NZ では、新規な対策であるフェースマスク着用、そして、市中での COVID-19 感染者は、自宅での隔離ではなく、指定施設での隔離に切替えた。このオークランドでの新規感染は、ウイルスが冷凍パッケージで運び込まれた可能性に関して、当局は調査している。確かに調査する価値はあるだろうが、これまでの世界中の COVID-19 流行の経験から、ヒト - ヒトの濃厚接触からの感染、それは、NZ へ旅程の途中か、国境管理での隔離の際に感染した可能性が高いだろうと Lewis 氏は、述べている。

12.6　スウェーデン：異質の対策（集団免疫理論）

　本シリーズ Part1 でも記述したが、スウェーデンでは、スウェーデン公衆衛生局の主席疫学官 Anders Tegnell（アンデシュ・テグネル）医師を中心に集団免疫論的対策を実施している。米国 Science 誌（2020 年 10 月 9 日号）に、ライターの Gretchen Vogel 氏が、「スウェーデンのギャンブル」と題した記事を掲載した（1210）。

　スウェーデンの新型コロナウイルスパンデミックに対するアプローチ法は、世界のほとんどのものとは異なり、異質のものである。政府は、シャットダウンを強制したこともなく、高齢者施設や小学校の閉鎖もしなかった。世界の都市は、ゴーストタウン化したが、他方、スウェーデンでは、カフェでおしゃべりしたり、ジムで汗を流している光景が見られた。国がその脅威を完全に無視したのではなく、店やレストランが開店していたものの、多くのスウェーデン人は、近隣の欧

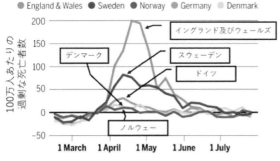

過剰な死亡者数：
スウェーデンでは、隣国（ノルウェーやデンマーク）やドイツよりもはるかに高いが、イングランド及びウェールズほどではない。

（出典：米国 Science 誌ホームページ　DOI: 10.1126/science.370.6513.159 より）

州諸国と同様な割合で、自宅にとどまった。

　９月までの時点で、政府の公式的な政策は、「明らかな症状がなければ、ウイルスを拡散させることはないであろう。新型コロナ確定患者の家族のメンバー、同僚そして級友は、症状がなければ、隔離または自宅待機をするのではなく、登校や仕事をしなければならない。」となっている。スウェーデンのアプローチ法には、確かにファンがいる。８月下旬のベルリンでのコロナ関連での制限規制に反対する人々は、スウェーデンの国旗をはためかせ、米国では、トランプ大統領のコロナウイルス・タスクフォースの著明なメンバーである神経放射線医のScott Atlas 氏は、「スウェーデンは、フォローすべきモデルである」と引用している。その政策は、スウェーデンで幅広い公衆の支持を得ており、そのスウェーデンでは、合意が極めて重要で、そして、政府の批判がほとんどない。しかしながら、スウェーデンの科学及び医学界では、戦略に対する議論が、爆発的になり、しばしば、収拾が付かなくなっていた。

　間接的なデータであるが、隣国フィンランドと比較して、スウェーデンでは、14 人の子供が COVID-19 で ICU に入ったが、フィンランドでは、わずか 1 人である。そして、スウェーデンでは、少なくとも 70 人が、小児多臓器系炎症性症候群（PMIS：Paediatric multisystem inflammatory syndrome）と診断されたのに対して、ノルウェーでは、5 人以下であった。この論文発表の時点で、スウェーデンでは、感染者数が 94,000 人を超え、死亡者数は少なくとも 5,895 人となった。100 万人あたりで計算すると約 590 人となり、米国の 591 人やイタリアの 600 人と同等であるが、ノルウェーの 50 人、デンマー

クの 108 人やドイツの 113 人と比べると数倍から 10 倍となる。

　別の観点から、パンデミックの影響を見てみると、差異が明らかとなる。過剰な死亡者数（Excess death）は、今年死亡した数と昨年度までの平均死亡者数の差である。この過剰な死亡者数曲線は、スウェーデンでは、イングランド及びウェールズほど多くはないが、欧州ではもっとも高い数値となっている。

　集団免疫理論は、スウェーデン以外にも、英国の初期の対応時にとられ、そして、オランダの Mark Rutte 首相も、集団免疫の達成が経済を守るための手助けになると述べていたが、後に、撤回した。

　集団免疫はいまだよく理解されていないが、科学者の推定では、COVID-19 の場合、40％から 70％の人々が免疫を持てば、感染拡大を防止できる。多くの科学者は、ワクチンなしに、このパーセンテージに達するには、あまりにも多くの死亡者と長期間の副作用を引き起こすであろうと述べている。

　本シリーズ Part1 で紹介した京都大学大学院医学研究科の上久保靖彦特定教授と吉備国際大学（岡山県）の高橋淳教授の仮説（段階的免疫）でも、「日本人には新型コロナウイルスの免疫があったので死者数を抑え込むことができた」と記している。上久保氏は、その後も、種々のマスコミ等で、「日本では既に集団免疫が確立されている」との見解を披露されている。

12.7　インド（高齢者死亡率が低い：生存者バイアス？）

　インド・ムンバイのジャーナリスト Vaishnavi Chandrashekhar が、Science 誌に、インドの現状に関する記事を配信した（2020 年 10 月 29 日）(1211)。

　2020 年 10 月時点、世界で、米国についで 2 番目に感染者の多いインドでは、9 月中旬には、新規感染者数が 9 万人いたが、10 月の最終週には 5 万人以下に減少して、死亡者数も 9 月中旬の 1275 人（1 日あたり）から 10 月最終週には約 500 人と低下した。

　インドでの致死率に関しては、困惑するほど低い数値である。インドでの全体の死亡者数は、10 万人を超える程度であるが、インドの人口の約 4 分の 1 である米国での死亡者数（11 月 3 日時点で、約 23 万人）の半分以下である。インドの致死率は減少しており、2020 年 10 月時点で、米国の 2.8％に比べて、

図　インドのCOVID-19感染者数及び死亡者数（1日あたり新規数）（WHO：2020年11月3日時点）

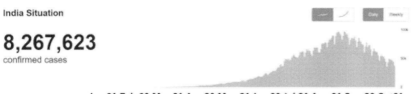

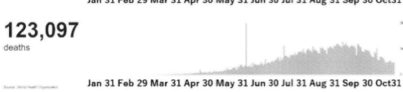

（出典：WHOホームページ　https://covid19.who.int/region/searo/country/in より）

約1.5％である。

　インドの2つの州での確定症例の研究によると、85歳以上の高齢者のインドでの死亡率は、米国よりも低いと報告している。疾病ダイナミクス、経済・政策センター（CDDEP）所長の Ramanan Laxminarayan 氏は、彼が言う "Survivorship bias：生存者バイアス" のためであろうと説明している。インドでの平均寿命は低く、75歳を超えて生きている人々は、より良い健康状態そして、より良い社会経済的状況にいるように思えるからと述べている。

　これに対して、若年者での死亡率が非常に高い。例えば、40歳から50歳の

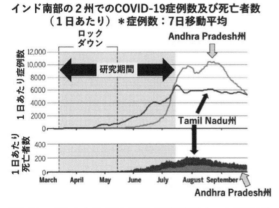

（出典：Science誌ホームページ　06 Nov 2020　DOI 10.1126/science.abe9707 より）

COVID-19患者のインドでの死亡率は、9％であり、米国の2％に比べて非常に高い。この根底にある理由は、「インドでの隠れた糖尿病と高血圧があり、さらに大気汚染もその死亡率を高めているのだろう」とLaxminarayan氏は、説明している。実際、大

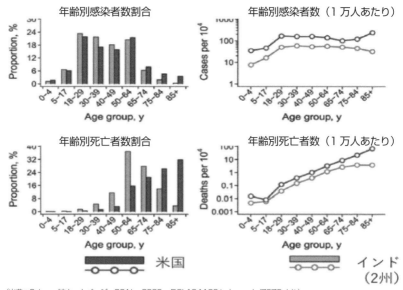

（出典：Science 誌ホームページ　06 Nov 2020　DOI: 10.1126/science.abd7672 より）

気汚染への長期間の暴露は、全世界的に見て、COVID-19 の死亡の約 15％に
関係している」との報告もある。

　Ramanan Laxminarayan らは、「インドの2州での COVID-19 の疫学及び
感染伝播の動力学」のタイトルで、インドでの新型コロナの感染伝播の状況を詳
細に報告した（1213）。感染者 5％の人で、感染者全体の 80％が説明でき、スー
パースプレッダーの存在が示唆され、インドでの高齢者の死亡率は、米国に比べ
て非常に低かった。

　インド南部の州、Tamil Nadu と Andhra Pradesh の州は、先進的な厳格な
接触者追跡と検査システムをもっていて、政府主導のサーベイランスが、パン
デミックの最初の4か月間、実施された。この2州の人口は、1億 2780 万
人で、インドのほぼ 10％を占め、日本の人口規模と同じである。インドでは、
COVID 症例の最初の報告は、2020 年 1 月 30 日であったが、この2州での
最初の確定症例は、3 月 5 日であった。

　致死率に関しては、全体の致死率は 2.06％（1.98％〜 2.14％）。年齢層別

の致死率の推定値は、0.05%（5 歳から 17 歳）から 16.6%（85 歳以上）となった。死亡リスクは、全体としては、女性よりも男性の方が高いが、高齢になるほど、その差異は拡大した。

　次に、高所得国である米国との比較をした。2020 年 8 月 2 日時点で、年齢構成的には、インドでは、米国よりも、若年層が多い分布をしている。

　結果として、75 歳以上の層に関して、インド 2 州での COVID 死亡者比率は 17.9%であるが、米国では、58.1%となっている。いずれの年齢層でも、感染発生率及び死亡率は、米国に比べて、インドの方が少ないことが示された。平均寿命（誕生時）は、インドが 69 歳、中国が 77 歳、米国が 79 歳、そしてイタリア及び韓国が 83 歳である。インドでの高齢者の死亡率が低い理由として、前述したように、生存者バイアスのためと思われる。インドでの高齢者の死亡率の低さは、ロックダウン時の自宅待機政策の有効性及び社会的経済的に優位な人が生き残っているからと推察している。

第13章

仮説（致死率の差異）

中央ヨーロッパと東アジアの致死率の差異（仮説）

　東京医科歯科大学名誉教授の山本直樹氏らは、SARS-CoV-2 及び
COVID-19 による、中央ヨーロッパと東アジアでの致死率の明らかな差異に関
して 4 つの仮説を提唱した（1301）

　SARS-CoV-2 ／ COVID-19 による感染症例及び死亡者数は、中央ヨーロッ
パの方が、東アジアよりも、はるかに多い。この差異に関する仮説を提唱した

1）2 つの領域での国民の社会的行動及び文化の差異

2）多様なウイルス感染による中央ヨーロッパでの悪性度の高いウイルスの流行
の可能性、そして、それと関連した免疫ウイルス学的要因の関与

3）ウイルスと宿主の長期的共進化の結果として、東アジアで生じたコロナ耐性
遺伝子変異の可能性

表　中央ヨーロッパと東アジアにおける COVID-19 症例数及び死者数　（2020 年 5 月 6 日時点）

	人口 （百万人）	GDP	症例数	死亡者数	症例数 （百万人 あたり）	死亡者数 （百万人 あたり）	死亡者数 ／症例数 （%）
USA	327.09	62,689	1,236,987	72,241	3,737	218	5.8%
スペイン	46.69	30,733	250,661	25,613	5,359	548	10.2%
イタリア	60.62	34,321	213,013	29,315	3,523	485	13.7%
UK	67.14	42,580	194,990	29,427	2,872	433	15.0%
フランス	64.99	42,953	170,551	25,531	2,613	391	14.9%
ドイツ	83.12	47,662	167,007	6,993	1,993	83	4.1%
中国	1,427.64	9,580	82,881	4,636	58	3	5.5%
韓国	51.17	33,320	10,804	254	211	5	2.3%
日本	127.20	39,304	15,078	536	119	4	3.5%
台湾	23.72	25,008	438	6	18	0.3	1.3%

（出典：Elsevier Medical Hypotheses ホームページ https://doi.org/10.1016/j.mehy.2020.110160 より）

4）衛生的要因の関与の可能性

　解析に用いた国の GDP と COVID-19 感染状況を表に纏めてある。

　東アジアは特に人口密度の高い国である。GDP に関しては、中国以外はほぼ同様のレベルであるが、中国は、急速に発展しているので、遅かれ早かれ、他の国のレベルに追いつくと思われる。中央ヨーロッパでは、百万人あたりの感染症例数は、百万人あたり、1,998 人から 5,359 人の範囲であるのに対し、東アジアでは、18 人から 211 人の範囲である。この症例数は、検査戦略の差異と同様に、検査数に依存しているので、ある程度の不確実性はある。

　また、百万人あたりの死亡者数を見ると、中央ヨーロッパでは、391 人から548 人の範囲で、唯一の例外がドイツの 83 人である。それに対して、東アジアでは、0.3 人から 5 人の範囲である。従って、東アジアは、百万人あたりの死亡者数は、中央ヨーロッパに比べて、約 150 倍低いことになる。重要なことに、感染者の死亡率もまた、東アジアでは、中央ヨーロッパに比べて、非常に低いように思われる。ドイツの例外的な数値は、ドイツでの最初の感染症例が確認された直後からの感染防止対策、及び集中治療装置の比較的高い充実度にあると思われる。

仮説
一般的な視点

　イタリア Verona 大学の Giuseppe Lippi らは、イタリアと中国の死亡率の差異に関して、臨床的及び人口統計学的観点から解析を行った結果（1302）、基礎疾患、男性、及び高齢が、中国に比べてイタリアの死亡率が高い実質的な要因であるかもしれないと結論づけた。また、同様に、米国でも、ニューヨーク市は、他の市に比べて、最も高い死亡者数を記録したが、高い人口密度、ウイルスのスーパースプレッダーの可能性、人種間貧困の差異、及び医療保険の欠如が重要な懸案事項となった。

仮説 1：社会的行動の側面が差異を決定

　ソーシャル・ディスタンシング対策手段は、新規なコロナ感染を防ぐことが明らかとなり、握手、キス、ハグのような、濃厚接触の欧州スタイルからお辞儀等

のアジアのスタイルへの転換が、SARS-CoV-2 のさらなる感染のスピード抑制及び防止に成功するかどうかに関して基本的な部分となる。また、西洋人とアジア人では、主に食文化の違いによる肥満に関しても顕著な差異がある。そして、かぜの場合、アジアのヒトは、マスクを着用する習慣がもともとある。

仮説２：ウイルス学的側面により差異が決定

　繰り返しの感染が、臨床的予後の重症度に影響する可能性、抗体依存性感染増強の重症度への寄与、RNA ゲノムの変異によるウイルスの遺伝子的変化が、観察結果の根底にあるのかもしれない。

　米国 NY 市では、多数のヒトが COVID-19 で死亡したが、その理由として、ウイルスの悪性度がある。ウイルスゲノムの配列解析により、カリフォルニアでは、少数の感染者を通して、アジアから主に入ってきたが、NY では、最初100 人以上のヒトが、主に欧州からウイルスを運び込んだ。このことは、欧州株のウイルスが、アジア株よりも、病原性及び感染性においてもっと悪性度が高いことを示唆している。

仮説３：進化的側面により差異が説明される

　ヒト宿主とウイルスは、何百万年の間、共進化し、その間に、ウイルスは、病原性メカニズムを制御することにより、宿主の防御システムに適合させた。東アジアの人々の SARS-CoV-2 に対するウイルス感受性及び死亡率の差異は、もし東アジアに住む人々が新型コロナウイルスも含むウイルス感染への抵抗性をもっと高くなるように進化したとするならば、説明できるかもしれない。

　東アジア、特に中国では、農業は、13,000 年前に、始まったが、たぶん、ヨーロッパよりも 3,000 年前になる。これにより、食料が豊富に供給されて、人口、都市化、そして人口密度の爆発的増加となった。当然のことながら、はしか、風疹、おたふくかぜのような急性ウイルス感染は、その時までには定着してはいなかったが、この時期に、ヒト集団に根付いたと信じられている（はしかの場合、定着するには、250,000 以上の集団が必要である）。その後、非常に密集した混沌たる状況下で、東アジアは、圧倒的に、多くの流行病を経験したに違いなく、東アジア領域は、今回の新型コロナウイルスと同様に、遠い昔、コロナウイルスで

攻撃された可能性を考えてもおかしくない。実際、中国では、同様な記憶に新しい風土病、SARS や MERS を経験した。このことが、コロナウイルス感染それ自体が、過去の疫病の中で、東アジアにおける選択及び進化に対する最もあり得る候補の一つであることを示唆している。

　いくつかの遺伝子は、COVID-19 への遺伝的素因に含まれていて、複数の遺伝子の組合せが感染の重症度に重要なのかもしれない。その中で、ヒト白血球抗原（HLA）多型が自己免疫疾患や感染症のような種々の疾患に対する感受性と相関している。HLA 型の組成比率は、国及び民族に大いに依存し変化している。HLA は、抗原提示に重要な免疫システムのタンパク質である。

　第 5 章でも述べたように、東京医科歯科大学の山本直樹らは、「SARS-CoV-2 感染症例数及びウイルス感染による死亡者数が、ACE1 II(Insertion/Insertion) 遺伝子頻度の増加とともに、減少するという負の相関関係を明らかにし、特に、DD 遺伝子型の患者は、COVID-19 のより高い重症度と罹患率を持つこと」を予測できる。

　また、ヒト ABO 血液型と疾患の関係も種々報告されていて、例えば、AB 型は、コレラに対して強く、O 型は、結核に対して、抵抗性があるとの報告もある。しかしながら、他のウイルス感染で利用できる類似のデータがなく、さらに、ヨーロッパと東アジアを含む地域での適当なウイルスのパンデミック事例が過去にないので、検証は困難である。

仮説 4 ： 差異は、衛生学的側面にある。

　一般的に言われているのは、アジアは、ヨーロッパよりも人口密度が高く、衛生状態は良くない。東アジア人に対するコロナの低い病原性は、アジアがヨーロッパよりも衛生状態が良くないとの状況には関連していないのだろうか？

　逆説的であるが、子供の白血病に関する報告がある。子供が生後半年以内によりたくさんの感染を受ければ、白血病の進展がより少ないように見える。疫学的研究により、高い社会経済的ステータスと人生の初期における多数の感染源との接触の欠如は、リスク要因であると報告されている。

　東京・江戸川病院の加藤正二郎らは、脳炎ワクチンで誘導される COVID-19 に対する交差防御が、一部の国での死亡率の低い理由かもしれないと報告してい

る（1303）。日本脳炎に対する人工的なワクチンは、中国、韓国、台湾及び日本を含む多くのアジア諸国で広く行き渡りあるいは国家プログラムとして含まれている。これらの国全てで、COVID-19 による致死率は、日本脳炎を免疫していない国に比べて、非常に低い。また、同様に、BCG ワクチン接種も、同様に、新型コロナウイルス感染に対して効果があるかもしれないと提唱されている。

　結論として、疑いもなく、中央ヨーロッパは、東アジアよりも、SARS-CoV-2 及び COVID-19 により、はるかに大きな影響を受けた。中央ヨーロッパと東アジアでのヒトとの接触における行動的な差異が、欧州での COVID-19 対策でのソーシャル・ディスタンシングのすばらしいポジティブな効果からもわかるように、SARS-CoV-2 の拡散に対して非常に重要な影響を与えたと考えられる。この仮説 1 からは、感染率の説明はできても、死亡率の説明はできない。仮説 2 から 4 で示唆されるメカニズムもまた全ての効果に寄与しているのかもしれない。

　このパンデミックが、将来への教訓として教えてくれたいくつかの基本的事項がある。欧州でのアウトブレイクの初期には、初期対応、特にアウトブレイク（クラスター）への対応の遅れ、人口統計、社会的行動、及び低い検査能力等が、ときどき、COVID-19 対応に問題があった。これらの経験から、後にパンデミックに襲われたドイツでは、対応策を調整することができた。ドイツでは、初期の段階から、連邦政府と地方政府が COVID-19 に対する戦いの中に関わり、特に、発症の初期のサインの見いだし、無料での大規模検体 PCR 検査そして、確定症例の隔離に重きを置いた対策を実施した。医療システムの準備にも時間があり、人工呼吸器で装備された集中治療病床も COVID-19 のために確保し、そして、増やした。必要な特殊なスタッフも教育訓練を受け、そして、ソーシャル・ディスタンシングのガイドラインも導入され、広範に実施した。そして、結果的に、パンデミックを減速させることができた。

第 14 章
COVID-19 とインフルエンザ

来たるべきインフルエンザシーズンにどのように影響を与えるかと題して、記事を掲載した（1401）。

　2020 年 3 月、南半球は、COVID-19 と戦いながら、冬のインフルエンザシーズンに備えた。南アフリカで、3 月末時点で、たった一つのインフルエンザ症例が記録されただけであった。前年までは、同期間で、約 700 症例が記録されていて、1984 年からの調査以来、前例のないことであった。見かけ上、旅行制限、休校、ソーシャル・ディスタンシング、そしてマスク着用が南アフリカでのインフルエンザの拡散をほとんど阻止したように思えた。同じような現象は、オーストラリア、ニュージーランドやある一部の南米でも起こっていた。

　南半球でインフルエンザが少ないことは、北半球に拡散することも少なくなるので、北半球にとっては、幸運なように思える。

　南半球は、大規模に、免れたので、研究者は、COVID-19 がインフルエンザの流行の進路にどのように影響を与えるかに関する証拠がほとんど得ることができていない。一つの大きな懸念は、COVID-19 とインフルエンザの共感染である。WHO の Ian Barr 氏によれば、2 種あるいは 3 種のウイルスに感染すると、通常は、一種に感染するよりもさらに悪くなると言っている。SARS-CoV-2 と一緒の共感染の結果は、完全に研究されてはいないが、2020 年 4 月に、Stanford 大学のチームは、2020 年 3 月に SARS-CoV-2 検査陽性の北カリフォルニアの 116 人の中で、24 人は、少なくとも、他の呼吸器系病原体に対して陽性であった。最もよく見られたのは、RSV 同様に、かぜを引き起こすライノウイルス及びエンテロウイルスであった。それ

表　2020 年 4 月から 8 月中旬までの記録されたインフルエンザ症例数の推移

国	2018	2019	2020
アルゼンチン	1,517	4,623	53
チリ	2,439	5,007	12
オーストラリア	925	9,933	33
南アフリカ	711	1,094	6

(出典：FLUNET; GLOBAL INFLUENZA SURVEILLANCE AND RESPONSE SYSTEM, https://www.who.int/influenza/surveillance_monitoring/updates/latest_update_GIP_surveillance/en/)

らの患者の 1 人のみが、インフルエンザを持っていた。

　英国 Glasgow 大学の Sema Nickbakhsh は、2019 年の論文で、インフルエンザの 1 つの型のウイルス、例えば、Influenza A に感染すれば、ライノウイルスも同時にもつ可能性を低くしているように思えるが、この背後にあるメカニズムは、不明であるとも述べている。Nickbakhsh は、RSV に関して、もっと懸念を感じていて、彼女のチームが、SARS-CoV-2 と同じ属のコロナウイルスである CoV-OC43 と正の相関関係を見いだしているからである。COVID-19 に感染すると、その人が RSV に感染し易くなり、その逆もしかりであると、彼女は懸念している。

14.2　米国でのインフルエンザ症例数

　米国ボストンのブリガムアンドウイメンス病院の Daniel Solomon らは、COVID-19 時代におけるインフルエンザと題して、インフルエンザウイルスと SARS-CoV-2 ウイルスの共在に関する報告をした（1402）。

　米国では、インフルエンザで、2010 年以来、年間推定、12,000 人から 61,000 人の死者がでている。罹患率と死亡率の程度は、インフルエンザウイルスの優勢な株における遺伝的変異及びワクチンの有効性及び摂取率を反映している。SARS-CoV-2 ウイルスは、インフルエンザウイルスよりも、数倍、罹患率及び死亡率が高く、それらの特徴の比較を表に纏めてある。

　SARS-CoV-2 ウイルスとインフルエンザウイルスは、全く異なる病原体であるが、共通した重要な特徴もある。公衆でのマスク着用、学校や店舗の閉鎖そして、移動制限などの非医薬的介入を採用することにより、両方の感染の発生率に影響を与えることが期待できる。

　これらの非医薬的介入に加えて、季節性インフルエンザワクチン接種が、集団におけるウイルスの貯蔵を最小化するために、極めて重要な事項となる。複数のインフルエンザウイルスワクチンが使用可能であるが、米国での成人のワクチン摂取率は、50%以下である。

　臨床現場では、インフルエンザ疾患と COVID-19 を区別する特定の臨床的症状がないので、臨床の実際においては、ウイルスの病因を確定することが重要となる。

特徴	季節性インフルエンザウイルス	SARS-CoV-2
主要な感染経路	小滴	小滴：エアロゾル感染、媒介物、糞口感染（可能性はあるが、それほど重要ではない）
全体的感染性	より少ない感染伝播性	より高い感染伝播性
	両ウイルスの基本再生産数（R0）は、感染伝播の抑制に効果的な非医薬的介入に依存している。	
感染の動力学	患者は、発症後、最も感染性が高い	患者は、発症48時間前から、最も感染性が高い
潜伏期間	1〜4日（中央値、2日）	2〜14日（中央値、5日）
重症化のリスク要因	● 年齢：65歳以上及び2歳以下 ● 免疫抑制状態 ● 妊娠（分娩後2週間を通して） ● 病的肥満 ● 慢性肺疾患、心疾患、進行性肝臓がん、慢性腎疾患 ● 老人ホームまたは長期介護施設の利用者 ● アメリカ先住民、アラスカ先住民	● 高齢者（リスクは年齢とともに増加） ● 男性 ● 肥満 ● 高血圧 ● 慢性肺疾患、心疾患、2型糖尿病、がん、慢性腎疾患、進行肝疾患 ● 潜伏期間中の外科手術 ● 老人ホームの利用者 ● 構造的人種、貧困
最もよく見られる臨床症状	発熱、悪寒、頭痛、筋肉痛、咳、鼻づまり、喉の痛み、疲労感	発熱、悪寒、筋肉痛、咳、息切れ、疲労感、無嗅覚
	両ウイルスにおいて、大部分の感染は、無症状または軽度	
小児疾患	普通、特に、2歳以下の子供ではハイリスク 子供が流行拡大の主役	珍しい、症状は典型的に軽度 小児発症性多系統炎症症候群が観察されたが、まれである
致死率	≒0.1%	≒0.25%〜3%
症状の動力学	症状のピークは、最初の3〜7日の間	症状のピークは、2週から3週の間
ワクチン	複数のものが承認済み	現在は、なし
臨床診断	● 呼吸器検体からの核酸増幅及び抗原ベースの検査	● 呼吸器検体からの核酸増幅及び抗原ベースの検査 ● 血清学的検査
利用できる抗ウイルス薬	● ノイラミニダーゼ阻害剤 ● Cap依存性エンドヌクレアーゼ阻害剤 ● M2チャンネルブロッカー	● ヌクレオシドアナログ（レムデシビル）

（出典：JAMAホームページ　doi:10.1001/jama.2020.14661 より）

　第1に、この2つのウイルス管理へのアプローチ法は異なる。インフルエンザの場合は、ノイラミニダーゼ阻害剤またはCap依存性エンドヌクレアーゼ阻害剤で治療することになるが、これらの薬剤は、SARS-CoV-2に対する抗ウイルス活性はない。レムデシビルが、緊急的使用として、COVID-19の治療に用いることができるが、非経口的（静注）投与のため、入院患者に対して使用されることになる。その他の薬剤は、COVID-19治療に対して、検討中の段階にある。

　第2に、これらのウイルスによって引き起こされる症候は、異なった経路をたどる。インフルエンザの患者では、その疾患の最初の週に最も重度の症状を示すが、COVID-19患者では、長い症状の期間を有し、その疾患の第2週または第3週の間に、症状のピークとなる。従って、ウイルスの区別により、臨床医は、

患者へ、先読みのガイダンスを与えることができる。

　第3に、ウイルスを正確に同定することは、隔離に関する適切なガイダンス、学校や仕事の再開の推奨、そして COVID-19 の症例同定及び接触者追跡を含めた、重要な感染コントロールの意味合いをもつ。

　インフルエンザウイルスと SARS-CoV-2 ウイルスの共感染の事例が報告されているので、ひとつのウイルス検査が陽性であったからと言って、他のウイルス感染がないことを意味しない。従って、最初の検査で、両ウイルスの検査が必要なのか、SARS-CoV-2 ウイルス検査の後に、インフルエンザウイルス検査を追加すべきかなど、不明の部分はあるが、好ましい検査アルゴリズムは、ローカルに使用出来る検査法、コスト、所要時間、そして、サプライチェーンの問題などに依存することになる。

　COVID-19 パンデミックの制圧努力の基本は、SARS-CoV-2 の大量サーベイランスであった。診断検査の拡大は、検体の採取方法を、前鼻腔スワブや唾液検体のような検体にすることにより達成されてきた。また、検査キットを開発している多くの製造者は、現行のアッセイ法を改良して、インフルエンザ、SARS-CoV-2 及び RSV 検査を、シングルカートリッジを用いて行える多重検査法の開発も行っている。

　Solomon は、インフルエンザワクチンに関して、ある見解を示している（1403）。

　2018 年〜 2019 年のインフルエンザワクチンの有効性は、29％で、米国でのワクチン摂取率はわずか 49％であったが、米国 CDC の推定では、このワクチン接種で、440 万人のインフルエンザ疾患、58 千人の入院、そして、3 千人の死亡を予防することができた。2020 年には、インフルエンザと COVID-19 が一緒に流行する懸念があるので、広範なインフルエンザワクチン接種の重要性はさらに高まっている。

14.3　COVID-19 と 1918 インフルパンデミックの比較（米国 NY）

　米国 Harvard Medical School の Jeremy Samuel Faust らは、COVID-19 と 1918 インフルエンザパンデミック時の NY 市での過剰な死亡者数の比較を行った（1404）。

　1918　H1N1 インフルエンザパンデミックの間、世界で約 5 千万人のインフルエンザ関連死亡者が発生して、米国では、67 万 5 千人の死亡者であった。

　本コホート研究では、NY 市の全ての原因による死亡者の発生率に関して、1918 H1N1 インフルエンザパンデミックのピーク期間と 2020 年の初期の COVID-19 パンデミックの期間で、比較検討した。

　解析は、人及び月当りの発生率は、1914 年から 1918 年までの 10 月と 11 月（61 日間）、2020 年 3 月 11 日から 5 月 11 日（61 日間）に対して、別々に計算した。61 日の発生割合は、2 で割って、人・月当りの値とした。

　結果は、NY 市の 1918 H1N1 インフルエンザパンデミックのピーク期間では、5.5 百万人の住民の中で、全部で 31,589 人の全ての原因による死亡者があり、これは、10 万人・月あたり、287.17 死亡発生率となる。1914 年から 1917 年までの同期間に比べて、死亡発生率の割合は、2.80 倍（95% CI、2.74 〜 2.86）となった。NY 市での COVID-19 アウトブレイクの初期の期間では、828 万人の住民の中で、33,465 人の全ての原因による死亡者があった。これは、10 万人・月当り 202.08 死亡発生率となる。2017 年から 2019 年までの同期間と比較すると、死亡発生率の割合は、4.15 倍（95% CI、4.05 〜 4.24）となった。1918 H1N1 インフルエンザパンデミックのピークの期間と 2020 年の初期の COVID-19 アウトブレイク期間の全ての原因による死亡に対する発生率の比は、0.70 倍（95% CI、0.69 〜 0.72）となった。

A：NY 市、1918　H1N1 インフルエンザパンデミックのピーク期間での死亡率と対応する期間（1914 年〜 1917 年）の全ての原因による死亡

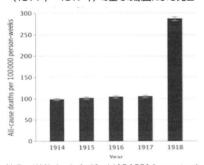

B：NY 市、2020 年 COVID-19 アウトブレイクの期間と対応する期間（2017 年〜 2019 年））の全ての原因による死亡者

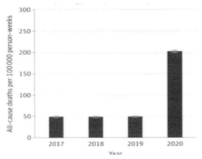

（出典：JAMA ホームページ　doi:10.1001/jamanetworkopen.2020.17527　から）

このコホート研究から、ベースライン（基準値）を超えた絶対的な死亡者数の増加（過剰な死亡）に関して、NY市での1918 H1N1インフルエンザパンデミックのピークの期間で観察された過剰な死亡は、2020年のCOVID-19アウトブレイクの初期の2ヶ月間で観察された過剰な死亡に比べて、より高かったが、ほぼ同等な結果であることがわかった。

14.4　インフルとSARS-CoV-2（免疫学的側面）

近畿大学医学部免疫学教室の宮澤正顯教授が、「SARS-CoV-2誘発肺炎の免疫病理：インフルエンザウイルス感染からの教訓」と題した総説を発表した（1405）。

非常に病原性の高いヒトコロナウイルスが出現する何百年も前に、インフルエンザウイルスが、最も感染性の高いヒト病原体の一つであり、世界の人口の約9%が感染して、毎年、30万人から50万人が死亡している。

季節性インフルエンザは、自己限定的な上気道の急性ウイルス感染で、多くの場合、臨床的には、目立った肺炎症状はない。ヒトインフルエンザAウイルス（IAV）の感染は、感染性飛沫小滴や空中の飛沫小滴核の吸入や間接接触により起こり、上気道粘膜または結膜での感染（自己接種）となる。IAVの場合、感染後2日目で、ウイルスの平均力価がピークとなり、感染後8日目には、鼻のウイルスは、ほとんど検出できなくなる。そして、症状スコアは、鼻からの放出量が感染後3日目でピークとなる以外は、鼻のウイルス力価の変化とほとんど同じ曲線を描いている。細胞培養で増殖させたインフルエンザウイルス（H3N2）を経鼻接種した場合は、鼻洗浄液のウイルス力価は、感染後2日目でピークに達し、症状スコアの平均値は、感染後3日目でピークに達し、ウイルス力価と同様な曲線を描いた。血清中のIL-6は、感染後2日目でピークに達した。感染後2日目での鼻でのIL-6やTNF-αのようなサイトカインレベルと同様に、体温や上気道症状がウイルス力価との強い相関が見られる。感染後3日目での血漿中IL-6レベルは、全体の症状と最も強い相関関係を示した。2009年のH1N1インフルエンザAウイルス（H1N1pdm）感染の場合、血清IL-6レベルは、入院した重症症例では、重症でない症例に比べて、有意に高かった。IL-6遺伝子を欠失させたマウスの実験では、生存や肺の病理に対して有意な影響はな

かったことから、上気道で産生される IL-6 は、感染したヒトにおいて、全身性の症状誘導には確かに関与しているかもしれないが、肺炎進行への促進に直接的には関与していないのもしれない。

　季節性インフルエンザは、普通、高齢者で、より高い死亡率を引き起こすが、IAV パンデミックの場合は、しばしば、より若いヒトへの偏った死亡を引き起こす。このことは、過去に蔓延したウイルス株への暴露によって獲得された部分的な免疫が、その免疫がなければ感染感受性の高かった高齢者を防御したのかもしれないことを示唆している。いくつかの研究でも、既存の IAV 特異的 T 細胞応答が、ウイルス放出や自然感染または実験的感染後の疾患の減少に関連していることが示されている。H3N2 ウイルスで感染させたマウスでの実験では、感染後 10 日ぐらいで、短期的な抗ウイルス IgM 応答のピークとなった。IgG 抗体のピークはもっと後で、感染後 20 日目ぐらいであった。これらの抗体の出現は、肺でのウイルス力価が低下し、しばらく経過した後に、起こっている。

　これに対して、SARS-CoV-2 の感染の場合は、IAV 感染後の様相とは異なる。

図　インフルエンザ A ウイルスと SARS-CoV-2 の比較

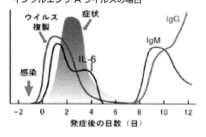
インフルエンザ A ウイルスの場合

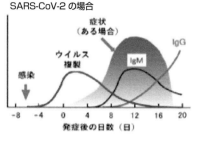
SARS-CoV-2 の場合

（出典：Inflammation and Regeneration 誌ホームページ
https://doi.org/10.1186/s41232-020-00148-1 より）

IAV は、感染細胞の核内でマイナス鎖 RNA ゲノムの複製及び転写を行うが、コロナウイルスは、宿主細胞の細胞質内でプラス鎖 RNA ゲノムの複製及び転写を行う。コロナウイルスの約 3 分の 2 が、部分的な重なりをもつオープンリーディングフレーム（ORF）をコードして、その部分から、ORF1a と ORF1b の 2 つのポリプロテインが産生される。このポリプロテインがタンパク質分解酵素により、たくさんの非構造タンパク質（NSP）となる。SARS-CoV の場合、この非構造タンパク質の 1 つである nsp1 が感染細胞内で 1 型インターフェロン

の信号伝達を阻止していることが示されている。SARS-CoV の ORF3b 及び ORF6 は、インターフェロン産生及び／または信号伝達を阻止していることが示されている。SARS-CoV-2 の ORF3b は、その遺伝子に未成熟な停止コドンがあるために、IFN-β1 のプロモーター機能の抑制において、SARS-CoV の ORF3a よりもより高い活性がある。従って、感染後すぐに重症な全身性症状を引き起こす IAV 感染と異なり、SARS-CoV-2 感染は、IAV 感染よりももっとゆっくりと進行することになり、そして、感染の初期の相においては、むしろ、軽度もしくは、ほとんど目立たない程度の局所的及び全身性の症状を引き起こす。

　SARS-CoV-2 では、感染から発症までの潜伏期間の平均値は、5.2 日である。喉のスワブ検体でのウイルス力価は、発症日が最も高く、その後、減少する。感染性は、発症前の 2.3 日から始まり 7 日以内に急激に減少する。無症候性の SARS-CoV-2 感染では、ウイルス放出期間の中央値は、19 日で、有症状の症例に比べると、有意に長い期間となっている。ウイルス暴露後、約 3 〜 4 週間後に、ウイルス特異的な血清 IgG は、無症候性の感染症例では、有症状の感染症例に比べて、有意に、より低い値であった。そして、IgG 及びウイルス中和抗体力価は、無症候性感染症例と有症候感染症例の両方で、急性期と回復期の間で、低下した。無症候性の感染者のうち、29.7％で、胸部 CT 検査で、肺にすりガラス状陰影の小結節が観察されている。2020 年 2 月に起こったダイヤモンド・プリンセス・クルーズ船でも、RT-PCR 陽性無症候性感染者の 54％で観察された。このことは、臨床的症状がないとしても、肺での損傷が起こっていることを意味している。

　このように、感染後のウイルス力価、症状、そして、抗体産生のダイナミックスの関連性が、IAV と SARS-CoV-2 では、非常に異なったものとなっていることがわかる。

第 15 章
おわりに

DX（デジタルトランスフォーメーション）が PX 及び SX を生む

　COVID-19 の第 1 波から第 2 波に移行する過程で、敵の正体がかすかに見えてきた。しかしながら、かなりの代償を伴ったが、感染拡大の収束は未だ見えてこない。そして、2020 年の 10 月頃から第 3 波に襲われた。政府の新型コロナウイルス感染症対策分科会の尾身茂会長は 11 月 27 日、衆院厚生労働委員会で、現在の感染状況について、「人々の個人の努力だけに頼るステージはもう過ぎた状況」との認識を示し、新型コロナに対応する医療と一般の医療の両立が難しい状況にあることが問題の核心との見解を示した。今後、国民一人ひとりの努力と同時に、飲食店の営業時間短縮や、感染拡大地域とそうでない地域との移動をなるべく控えることが「極めて重要な時期に今まで以上にさしかかっている」とした（朝日新聞　2020 年 11 月 27 日）。このことにより、経済活動も再度深い谷に突入し始めた。その結果、心理的にも、深い闇の中に突き落とされ始めたように思えた。

　最大の被害国である米国のニューヨーク大学グロスマン医学部の Naomi Simon らは、COVID-19 関連死に関係する心の健康異常に関して、見解を示した（1501）。

　2020 年 9 月末には、COVID-19 パンデミックで、米国では 20 万人以上、全世界では 100 万人以上が死亡した。第 1 波の時は、メンタルヘルスの波は黒人やヒスパニック系の人、高齢者、すべての人種 / 民族のうちで社会経済的な弱者のグループに、偏った形で影響を与えた。米国の場合、COVID-19 に帰因する死亡者は、ベトナム戦争で殺戮された数の約 4 倍になる。感染軽減策として実施されたソーシャル・ディスタンシングや隔離は、社会の構造を実質的に変え、感情的な動揺を増長させた。そして、個人、家族、コミュニティー及び国家が悲劇と対峙することとなった。米国 CDC の 2020 年 6 月の 5412 人の成人に

対する調査では、回答者の 40.9%が、少なくとも、有害なメンタルヘルス症状または問題行動を来したと回答した、これは、うつ病、不安症、心的外傷後ストレス及び薬物乱用が含まれ、1 年前に比べて、これらの発生頻度は、3 倍から 4 倍となった。回答者の 10.7%は、この 30 日以内で、自殺を本気で考えたと答えている。

そして、仕事のあり方も、DX（デジタルトランスフォーメーション）なる言葉で、大きく代わり、対面的な形での日常的な行動が、リモートでの画面の中への対面に切り替わっていった。そして、DX が PX や SX を生むことになった。PX（Personal transformation）とは、良い方向で考えれば、「パーソナル変革、自己変革」、悪い方向で考えれば、「パーソナル変質、自己変質」、そして、SX（Social transformation）は、同様に、ソーシャル変革かソーシャル変質を生むことになった。同時的に起こる P&SX であるかもしれない。

この背景には、本書シリーズ Part1 でも触れたが、「人間を人間たらしめている」言葉の問題に帰着することになる。

筆者（吉成）の大学時代の親友、田中淳氏は、京都セラミックに入社したあと、尊崇してやまない稲盛和夫氏の講演をその当時カセットテープにダビングして、その都度、送ってくれたが、彼が大学時代に発した言葉、「ことばとは排泄行為の一種である」が正鵠を得ている。言葉は、本当に人間には生理的に欠くべからざるものであることが、このコロナ禍で身にしみて心の底からわかったことでもあった。

勿論、言葉と物に関しては、フランスの "ポスト" 構造主義哲学者ミッシェル・フーコーに立ち戻らなければならない。饗場孝男氏の「小林秀雄とその時代」（文藝春秋社、1986 年）にわかりやすく説明されている。ミッシェル・フーコーが「言葉と物」の中で、一層精密に解明した問題でもあった。16 世紀において言語（ランガージュ）が、たとえ記号（シーニュ）の働きをすでにもっていたとしても、なおそれ自体が解読されるべき「物」としての「謎」をもち、「物」の類似であったのにたいして、17 世紀以降、言葉（パロール）は「書かれたもの（エクリチュール）」に、その真理をゆずりわたし、言語（ランガージュ）は、何かを記号（シーニュ）によって示すばかりではなく、それ自体、体系（システム）として構造化され、「物」としての「謎」を失って中性化し、透明化して「秩序」の量的増加と複雑化に向

256

かって進んできた、とフーコーは考えている、と述べている。この中に、現在の
デジタル化に進めば進むほど失っていく「謎」こそ、人間を人間たらしめている
ものであり、そして、生きた会話であると思われる。饗場氏は、さらに、「小林
秀雄が、プラトンからカントに至る「すべての可能な経験を既存の鋳型に入」れ
「直感」を忘却することによって「固定したものから動くものへと向う符号的認識」
の量的増大を行ってきた西欧的「知」の働きについての鋭い批判」をしたのであ
ろうかとも述べている。皮肉にも、この西欧において、特に、イタリア、スペイ
ン、フランス、そして英国において、今回のパンデミックは人的経済的にも甚大
なダメージを与えることとなった。英国では、過去300年間の中で、最悪の経
済的危機であるとマスコミは報じた。その背景には、欧米では、身体的言語とと
もに、日常の会話・コミュニケーションが日本人以上に生活に溶け込んでいたこ
とがある意味で"禍"と化した面も否定できない。

　また、ベトナムのチャン・デュク・タオ氏は、現象学をマルクス主義哲学と結
びつけようとした哲学者であるが、その著書「言語と意識の起源」（岩波現代選
書　1979年：花崎皋平訳）で、以下のように記している。「言語とは現実的な
意識である」とマルクスはいう。言語は、それゆえたんに思想や意識の「表現」
ではない。言語とは－それはもちろん同時に身ぶり言語と話しことば言語の両方
として理解しなければならないものであるが－その「直接的現実」における「意
識そのもの」である、と述べている。このように、生身の生きている言葉・言語
が、ソーシャル・ディスタンシングやリモート学習等で本来の言葉・言語から遠
く遊離した仮想の記号と化してしまい、PX（Personal transformation）なる
パーソナル変質を来してしまったように思える。

　今回の新型コロナパンデミックは、当初、われわれに底知れぬ恐怖を与えたが、
その中で、家族や人間愛に関して、巣ごもり生活の中で十分に考える時間を与え
てくれた。

　あのドイツ・アウシュビッツ強制収容所ほどの恐怖ではないであろうが、この
巣ごもりの中で、W.E. フランクルの「夜と霧」（みすず書房、霜山徳爾訳、1961年）
の言葉が脳裏に蘇った。個々の人間を特徴づけ個々の存在に意味を与える唯一性
や独自性は創造的な仕事に対してあてはまるばかりでなく、また他の人間とその
愛に対してもあてはまるのである。この各個人がもっている、他人によってとり

かえられ得ないという性質、かけがえないということは、一意識されれば－人間が彼の生活や生き続けることにおいて担っている責任の大きさを明らかにするものなのである。持っている仕事、あるいは待っている、愛する人間に対してもっている責任を意識した人間は、彼の生命を放棄することが決してできないのである。彼はまさに彼の存在の「何故」を知っているのであり－従ってまた「ほとんどいかなる如何に」にも耐え得るのである、と命の言葉を吐露した。新型コロナが当初の予想に反して長期化の様相を帯びて、経済的にもぎりぎりまで追い詰められている人も多くなってきた。このようなとき、このフランクルの言葉を思い返して、一呼吸、そして、深呼吸することも重要な気がする。

あとがき

　2020年の年明けから、1年間も、連日連夜、新型コロナウイルスに付き合わされることになり、精神的にも、無気力状態に陥りそうな苦しい日々が続き、経済的にも予測不能な状態の中、日々が過ぎ去りゆくのを待つばかりの状態が続いた。COVID-19ワクチンは、ワープスピード作戦のお陰で、異次元的なスピードで開発が進み、明るい希望の光が垣間見られるようになってきた。

　今までのコロナウイルスとほとんど同じ遺伝子構造を持っている新型コロナウイルスに、これほど、疑心暗鬼の中で、苦しめられるとは思いもせず、そして、夏に第二波に襲われるとは、誰も、予測できなかった。それほどまでに、今までのコロナウイルスとは異なり、別次元のステルス戦闘機のような生き物であった。

　新型コロナウイルスと戦う医療現場も、医療従事者自身も感染するかもしれない恐怖の中、必死になって、可能な限りの感染防止対策を打った。入院患者に対しての面会禁止は、その家族といえども例外なく徹底された。筆者もその渦中に巻き込まれるとは、本シリーズPart2を書き上げている時ですら、思いも及ばなかった。2020年11月14日、筆者の老母が、突然に、寝たきりの状態になり、究極の判断を病院から迫られた。このまま、自宅で家族がケアするのか、あるいは入院させるか、その場合は会えるのは死んでからになるかもしれないとの究極的な判断を求められた。寝たきりの老母を家族で見ることができるのかどうかはまったく自信がなく、入院しか手立てがないかと思い、訪問診療の医師に、入院を依頼して救急車の手配をして頂いた。しかしながら、老母の意識・言葉は、まだ明瞭さがあり会話も何とか交わすことができ、このままで良いのだろうかと自問自答し、そして、2時間あまりで、入院の決断を翻した。自宅で見守ることにした。入院で面会ができなくなることは、入院の日が命日に当たるのかと、心の中で葛藤しながらの決断であった。このような精神的なサスペンス状態に陥った家族が、日本は勿論海外でもたくさんいたのだろうと思うと、この新型コロナウ

イルスの残虐さが深く心に突き刺さった。

このような究極的な判断を強いられ苦悩しているとき、救われたのは、やはり、何気ない日常的な生きた"ことば"であった。何十年来の友人である稲葉正典氏（現在、富士フィジックス社長）と、沼津のコメダ喫茶店で、時折、交わした、たわいない、双方向で、空気の振動が肌で感じとることができる生きた会話であった。

　筆者が関係している茨城県大子町の医療法人聖友会の鈴木理事長は、代々、医師の家系で育っているせいか、人間の生死に関しては、非常に客観的にそして厳粛に立ち向かっている姿が、今回の新型コロナやインフルエンザに対する対応で殊の外荘厳に見えた。30年もの長い間、365日、24時間体制で、地域の住民の医療を支え続けてきているので、あらゆる事態に対しても、心の戦闘態勢ができているのだろうと、心から信服した。このような陰徳を積むような地方医師が、日本の至るところにおられて、恐らく、今回の新型コロナで、感染の恐怖に陥った患者・家族を見守っておられるのかと思った。

　本シリーズPart1の原稿を書き上げているときは、2021年の春には、桜の花を、今まで通り、見ることができるだろうと内心祈りながらの執筆であった。あに図らんや、2020年夏に開始したGo To トラベルのあとに、第3波が、医療崩壊の危機までに、日本全体を追い詰めてきた。人間ここまで追い詰められたら、どのように振る舞えば良いのか、若かりし頃心酔した宮澤賢治の絶唱が自然の風景の中に蜃気楼のごとく、今風に言えば、プロジェクションマッピングのごとく、ピーンと凍てついた冬の夜空に、浮かび上がる。打ち上げから6年、総飛行距離およそ52億kmの旅から戻ってきた小惑星探査機「はやぶさ2号」。投下された、小惑星リュウグウのかけらが入ったカプセルが、2020年12月6日、オーストラリアの砂漠で無事回収された。このはやぶさ2号も、奇しくも、"今年は特別に氷のように冷たく感じられた"冬の夜空の一員であった。

方十里 稗貫（ひえぬき）のみかも 稲熟れて
み祭三日 そらはれわたる

病 (いたつき) のゆえにも朽ちん いのちなり
みのりに棄てば うれしからまし

（宮澤賢治）

　最後に、本書の刊行に際して、元福島県立福島東高等学校校長の田村秀夫氏、
そして、自然写真家の鈴木一雄氏の両氏は、それぞれ、高校時代の親友、中学時
代の親友である誼で、Part1 を一般読者の目線で熟読したあと、Part2 への多
大なるヒントを与えて頂きました。両氏には、心からの謝意を表します。そして、
株式会社医薬経済社の佐久間宏明氏には、Part1 から親身にお世話頂き、筆舌
に尽くしがたいぐらいの感謝の念を表します。

2020 年（令和 2 年）12 月 31 日
著者代表　吉成　河法吏

[1] Nature 30 SEPTEMBER 2020 COVID has killed more than one million people. How many more will die? By Emiliano Rodriguez Mega doi: 10.1038/d41586-020-02762-y
[2] Science Oct 5, 2020 Update: Here's what is known about Trump's COVID-19 treatment By Jon Cohen doi:10.1126/science.abf0974
[1] Nature 05 AUGUST 2020 584, 22-25 (2020) doi: 10.1038/d41586-020-02278-5 How the pandemic might play out in 2021 and beyond by Megan Scudellari
[2] 2020.8.7「科学技術指標 2020」, NISTEP RESEARCH MATERIAL, No.295, 文部科学省科学技術・学術政策研究所. DOI: http://doi.org/10.15108/rm295
]3| Science 22 May 2020: Vol. 368, Issue 6493, pp. 860-868 Projecting the transmission dynamics of SARS-CoV-2 through the postpandemic period Stephen M. Kissler,Marc Lipsitch 他 DOI: 10.1126/science.abb5793

[411] Nature 30 April 2020 volume 583, pages459–468(2020) A SARS-CoV-2 protein interaction map reveals targets for drug repurposing David E. Gordon 他
https://doi.org/10.1038/s41586-020-2286-9
[412] Science 04 Sep 2020 Vol. 369, Issue 6508, pp. 1249-1255 Structural basis for translational shutdown and immune evasion by the Nsp1 protein of SARS-CoV-2 Matthias Thoms 他 DOI: 10.1126/science.abc8665
[413] CELL 8 October 2020 SARS-CoV-2 Disrupts Splicing, Translation, and Protein Trafficking to Suppress Host Defenses Abhik K.Banerjee 他
https://doi.org/10.1016/j.cell.2020.10.004
[421] Science 20 Oct 2020 Neuropilin-1 facilitates SARS-CoV-2 cell entry and infectivity Ludovico Cantuti-Castelvetri 他 DOI: 10.1126/science.abd2985
[422] Science 20 Oct 2020 Neuropilin-1 is a host factor for SARS-CoV-2 infection James L. Daly 他 DOI: 10.1126/science.abd3072
[423] CELL 14 September 2020 SARS-CoV-2 Infection Depends on Cellular Heparan Sulfate and ACE2 Thomas Mandel Clausen 他 https://doi.org/10.1016/j.cell.2020.09.033
[424] Global Health & Medicine (July 04, 2020) Volume 2 Issue 3 Pages 190-192 A new challenge of unfractionated heparin anticoagulation treatment for moderate to severe COVID-19 in Japan Rubuna Sato 他 https://doi.org/10.35772/ghm.2020.01044
[431] 国立感染症研究所ホームページ 新型コロナウイルス SARS-CoV-2 のゲノム分子疫学調査 2 (2020/7/16 現在)
https://www.niid.go.jp/niid/ja/basic-science/467-genome/9787-genome-2020-2.html
（441） PNAS June 30, 2020 117 (26) 15193-15199; first published June 10, 2020
https://doi.org/10.1073/pnas.2008176117 Genomic determinants of pathogenicity in SARS-CoV-2 and other human coronaviruses Ayal B. Gussow 他
[451] CELL 3 July 2020 Tracking changes in SARS-CoV-2 Spike: evidence that D614G increases infectivity of the COVID-19 virus B. Korber 他
DOI: https://doi.org/10.1016/j.cell.2020.06.043
[452] Pathogens (26 April 2020) 2020, 9(5), 324; Emergence of Drift Variants That May Affect COVID-19 Vaccine Development and Antibody Treatment by Takahiko Koyama https://doi.org/10.3390/pathogens9050324
[453] Nature 08 SEPTEMBER 2020 Vol 585, 174-177 (2020) The coronavirus is mutating — does it matter? By Ewen Callaway doi: 10.1038/d41586-020-02544-6
[454] bioRxiv July 16, 2020. Structural and Functional Analysis of the D614G SARS-CoV-2 Spike Protein Variant Leonid Yurkovetskiy 他 doi: https://doi.org/10.1101/2020.07.04.187757)
[455] Nature 26 October 2020 Spike mutation D614G alters SARS-CoV-2 fitness Jessica A. Plante 他
https://doi.org/10.1038/s41586-020-2895-3
[456] Science 12 Nov 2020 SARS-CoV-2 D614G variant exhibits efficient replication ex vivo and transmission in vivo Yixuan J. Hou 他 DOI: 10.1126/science.abe8499

[511] Clinical Infectious Diseases 3-Oct-2020 Survival of SARS-CoV-2 and influenza virus on the human skin: Importance of hand hygiene in COVID-19, Ryohei Hirose 他 , ciaa1517, https://doi.org/10.1093/cid/ciaa1517
[512] Virol J 17, 145 (2020). 07 October 2020 The effect of temperature on persistence of SARS-CoV-2 on common surfaces. Riddell, S., Goldie, S., Hill, A. et al. https://doi.org/10.1186/s12985-020-01418-7
[521] Environment International 7 August 2020.Volume 144, November 2020, 106039 Aerosol transmission of SARS-CoV-2? Evidence, prevention and control Song Tang 他 https://doi.org/10.1016/j.envint.2020.106039
[522] Indoor Air 2010; 20: 2–16 www.blackwellpublishing.com/ina Review and comparison between the Wells–Riley and dose-response approaches to risk assessment of infectious respiratory diseases G. N. Sze To, C. Y. H. Chao
[523] medRxiv July 21, 2020. The Infectious Nature of Patient-Generated SARS-CoV-2 Aerosol Joshua L. Santarpia 他
https://doi.org/10.1101/2020.07.13.20041632.
[524] JAMA 2020 Aug 18. Assessment of SARS-CoV-2 Transmission on an International Flight and Among a Tourist Group Sebastian Hoehl 他
doi: 10.1001/jamanetworkopen.2020.18044: 10.1001/jamanetworkopen.2020.18044
[525] JAMA October 1, 2020 Risk of COVID-19 During Air Travel Rui Dombal 他 doi:10.1001/jama.2020.19108
[526] IASR(病原微生物検出情報) 2020 年 10 月 23 日 Vol.41 p187-188, 2020 年 10 月号） 航空機内での感染が疑われた新型コロナウイル ス感染症（COVID-19）のクラスター事例 那覇市保健所 豊川貴生他
https://www.niid.go.jp/niid/ja/diseases/ka/corona-virus/2019-ncov/2502-idsc/iasr-in/9930-488d01.html
[527] PNAS January 20, 2015 112 (3) 827-832; first published January 5, 2015; https://doi.org/10.1073/pnas.1411030112 Temperature-dependent innate defense against the common cold virus limits viral replication at warm temperature in mouse airway cells Ellen F. Foxman, Akiko Iwasaki
[528] Annual Review of Virology Vol. 7:83-101 (Volume publication date September 2020)
First published as a Review in Advance on April 20, 2020 Seasonality of Respiratory Viral Infections Miyu Moriyama, Walter J. Hugentobler, and Akiko Iwasaki
https://doi.org/10.1146/annurev-virology-012420-022445
[531] Photochemistry and Photobiology (29 March) 2020, 96:853-862 Long-term Effects of 222-nm ultraviolet radiation C Sterilizing Lamps on Mice Susceptible to Ultraviolet Radiation Nozomi Yamano, Chikako Nishigori 他 :
https://doi.org/10.1111/php.13269
[532] Nature Sci Rep 10, 10285 (2020) (24 June 2020) Far-UVC light (222 nm) efficiently and safely inactivates airborne human coronaviruses Manuela Buonanno 他 https://doi.org/10.1038/s41598-020-67211-2
[533] American Journal of Infection Control (4 September 2020) Effectiveness of 222-nm ultraviolet light on disinfecting SARS-CoV-2 surface contamination IHiroki Kitagawa 他 https://doi.org/10.1016/j.ajic.2020.08.022
[5201] Lancet June 03, 2020 DOI:https://doi.org/10.1016/S2666-5247(20)30053-7 Seroprevalence of SARS-CoV-2 in Hong Kong and in residents evacuated from Hubei province, China: a multicohort study Kelvin Kai-Wang To, 他
[5202] Lancet 396 (10250), P532-533, AUGUST 22, 2020 Sex differential in COVID-19 mortality varies markedly by age Sunil S Bhopal,

Raj Bhopal
DOI:https://doi.org/10.1016/S0140-6736(20)31748-7
[4601] CMMID repository Estimated transmissibility and severity of novel SARS-CoV-2 Variant of Concern 202012/01 in England; First online: 23-12-2020 ¦ Last update: 31-12-2020 Authors: Nicholas Davies 他 https://cmmid.github.io/topics/covid19/uk-novel-variant.html
[4602] European Centre for Disease Prevention and Control. Rapid increase of a SARS-CoV-2 variant with multiple spike protein mutations observed in the United Kingdom – 20 December 2020. ECDC: Stockholm; 2020.
[4603] medRxiv December 23, 2020. Early empirical assessment of the N501Y mutant strains of SARS-CoV-2 in the United Kingdom, October to November 2020 Kathy Leung 他 doi: https://doi.org/10.1101/2020.12.20.20248581
[4604] 31 Dec 2020 MRC Centre for Global Infectious Disease Analysis   COVID-19 Report 42 - Transmission of SARS-CoV-2 Lineage B.1.1.7 in England: insights from linking epidemiological and genetic data   Erik Volz, Neil M Ferguson 他
https://www.imperial.ac.uk/media/imperial-college/medicine/mrc-gida/2020-12-31-COVID19-Report-42-Preprint-VOC.pdf
[4605] Science Mutant coronavirus in the United Kingdom sets off alarms, but its importance remains unclear By Kai Kupferschmidt Dec. 20 2020 doi:10.1126/science.abg2626
[4606] Science U.K. variant puts spotlight on immunocompromised patients' role in the COVID-19 pandemic By Kai Kupferschmidt Dec. 23, 2020 doi:10.1126/science.abg2911
[4607] Science 01 Jan 2021:Vol. 371, Issue 6524, pp. 9-10 Fast-spreading U.K. virus variant raises alarms Kai Kupferschmidt DOI: 10.1126/science.371.6524.9
[4608] Preliminary genomic characterisation of an emergent SARS-CoV-2 lineage in the UK defined by a novel set of spike mutations written by: Andrew Rambaut 他
https://virological.org/t/preliminary-genomic-characterisation-of-an-emergent-sars-cov-2-lineage-in-the-uk-defined-by-a-novel-set-of-spike-mutations/563
[4609] J Mol Biol.2020 Sep 4; 432 (19), 5212-5226 Published on line 2020 Jun 23 Jiahui Chen, Rui Wang, Menglun Wang, Guo-Wei Wei, Mutations Strengthened SARS-CoV-2 Infectivity https://doi.org/10.1016/j.jmb.2020.07.009.
[4610] N Engl J Med 2020; 383:2291-2293 December 3, 2020 Persistence and Evolution of SARS-CoV-2 in an Immunocompromised Host Bina Choi, 他 DOI: 10.1056/NEJMc2031364
[4611] medRxiv Dec 29, 2020.   Neutralising antibodies drive Spike mediated SARS-CoV-2 evasion Steven A Kemp, Ravindra K Gupta 他 doi: https://doi.org/10.1101/2020.12.05.20241927
[4612] Preliminary rapport on SARS-CoV-2 spike mutations arising in Danish mink, their spread to humans and neutralization data. SARS-CoV-2 spike mutations arising in Danish mink and their spread to humans Statens Serum Institut, 5 Artillerivej, DK-2300 Copenhagen S, DENMARK
https://www.ssi.dk/-/media/arkiv/dk/aktuelt/nyheder/2020/mink-cluster-5-kort-rapport.pdf?la=da
[4613] bioRxiv Dec 01, 2020. Prospective mapping of viral mutations that escape antibodies used to treat COVID-19. Tyler N. Starr, Jesse D. Bloom et al. doi:10.1101/2020.11.30.405472
[4614] medRxiv Dec 22, 2020. Emergence and rapid spread of a new severe acute respiratory syndrome-related coronavirus 2 (SARS-CoV-2 lineage with multiple spike mutations in South Africa. Houriiyah Tegally, Tulio de Oliveira 他 doi: https://doi.org/10.1101/2020.12.21.20248640
[4615] bioRxiv Jan 04, 2021 Comprehensive mapping of mutations to the SARS-CoV-2 receptor-binding domain that affect recognition by polyclonal human serum antibodies Allison J. Greaney 他 doi: https://doi.org/10.1101/2020.12.31.425021
[4616] JAMA Jan 6, 2021 Genetic Variants of SARS-CoV-2—What Do They Mean? Adam S. Lauring & Emma B. Hodcroft doi:10.1001/jama.2020.27124
[5203] Nature (28 AUGUST 2020) 583, 16-17 (2020) The coronavirus is most deadly if you are older and male — new data reveal the risks Smriti Mallapaty doi: 10.1038/d41586-020-02483-2
[5304] medRxiv August 21, 2020. Antibody prevalence for SARS-CoV-2 in England following first peak of the pandemic: REACT2 study in 100,000 adults Helen Ward 他   doi: https://doi.org/10.1101/2020.08.12.20173690
[5205] medRxiv August 07, 2020. SARS-CoV-2 infection fatality risk in a nationwide seroepidemiological study Roberto Pastor-Barriuso 他 doi: https://doi.org/10.1101/2020.08.06.20169722
[5206] Lancet July 14, 2020 Serology-informed estimates of SARS-CoV-2 infection fatality risk in Geneva, Switzerland Javier Perez-Saez 他 DOI:https://doi.org/10.1016/S1473-3099(20)30584-3
[5207] Lancet August 06, 2020 SARS-CoV-2 viral load predicts COVID-19 mortality Elisabet Pujadas 他 DOI:https://doi.org/10.1016/S2213-2600(20)30354-4
[5208] Gene (3 July 2020)Volume 758, 20 October 2020, 144944   SARS-CoV-2 infections and COVID-19 mortalities strongly correlate with ACE1 I/D genotype lNaoki Yamamoto 他   https://doi.org/10.1016/j.gene.2020.144944
[5209] JAMA September 14, 2020 Change in Donor Characteristics and Antibodies to SARS-CoV-2 in Donated Blood in the US, June-August 2020 Roger Y. Dodd 他 doi:10.1001/jama.2020.18598
[5210] JAMA October 23, 2020 Seropositive Prevalence of Antibodies Against SARS-CoV-2 in Wuhan, China Anding Liu 他 doi:10.1001/jamanetworkopen.2020.25717
[5211] JAMA September 17, 2020   Change in Antibodies to SARS-CoV-2 Over 60 Days Among Health Care Personnel in Nashville, Tennessee Manish M. Patel 他 doi:10.1001/jama.2020.18796
[5212] Science 04 Dec 2020: Vol. 370, Issue 6521, pp. 1227-1230 Robust neutralizing antibodies to SARS-CoV-2 infection persist for months Ania Wajnberg 他 DOI: 10.1126/science.abd7728
[5301] Nature 08 July 2020 (2020). https://doi.org/10.1038/s41586-020-2521-4 OpenSAFELY: factors associated with COVID-19 death in 17 million patients Elizabeth J. Williamson 他
[5302] Nature 02 November 2020 Age-specific mortality and immunity patterns of SARS-CoV-2 Megan O'Driscoll 他 https://doi.org/10.1038/s41586-020-2918-0
[5302] Wiley Interdiscip Rev Syst Biol Med. 2016 Nov; 8(6): 517–535. Blood Type Biochemistry and Human Disease D Rose Ewald and Susan CJ Sumner doi: 10.1002/wsbm.1355
[5303] NEJM June 17, 2020 DOI: 10.1056/NEJMoa2020283 Genomewide Association Study of Severe Covid-19 with Respiratory Failure David Ellinghaus, The Severe Covvid-19 GWAS Group
[5304] Science 1993; 262: 1892-1895. Attachment of Helicobacter pylori to human gastric epithelium mediated by blood group antigens. Boren T, Falk P, Roth KA, Larson G, Normark S.
]5305] Infect Immun. 2005 Nov; 73(11): 7422–7427. doi: 10.1128/IAI.73.11.7422-7427.2005 Blood Group, Immunity, and Risk of Infection with Vibrio cholerae in an Area of Endemicity Jason B. Harris, 他
[5306] Blood (2007) 110 (7): 2250–2258.The ABO blood group system and Plasmodium falciparum malaria Christine M. Cserti, Walter H. Dzik   https://doi.org/10.1182/blood-2007-03-077602
[5307] Landsteiner K. (1901). Ueber Agglutinationsersche inungen normalen menschlichen Blutes. Wien. Klin. Wschr; 14, 1132.
[5308] Mol Biol Evol 1997 Apr;14(4):399-411. Evolution of Primate ABO Blood Group Genes and Their Homologous Genes N Saitou, F

Yamamoto
doi: 10.1093/oxfordjournals.molbev.a025776.
[5309] Hum Genet 2008 124:123–135 DOI 10.1007/s00439-008-0530-8 Evolutionary dynamics of the human ABO gene Francesc Calafell 他
[5310] Breiman A, Ruvën-Clouet N, Le Pendu J (2020) Harnessing the natural anti-glycan immune response to limit the transmission of enveloped viruses such as SARS-CoV-2. PLoS Pathog 16(5): e1008556. https://doi.org/10.1371/journal.ppat.1008556
[5311] PLOS January 26, 2012 Genetics A Genome-Wide Association Scan on the Levels of Markers of Inflammation in Sardinians Reveals Associations That Underpin Its Complex Regulation Silvia Naitza 他 https://doi.org/10.1371/journal.pgen.1002480
[5312] J Med Virol. 2020 Apr 28;10.1002/jmv.25948. doi: 10.1002/jmv.25948.Elevated interleukin-6 and Severe COVID-19: A Meta-Analysis Muhammad Aziz 他
[5313] Clin. Infect. Dis 04 August 2020 Relationship between the ABO Blood Group and the COVID-19 Susceptibility Jiao Zhao 他 https://doi.org/10.1093/cid/ciaa1150
[5314] Ann Hematol. 2020 Jul 12: 1–6. Blood type and outcomes in patients with COVID-19 Christopher A. Latz 他 doi: 10.1007/s00277-020-04169-1
[5315] Blood Adv 2020 Oct 27;4(20):4990-4993. doi: 10.1182/bloodadvances.2020002657. Reduced prevalence of SARS-CoV-2 infection in ABO blood group O Mike Bogetofte Barnkob 他
[5316] Blood Adv 2020 Oct 27;4(20):4981-4989. doi: 10.1182/bloodadvances.2020002623 The association of ABO blood group with indices of disease severity and multiorgan dysfunction in COVID-19 Ryan L Hoiland 他
[5317] Nature 30 September 2020 The major genetic risk factor for severe COVID-19 is inherited from Neanderthals Hugo Zeberg & Svante Pääbo
https://doi.org/10.1038/s41586-020-2818-3
[5318] JAMA August 26, 2020 Association of Troponin Levels With Mortality in Italian Patients Hospitalized With Coronavirus Disease 2019 Results of a Multicenter Study Carlo Mario Lombardi 他 doi:10.1001/jamacardio.2020.3538
[5319] JCI June 16, 2020 IL-6 combined with CD8+ T cell count early predict in-hospital mortality for patients with COVID-19 Miao Luo 他 JCI Insight. https://doi.org/10.1172/jci.insight.139024.
[5320] Gene. 2021 Jan 15; 766: 145145. Published online 2020 Sep 14. Serum CCL17 level becomes a predictive marker to distinguish between mild/moderate and severe/critical disease in patients with COVID-19 Masaya Sugiyama 他
doi: 10.1016/j.gene.2020.145145
[5321] BIOMARKERS IN MEDICINE 17 Jul 2020 VOL. 14, NO. 12 The association between biomarkers and clinical outcomes in novel coronavirus pneumonia in a US cohort Shant Ayanian 他 https://doi.org/10.2217/bmm-2020-0309
[5322] BMJ Risk stratification of patients admitted to hospital with covid-19 using the ISARIC WHO Clinical Characterisation Protocol: development and validation of the 4C Mortality Score Stephen R Knight 他 BMJ 2020; 370
doi: https://doi.org/10.1136/bmj.m3339 (Published 09 September 2020)
[5323] JAMA June 30, 2020 Is a "Cytokine Storm" Relevant to COVID-19? Pratik Sinha, 2020;180(9):1152-1154.
doi:10.1001/jamainternmed.2020.3313
[5324] JAMA September 3, 2020 Cytokine Levels in Critically Ill Patients With COVID-19 and Other Conditions Matthijs Kox 他
doi:10.1001/jama.2020.17052
[5401] JAMA Intern Med.   July 15, 2020 Factors Associated With Death in Critically Ill Patients With Coronavirus Disease 2019 in the US Shruti Gupta 他
doi:10.1001/jamainternmed.2020.3596
[5402] JAMA July 30, 2020 Age-Related Differences in Nasopharyngeal Severe Acute Respiratory Syndrome Coronavirus 2 (SARS-CoV-2) Levels in Patients With Mild to Moderate Coronavirus Disease 2019 (COVID-19) Taylor Heald-Sargent 他 doi:10.1001/jamapediatrics.2020.3651
[5403] J. Pediatr., August 19, 2020 Pediatric SARS-CoV-2: Clinical Presentation, Infectivity, and Immune Responses Lael M. Yonker 他 DOI:https://doi.org/10.1016/j.jpeds.2020.08.037
[5404] JAMA August 28, 2020 Trends in Obesity Prevalence by Race and Hispanic Origin—1999-2000 to 2017-2018 Cynthia L. Ogden 他 JAMA. 2020;324(12):1208-1210. doi:10.1001/jama.2020.14590
[5405] Ann Intern Med. 2020 Jul 29. doi: 10.7326/M20-3214 Body Mass Index and Risk for Intubation or Death in SARS-CoV-2 Infection A Retrospective Cohort Study Michaela R. Anderson 他
[5406] PNAS September 1, 2020 117 (35) 21011-21013; Overweight, obesity, and risk of hospitalization for COVID-19: A community-based cohort study of adults in the United Kingdom Mark Hamer 他 https://doi.org/10.1073/pnas.2011086117
[5407] Hypertens Res 21 August 2020 Renin–angiotensin system inhibitors and the severity of coronavirus disease 2019 in Kanagawa, Japan: a retrospective cohort study Yasushi Matsuzawa 他 https://doi.org/10.1038/s41440-020-00535-8
[5408] JAMA 2020 Jun 19;324(2):168-177. doi: 10.1001/jama.2020.11301. Association of Angiotensin-Converting Enzyme Inhibitor or Angiotensin Receptor Blocker Use With COVID-19 Diagnosis and Mortality Emil L Fosbøl 他
[5409] Curr Atheroscler Rep 22, 61 (2020). https://doi.org/10.1007/s11883-020-00880-6 Current Atherosclerosis Reports volume 22, Article number: 61 (2020) 24 August 2020 Effect of Renin-Angiotensin-Aldosterone System Inhibitors in Patients with COVID-19: a Systematic Review and Meta-analysis of 28,872 Patients Ranu Baral 他
[5410] Science 23 Oct 2020: Vol. 370, Issue 6515, pp. 408-409 COVID-19 can affect the heart Eric J. Topol DOI: 10.1126/science.abe2813
[5411] JAMA Cardiol. July 27, 2020. Outcomes of Cardiovascular Magnetic Resonance Imaging in Patients Recently Recovered From Coronavirus Disease 2019 (COVID-19) Valentina O. Puntmann 他 University Hospital Frankfurt, Frankfurt am Main, Germany doi:10.1001/jamacardio.2020.3557
[5412] European Heart Journal - Cardiovascular Imaging, Volume 21, Issue 9, September 2020, Pages 949–958, https://doi.org/10.1093/ehjci/jeaa178 Published: 18 June 2020 Global evaluation of echocardiography in patients with COVID-19 Marc R Dweck 他 Centre for Cardiovascular Science, University of Edinburgh, UK
[5413] Cell Metab 2020 Jun 2;31(6):1068-1077.e3. Epub 2020 May 1. Association of Blood Glucose Control and Outcomes in Patients with COVID-19 and Pre-existing Type 2 Diabetes Lihua Zhu 他 doi: 10.1016/j.cmet.2020.04.021.
[5414] Chhiba KD, Patel GB, Vu THT, et al. Prevalence and characterization of asthma in hospitalized and nonhospitalized patients with COVID-19. J Allergy Clin Immunol. 2020;146(2):307-314.e4. doi:10.1016/j.jaci.2020.06.010
[5415] J Allergy Clin Immunol VOLUME 146, ISSUE 2, P327-329.E4, AUGUST 01, 2020 Association of asthma and its genetic predisposition with the risk of severe COVID-19
Zhaozhong Zhu 他 DOI:https://doi.org/10.1016/j.jaci.2020.06.001
[5416] bioRxiv June 15, 2020. Inhaled corticosteroids downregulate the SARS-CoV-2 receptor ACE2 in COPD through suppression of type I interferon Lydia J Finney 他 doi: https://doi.org/10.1101/2020.06.13.149039
[5417] STAT Does asthma increase Covid-19 risk? Emerging research suggests a complicated connection By JULIET ISSELBACHERJULY 2, 2020

https://www.statnews.com/2020/07/02/asthma-covid19-connection-research/
[5418] Matsumoto K, Saito H. Does asthma affect morbidity or severity of COVID-19?. J Allergy Clin Immunol. 2020;146(1):55-57.
doi:10.1016/j.jaci.2020.05.017
[5419] Ann Intern Med Reviews 3 Jun 2020 Prevalence of Asymptomatic SARS-CoV-2 Infection A Narrative Review Daniel P. Oran, Eric J.
Topol
https://doi.org/10.7326/M20-3012
[5419]] JAMA July 2, 2020 Risk of Ischemic Stroke in Patients With Coronavirus Disease 2019 (COVID-19) vs Patients With Influenza
Alexander E. Merkler 他
doi:10.1001/jamaneurol.2020.2730
[5420] JAMA August 25, 2020 Prevalence of SARS-CoV-2 Infection in Children Without Symptoms of Coronavirus Disease 2019 Ana Marija
Sola 他
doi:10.1001/jamapediatrics.2020.4095
[5421] JAMA August 28, 2020 Clinical Characteristics and Viral RNA Detection in Children With Coronavirus Disease 2019 in the Republic o
Korea Mi Seon Han 他
doi:10.1001/jamapediatrics.2020.3988
[5422] JAMA August 28, 2020. Symptomatic and Asymptomatic Viral Shedding in Pediatric Patients Infected With Severe Acute Respiratory
Syndrome Coronavirus 2 (SARS-CoV-2) Under the Surface Roberta L. DeBiasi 他
doi:10.1001/jamapediatrics.2020.3996
[5423] PROS Medicine September 22, 2020 Occurrence and transmission potential of asymptomatic and presymptomatic SARS-CoV-2
infections: A living systematic review and meta-analysis Diana Buitrago-Garcia 他
https://doi.org/10.1371/journal.pmed.1003346
[5424] JAMMI (Journal of the Association of Medical Microbiology and Infectious Disease Canada) October 09, 2020 Estimating the extent o
asymptomatic COVID-19 and its potential for community transmission: Systematic review and meta-analysis Oyungerel Byambasuren 他
https://doi.org/10.3138/jammi-2020-0030
[5425] medRxiv November 04, 2020. Household Transmission of SARS-COV2: Insights from a Population-based Serological Survey Qifang E
他
doi: https://doi.org/10.1101/2020.11.04.20225573
[5426] SSRN S 21 Sep 2020 ARS-CoV-2 Transmission Dynamics Should Inform Policy Muge Cevik 他 https://ssrn.com/abstract=3692807
[5427] PAIN: October 01, 2020 SARS-CoV-2 Spike protein co-opts VEGF-A/Neuropilin-1 receptor signaling to induce analgesia Aubin Mouta
他
doi: 10.1097/j.pain.0000000000002097
[5428] JAMA June 18, 2020. doi:10.1001/jamaoto.2020.1155 Prevalence of Taste and Smell Dysfunction in Coronavirus Disease 2019
Giuseppe Mercante 他
[5429] JAMA July 2, 2020. doi:10.1001/jamaoto.2020.1379 Evolution of Altered Sense of Smell or Taste in Patients With Mildly Symptomat
COVID-19 Paolo Boscolo-Rizzo 他
[5430] Scientific American November 18, 2020 Mysteries of COVID Smell Loss Finally Yield Some Answers By Stephani Sutherland
https://www.scientificamerican.com/article/mysteries-of-covid-smell-loss-finally-yield-some-answers1/
[5431] JAMA. July 9, 2020. doi:10.1001/jama.2020.12603 Persistent Symptoms in Patients After Acute COVID-19 Angelo Carfi 他
[5432] JAMA (October 5, 2020) JAMA.2020;324(17):1723-1724. Long-term Health Consequences of COVID-19 Carlos del Rio 他
doi:10.1001/jama.2020.19719
[5433] medRxiv October 21, 2020 Attributes and predictors of Long-COVID: analysis of COVID cases and their symptoms collected by the
Covid Symptoms Study App Carole H. Sudre, Tim Spector, Claire J. Steves 他
doi: https://doi.org/10.1101/2020.10.19.20214494
[5434] Lancet EBioMedicine November 03, 2020 Persistence of viral RNA, pneumocyte syncytia and thrombosis are hallmarks of advanced
COVID-19 pathology Rossana Bussani 他 DOI:https://doi.org/10.1016/j.ebiom.2020.103104
]5435] Science 07 Aug 2020 Vol. 369, Issue 6504, pp. 607 COVID-19 unlikely to cause birth defects, but doctors await fall births Meredith
Wadman
DOI: 10.1126/science.369.6504.607
[5436] CDC Morbidity and Mortality Weekly Report (MMWR) Characteristics of Women of Reproductive Age with Laboratory-Confirmed
SARS-CoV-2 Infection by Prency Status — United States, January 22-June 7, 2020 Weekly / June 26, 2020 / 69(25);769-775   Sascha
Ellington 他   MMWR. Morbidity and mortality weekly report DOI: 10.15585/mmwr.mm6925a1
[5437] Acta Obstet Gynecol Scand 2020 Jul; 99(7):819-822. doi: 10.1111/aogs.13901. 2020 Jun 13. Public Health Agency of Sweden's
Brief Report: Pregnant and postpartum women with severe acute respiratory syndrome coronavirus 2 infection in intensive care in Sweden Juliu
Collin 他
[5438] N Engl J Med June 18, 2020 2020; 382:e100 DOI: 10.1056/NEJMc2009226 Clinical Characteristics of Pregnant Women with
Covid-19 in Wuhan, China Lian Chen 他
[5439] JAMA June 8, 2020 Association Between Mode of Delivery Among Pregnant Women With COVID-19 and Maternal and Neonatal
Outcomes in Spain Oscar Martinez-Perez 他 JAMA. 2020;324(3):296-299. doi:10.1001/jama.2020.10125
[5440] Lancet May 21, 2020 395 (10239) P1757-1758, JUNE 06, 2020 Detection of SARS-CoV-2 in human breastmilk Rüdiger Groß 他 Ma
21, 2020
DOI:https://doi.org/10.1016/S0140-6736(20)31181-8
[5441] JAMA. 2020;324(2):190-191. doi:10.1001/jama.2020.8883 June 5, 2020 Caring for Women Who Are Planning a Pregnancy,
Pregnant, or Postpartum During the COVID-19 Pandemic Sonja A. Rasmussen 他
[5442] JAMA August 19, 2020 Evaluation for SARS-CoV-2 in Breast Milk From 18 Infected Women Christina Chambers 他、
doi:10.1001/jama.2020.15580
[5443] TheScientist Nov 17, 2020 Breastmilk Harbors Antibodies to SARS-CoV-2 by Ashley Yeager
https://www.the-scientist.com/news-opinion/breastmilk-harbors-antibodies-to-sars-cov-2-68162
[5444] J Perinatol 01 September 2020 Difference in levels of SARS-CoV-2 S1 and S2 subunits- and nucleocapsid protein-reactive SIgM/IgM
IgG and SIgA/IgA antibodies in human milk. Veronique Demers-Mathieu 他、 https://doi.org/10.1038/s41372-020-00805-w
[5445] JAMA August 26, 2020 Ocular Manifestations and Clinical Characteristics of Children With Laboratory-Confirmed COVID-19 in Wuhar
China Nan Ma ら
doi:10.1001/jamaophthalmol.2020.3690
[5446] JAMA August 4, 2020 Changes in the Number of US Patients With Newly Identified Cancer Before and During the Coronavirus Disea:
2019 (COVID-19) Pandemic Harvey W. Kaufman 他 doi:10.1001/jamanetworkopen.2020.17267
[5447] JAMA August 24, 2020 Assessment of Pediatric Outpatient Visits for Notifiable Infectious Diseases in a University Hospital in Beijing
During COVID-19 Zujin Luo 他
[5448] JAMA August 18, 2020 Association of Race With Mortality Among Patients Hospitalized With Coronavirus Disease 2019 (COVID-19)

92 US Hospitals Baligh R. Yehia 他 doi:10.1001/jamanetworkopen.2020.18039

[5449] JAMA September 10, 2020 Racial/Ethnic Variation in Nasal Gene Expression of Transmembrane Serine Protease 2 (TMPRSS2) Supinda Bunyavanich 他 doi:10.1001/jama.2020.17386

[5801] N Engl J Med 2020 Oct 29;383(18):e101.Facial Masking for Covid-19 - Potential for "Variolation" as We Await a Vaccine Monica Gandhi、George W Rutherford DOI: 10.1056/NEJMp2026913

[5802] Science 28 Oct 2020: eabd7728 DOI: 10.1126/science.abd7728 Robust neutralizing antibodies to SARS-CoV-2 infection persist for months Ania Wajnberg 他

[5803] Nature Medicine ¦ VOL 26 ¦ August 2020 ¦ 1200–1204 ¦ Clinical and immunological assessment of asymptomatic SARS-CoV-2 infections Quan-Xin Long 他 https://doi.org/10.1038/s41591-020-0965-6

[5804] Le Bert, N., Tan, A.T., Kunasegaran, K. et al. SARS-CoV-2-specific T cell immunity in cases of COVID-19 and SARS, and uninfected controls. Nature (2020). https://doi.org/10.1038/s41586-020-2550-z 15 July 2020 15 July 2020

[5805] Sette, Alessandro & Crotty, Shane. (2020). Pre-existing immunity to SARS-CoV-2: the knowns and unknowns. Nature Reviews Immunology. 1-2. 10.1038/s41577-020-0389-z. 07 July 2020

[5806] PAI 22 April 2020 Two X-linked agammaglobulinemia patients develop pneumonia as COVID - 19 manifestation but recover Annarosa Soresina
https://doi.org/10.1111/pai.13263

[5807] JAMA July 24, 2020 Presence of Genetic Variants Among Young Men With Severe COVID-19 Caspar I. van der Made 他 doi:10.1001/jama.2020.13719

[5808] Science 07 Aug 2020 Vol. 369, Issue 6504, pp. 706-712 DOI: 10.1126/science.abc3545   Type III interferons disrupt the lung epithelial barrier upon viral recognition Achille Broggi 他

[5809] Science 07 Aug 2020 Vol. 369, Issue 6504, pp. 712-717 DOI: 10.1126/science.abc2061 Type I and III interferons disrupt lung epithelial repair during recovery from viral infection Jack Major 他

[5810] Science 07 Aug 2020 Vol. 369, Issue 6504, pp. 718-724 DOI: 10.1126/science.abc6027 Impaired type I interferon activity and inflammatory responses in severe COVID-19 patients Jérôme Hadjadj 他

[5810b] Science 07 Aug 2020 Vol. 369, Issue 6504, pp. 626-627 DOI: 10.1126/science.abd2208 Interferon responses in viral pneumonias Gary E. Grajales-Reyes, Marco Colonna

[5811] Science 23 Oct 2020: Vol. 370, Issue 6515, eabd4570 Inborn errors of type I IFN immunity in patients with life-threatening COVID-19 Qian Zhang 他 DOI: 10.1126/science.abd4570

[5812] Science 23 Oct 2020: Vol. 370, Issue 6515, eabd4585 Autoantibodies against type I IFNs in patients with life-threatening COVID-19 Paul Bastard 他
DOI: 10.1126/science.abd4585

[5813] Nature 27 July 2020 Longitudinal analyses reveal immunological misfiring in severe COVID-19 Carolina Lucas 他 https://doi.org/10.1038/s41586-020-2588-y

[5814] Nature 584, 345-346 (2020) 17 AUGUST 2020 COVID-19 poses a riddle for the immune system Stanley Perlman doi: 10.1038/d41586-020-02379-1

[5815] Nature 29 July 2020 SARS-CoV-2-reactive T cells in healthy donors and patients with COVID-19 Julian Braun 他 DOI https://doi.org/10.1038/s41586-020-2598-9

[5901] PNAS July 9, 2020 https://doi.org/10.1073/pnas.2008410117 BCG vaccine protection from severe coronavirus disease 2019 (COVID-19) Luis E. Escobar 他

[5902] Immunotargets Ther. 2020; 9: 1–11. 2020 Feb 13. doi: 10.2147/ITT.S202006 Bacillus Calmette-Guérin (BCG) Therapy for Bladder Cancer: An Update Sandra Guallar-Garrido and Esther Julián

[5903] Cell August 31, 2020 ACTIVATE: RANDOMIZED CLINICAL TRIAL OF BCG VACCINATION AGAINST INFECTION IN THE ELDERLY Evangelos J. Giamarellos、Mihai G. Netea 他 DOI:https://doi.org/10.1016/j.cell.2020.08.051

[5904] 医薬品医療機器レギュラトリーサイエンス Vol 2 No,12 p1071-1072 (2011) MMR ワクチン副作用   土井脩 https://www.pmrj.jp/publications/02/pmdrs_column/pmdrs_column_24-42_12.pdf

[5905] mBio June 19, 2020 Could an Unrelated Live Attenuated Vaccine Serve as a Preventive Measure To Dampen Septic Inflammation Associated with COVID-19 Infection? Paul L. Fidel 他   DOI: 10.1128/mBio.00907-20

[5906] Arch Acad Emerg Med. 2020; 8(1): e54. 2020 Apr 21 Cross-Protection Induced by Encephalitis Vaccines against COVID-19 Might be a Reason for Relatively Lower Mortality Rate in Some Countries Shojiro Katoh 他

[51001] Science Jun. 9, 2020 Coronavirus rips through Dutch mink farms, triggering culls to prevent human infections By Martin Enserink

[51002] Science Aug 18, 2020 COVID-19 hits U.S. mink farms after tearing through Europe By Eli Cahan

[51003] Denmark, Ministry of Environment and Food, COVID-19: All mink in Denmark must be culled 5. November 2020 https://en.mfvm.dk/news/news/nyhed/covid-19-all-mink-in-denmark-must-be-culled/

[51004] Science 10 Nov 2020: Transmission of SARS-CoV-2 on mink farms between humans and mink and back to humans Bas B. Oude Munnink (Erasmus MC, Department of Viroscience, WHO collaborating centre for arbovirus and viral hemorrhagic fever Reference and Research Rotterdam, Netherlands.) DOI: 10.1126/science.abe5901

[51005] Preliminary rapport on SARS-CoV-2 spike mutations arising in Danish mink, their spread to humans and neutralization data. SARS-CoV-2 spike mutations arising in Danish mink and their spread to humans Statens Serum Institut, 5 Artillerivej, DK-2300 Copenhagen S DENMARK
https://www.ssi.dk/-/media/arkiv/dk/aktuelt/nyheder/2020/mink-cluster-5-kort-rapport.pdf?la=da

[51006] Nature ¦Vol 587 p340-341¦19 November 2020 COVID MINK ANALYSIS SHOWS MUTATIONS ARE NOT DANGEROUS — YET By Smriti Mallapaty doi: https://doi.org/10.1038/d41586-020-03218-z

[6001] JUNE 12, 2020 THE ORIGINS OF THE COVID-19 GLOBAL PANDEMIC, INCLUDING THE ROLES OF THE CHINESE COMMUNIST PARTY AND THE WORLD HEALTH ORGANIZATION HOUSE FOREIGN AFFAIRS COMMITTEE MINORITY STAFF INTERIM REPORT Lead Republican Michael T. McCaul ONE HUNDRED SIXTEENTH CONGRESS

[6002] Science 31 Jul 2020: Vol. 369, Issue 6503, pp. 487-488 Wuhan coronavirus hunter Shi Zhengli speaks out Jon Cohen DOI: 10.1126/science.369.6503.487

[6003] Scientific American How China's 'Bat Woman' Hunted Down Viruses from SARS to the New Coronavirus By Jane Qiu on June 1, 2020

[6004] Time JULY 10, 2020 WHO Experts in China to Begin Investigation of Coronavirus Origins BY SAM MCNEIL / AP

[6005] Science 02 Oct 2020 Vol. 370, Issue 6512, pp. 20-21 The 'bat man' tackles COVID-19 by Kai Kupferschmidt DOI: 10.1126/science.370.6512.20

[6006] Nature 23 NOVEMBER 2020 Coronaviruses closely related to the pandemic virus discovered in Japan and Cambodia by Smriti Mallapaty
doi: https://doi.org/10.1038/d41586-020-03217-0

[6007] Emerging Infectious Diseases. November 02, 2020 Detection and Characterization of Bat Sarbecovirus Phylogenetically Related to SARS-CoV-2, Japan. 2020;26(12):3025-3029. doi:10.3201/eid2612.203386. Shin Murakami 他 DOI: 10.3201/eid2612.203386

[7201] J Bacteriol 1987 Dec;169(12):5429-33. doi: 10.1128/jb.169.12.5429-5433.1987. Nucleotide sequence of the iap gene, responsible for alkaline phosphatase isozyme conversion in Escherichia coli, and identification of the gene product Y Ishino 1, H Shinagawa, K Makino, M Amemura, A Nakata DOI: 10.1128/jb.169.12.5429-5433.1987
[7202] CELL October 29, 2020 Allele-Specific Chromosome Removal after Cas9 Cleavage in Human Embryos Michael V. Zuccaro 他 DOI:https://doi.org/10.1016/j.cell.2020.10.025
[7202b] Nature 2015 Dec 24; 528(7583):469-71 Genome-editing revolution: My whirlwind year with CRISPR Jennifer Doudna DOI: 10.1038/528469a
[7203] medRxiv September 30, 2020. Direct detection of SARS-CoV-2 using CRISPR-Cas13a and a mobile phone Parinaz Fozouni, 他 doi: https://doi.org/10.1101/2020.09.28.20201947
[7204] 東北大学　2020 年　プレスリリース・研究成果：息を用いた新型コロナ検査法を開発 - 呼気オミックスによる未来型呼気医療への展開 -2020 年 10 月 16 日
　https://www.tohoku.ac.jp/japanese/2020/10/press20201016-03-breathomics.html
[7205] Nature 23 NOVEMBER 2020 Can dogs smell COVID? Here's what the science says by Holly Else Nature 587, 530-531 (2020) doi: https://doi.org/10.1038/d41586-020-03149-9
[7206] BMC Infectious Diseases 23 July 2020 Scent dog identification of samples from COVID-19 patients – a pilot study Paula Jendrny 他 BMC Infect Dis 20, 536 (2020). https://doi.org/10.1186/s12879-020-05281-3
[7301] JAMA July 23, 2020 SARS-CoV-2 Virus Isolated From the Mastoid and Middle Ear　Implications for COVID-19 Precautions During E Surgery Kaitlyn M. Frazier 他 doi:10.1001/jamaoto.2020.1922
[7302] Clinical Infectious Diseases 25 September 2020 Mass screening of asymptomatic persons for SARS-CoV-2 using saliva Isao Yokota、Takanori Teshima 他 https://doi.org/10.1093/cid/ciaa1388

[8101] JAMA Editorial September 2, 2020 Corticosteroids in COVID-19 ARDS Evidence and Hope During the Pandemic Hallie C. Prescott 他 doi:10.1001/jama.2020.16747
[8101] medRxiv Posted May 14, 2020.Early Safety Indicators of COVID-19 Convalescent Plasma in 5,000 Patients Michael Joyner, 他 doi: https://doi.org/10.1101/2020.05.12.20099879
[8102] JAMA　June 3, 2020 doi:10.1001/jama.2020.10044 Effect of Convalescent Plasma Therapy on Time to Clinical Improvement in Patient With Severe and Life-threatening COVID-19 A Randomized Clinical Trial Ling Li, 他
[8103] BMJ 2020; 371 (Published 22 October 2020) Convalescent plasma in the management of moderate covid-19 in adults in India: open labe phase II multicentre randomised controlled trial (PLACID Trial) Anup Agarwal, 他 doi: https://doi.org/10.1136/bmj.m3939
[8104] JAMA June 24, 2020. doi:10.1001/jama.2020.11932 Missed Opportunities on Emergency Remdesivir Use Ameet Sarpatwari, 他
[8105] Press release June 29, 2020 An Open Letter from Daniel O'Day, Chairman & CEO, Gilead Sciences
[8106] JAMA August 21, 2020.Effect of Remdesivir vs Standard Care on Clinical Status at 11 Days in Patients With Moderate COVID-19 A Randomized Clinical Trial Christoph D. Spinner 他 JAMA. doi:10.1001/jama.2020.16349
[8107] Science 06 Nov 2020: Vol. 370, Issue 6517, pp. 642-643 A very, very bad look' for remdesivir by Jon Cohen, Kai Kupferschmidt DOI: 10.1126/science.370.6517.642
[8107] アビガンⓇ錠の催奇形性の可能性について (富士フィルム富山化学株式会社 2018 年 3 月作成 1 - VJ)
[8108] Doi, K., Ikeda, M., Hayase, N. et al. Nafamostat mesylate treatment in combination with favipiravir for patients critically ill with Covid a case series. Crit Care 24, 392 (2020). https://doi.org/10.1186/s13054-020-03078-z 03 July 2020
[8109] Lancet June 16, 2020GM-CSF blockade with mavrilimumab in severe COVID-19 pneumonia and systemic hyperinflammation: a single-centre, prospective cohort study Giacomo De Luca, 他 DOI:https://doi.org/10.1016/S2665-9913(20)30170-3
[8110] JAMA September 10, 2020 Effect of Recombinant Human Granulocyte Colony–Stimulating Factor for Patients With Coronavirus Disea 2019 (COVID-19) and Lymphopenia A Randomized Clinical Trial Lin-ling Cheng 他 doi:10.1001/jamainternmed.2020.5503
[8111] JAMA Invited Commentary September 10, 2020 Immune Stimulation With Recombinant Human Granulocyte Colony–Stimulating Factor for Coronavirus Disease 2019 (COVID-19) Pierre Francois Laterre 他 doi:10.1001/jamainternmed.2020.5503
[8112] JAMA July 22, 2020 Association of Interleukin 7 Immunotherapy With Lymphocyte Counts Among Patients With Severe Coronaviru Disease 2019 (COVID-19) Pierre Francois Laterre 他 doi:10.1001/jamanetworkopen.2020.16485
[8113] J Med Virol :06 April 2020 Tocilizumab treatment in COVID‐19: A single center experience Pan Luo 他 https://doi.org/10.1002/jmv.25801
[8114] Lancet June 24, 2020 Tocilizumab in patients with severe COVID-19: a retrospective cohort study Giovanni Guaraldi, 他 DOI:https://doi.org/10.1016/S2665-9913(20)30173-9
[8115] Nature Reviews Drug Discovery 19, 577 (2020) doi: 10.1038/d41573-020-00141-w
05 AUGUST 2020 Anti-IL-6Rs falter in COVID-19 by Asher Mullard
[8116] JAMA October 20, 2020 Time to Reassess Tocilizumab's Role in COVID-19 Pneumonia Jonathan B. Parr doi:10.1001/jamainternmed.2020.6557
[8117] JAMA June 24, 2020 2020;3(6):e2013136. doi:10.1001/jamanetworkopen.2020.13136　Effect of Colchicine vs Standard Care on Cardiac an Inflammatory Biomarkers and Clinical Outcomes in Patients Hospitalized With Coronavirus Disease 2019 The GRECCO-19 Randomized Clinical Trial Spyridon G. Deftereos 他
[8118] EMBO Mol Med (2020)e12697　https://doi.org/10.15252/emmm.202012697 Mechanism of baricitinib supports artificial intelligence‐predicted testing in COVID‐19 patients Justin Stebbing 他 24 June 2020
[8201] Nat Biotechnol　05 June 2020 Vol38, 789–791 (2020). https://doi.org/10.1038/s41587-020-0577-1 Implications of antibody-dependent enhancement of infection for SARS-CoV-2 countermeasures. Eroshenko, N., Gill, T., Keaveney, M.K. et al.
[8202] Nature 13 July 2020 Vol584, 353–363 (2020). https://doi.org/10.1038/s41586-020-2538-8 A perspective on potential antibody-dependent enhancement of SARS-CoV-2 Ann M. Arvin 他
[8203] JAMA July 14, 2020 An mRNA Vaccine against SARS-CoV-2 — Preliminary Report Lisa A. Jackson 他　DOI: 10.1056/NEJMoa202248
[8204] JAMA July 14, 2020 The Covid-19 Vaccine-Development Multiverse Penny M. Heaton, DOI: 10.1056/NEJMe2025111
[8205] Lancet July 20, 2020 Safety and immunogenicity of the ChAdOx1 nCoV-19 vaccine against SARS-CoV-2: a preliminary report of a pha 1/2, single-blind, randomised controlled trial Pedro M Folegatti 他 DOI:https://doi.org/10.1016/S0140-6736(20)31604-4
[8206] Cell Volume 183, Issue 1, 1 October 2020, Pages 169-184.e13 A Single-Dose Intranasal ChAd Vaccine Protects Upper and Lower Respiratory Tracts against SARS-CoV-2 Ahmed O.Hassan 他
[8207] JAMA. August 13, 2020. doi:10.1001/jama.2020.15543 Effect of an Inactivated Vaccine Against SARS-CoV-2 on Safety and Immunogenicity Outcomes Interim Analysis of 2 Randomized Clinical Trials Shengli Xia 他
[8208] Nature 12 August 2020 Phase 1/2 study of COVID-19 RNA vaccine BNT162b1 in adults Mark J. Mulligan 他 DOI https://doi.org/10.1038/s41586-020-2639-4

[8209] Science Aug. 11, 2020 Russia' s approval of a COVID-19 vaccine is less than meets the press release By Jon Cohen
[8210] Lancet September 04, 2020 Safety and immunogenicity of an rAd26 and rAd5 vector-based heterologous prime-boost COVID-19 vaccine in two formulations: two open, non-randomised phase 1/2 studies from Russia Denis Y Logunov 他 DOI:https://doi.org/10.1016/S0140-6736(20)31866-3
[8211] Nature 15 SEPTEMBER 2020 Researchers highlight ʻquestionable' data in Russian coronavirus vaccine trial results by Alison Abbott doi: 10.1038/d41586-020-02619-4
[8212] NEJM September 2, 2020 Phase 1-2 Trial of a SARS-CoV-2 Recombinant Spike Protein Nanoparticle Vaccine Cheryl Keech 他 DOI: 10.1056/NEJMoa2026920
[8213] medRxiv September 25, 2020 Safety and immunogenicity of the Ad26.COV2.S COVID-19 vaccine candidate: interim results of a phase 1/2a, double-blind, randomized, placebo-controlled trial Jerald Sadoff 他 doi: https://doi.org/10.1101/2020.09.23.20199604
[8231] Ball P. The lightning-fast quest for COVID vaccines - and what it means for other diseases. Nature. 2021;589(7840):16-18. doi:10.1038/d41586-020-03626-1
[8232] Science 08 Jan 2021: Vol. 371, Issue 6525, pp. 109-110 Dosing debates, transparency issues roil vaccine rollouts by Jon Cohen DOI: 10.1126/science.371.6525.109
[8241] Science Dec. 21, 2020 Suspicions grow that nanoparticles in Pfizer' s COVID-19 vaccine trigger rare allergic reactions By Jop de Vrieze doi:10.1126/science.abg2359
[8242] Science Jan 01, 2021: Vol. 371, Issue 6524, pp. 10-11 Pfizer's vaccine raises allergy concerns by Jop de Vrieze DOI: 10.1126/science.371.6524.10
[8243] Yang Q. Jacobs TM, McCallen JD, et al. Analysis of Pre-existing IgG and IgM Antibodies against Polyethylene Glycol (PEG) in the General Population. Anal Chem. 2016;88(23):11804-11812. doi:10.1021/acs.analchem.6b03437
[8244] Povsic TJ, Lawrence MG, Lincoff AM, et al. Pre-existing anti-PEG antibodies are associated with severe immediate allergic reactions to pegnivacogin, a PEGylated aptamer. J Allergy Clin Immunol. 2016;138(6):1712-1715. doi:10.1016/j.jaci.2016.04.058
[8245] Sara S. Nogueira, Anne Schlegel, Konrad Maxeiner, Benjamin Weber, Matthias Barz, Martin A. Schroer, Clement E. Blanchet, Dmitri I. Svergun, Srinivas Ramishetti, Dan Peer, Peter Langguth, Ugur Sahin, and Heinrich Haas Polysarcosine-Functionalized Lipid Nanoparticles for Therapeutic mRNA Delivery ACS Applied Nano Materials 2020 3 (11), 10634-10645 DOI: 10.1021/acsanm.0c01834
[8246] Castells MC, Phillips EJ. Maintaining Safety with SARS-CoV-2 Vaccines. N Engl J Med. 2020 Dec 30. doi: 10.1056/NEJMra2035343.
[8301] JAMA September 14, 2020 Should We Mandate a COVID-19 Vaccine for Children? Douglas J. Opel 他 doi:10.1001/jamapediatrics.2020.3019
[8401] JAMA September 17, 2020 In Vitro Efficacy of a Povidone-Iodine Nasal Antiseptic for Rapid Inactivation of SARS-CoV-2 Samantha Frank 他 doi:10.1001/jamaoto.2020.3053
[8402] J Prosthodont. 2020 Jun 16 : 10.1111/jopr.13209.doi: 10.1111/jopr.13209 Rapid In‐Vitro Inactivation of Severe Acute Respiratory Syndrome Coronavirus 2 (SARS‐CoV‐2) Using Povidone‐Iodine Oral Antiseptic Rinse Avinash S. Bidra 他
[8501] JAMA September 3, 2020 Association of Vitamin D Status and Other Clinical Characteristics With COVID-19 Test Results David O. Meltzer 他 JAMA Netw Open. 2020;3(9):e2019722. doi:10.1001/jamanetworkopen.2020.19722
[8502] The Journal of Clinical Endocrinology & Metabolism, 27 October 2020 Vitamin D Status in Hospitalized Patients With SARS-CoV-2 Infection José L Hernández 他 https://doi.org/10.1210/clinem/dgaa733
[8601] Science Nov. 10, 2020 Can a nose-full of chicken antibodies ward off coronavirus infections? By Jon Cohen doi:10.1126/science.abf6581
[8602] Stanford University HOW THE NASAL DROPS ARE PRODUCED AND HOW THEY CAN PROTECT YOU https://sparkmed.stanford.edu/covid19/

[9101] Science 26 Jun 2020 Vol. 368, Issue 6498, pp. 1438 DOI: 10.1126/science.abc7778 COVID-19's unsustainable waste management Siming You 他
[9102] Science 11 Sep 2020:Vol. 369, Issue 6509, pp. 1314-1315 Accumulation of plastic waste during COVID-19 Tanveer M. Adyel DOI: 10.1126/science.abd9925
[9201] Nature 07 July 2020 The short-term impacts of COVID-19 lockdown on urban air pollution in China Guojun He 他 https://doi.org/10.1038/s41893-020-0581-y
[9202] Science of The Total Environment Volume 739, 15 October 2020, 139864 Changes in U.S. air pollution during the COVID-19 pandemic Jesse D. Berman Keita Ebisu Available online 1 June 2020. https://www.sciencedirect.com/science/article/pii/S0048969720333842#!
[9203] medRxiv. Preprint. 2020 Apr 7. doi: 10.1101/2020.04.05.20054502 Exposure to air pollution and COVID-19 mortality in the United States: A nationwide cross-sectional study Xiao Wu 他
[9204] Allergologia et Immunopathologia 1 July 2020 COVID-19 and air pollution: A dangerous association? IM.Urrutia-Pereira 他 https://doi.org/10.1016/j.aller.2020.05.004
[9205] The Conversation Academic rigour, journalistic flair Air pollution exposure linked to higher COVID-19 cases and deaths – new study July 14, 2020 Matt Cole 他 Professor of Environmental Economics, University of Birmingham
[9206] Environmental Research 12 August 2020. Volume 190, November 2020, 110042 Impact of climate and ambient air pollution on the epidemic growth during COVID-19 outbreak in Japan Kenichi Azuma 他 https://doi.org/10.1016/j.envres.2020.110042
[9207] Cardiovascular Research 26 October 2020 Regional and global contributions of air pollution to risk of death from COVID-19 Andrea Pozzer 他 https://doi.org/10.1093/cvr/cvaa288
[9301] medRxiv June 11, 2020. https://doi.org/10.1101/2020.06.09.20126417.t Identification of SARS-CoV-2 in wastewater in Japan by multiple molecular assays-implication for wastewater-based epidemiology (WBE).Akihiko Hata 他
[9401] medRxiv June 26, 2020 SARS-CoV-2 has been circulating in northern Italy since December 2019: evidence from environmental monitoring Giuseppina La Rosa 他 doi: https://doi.org/10.1101/2020.06.25.20140061
[9402] Infect. Genet. Evol Vol. 83, September (5 May 2020) Emergence of genomic diversity and recurrent mutations in SARS-CoV-2 Lucy van Dorp 他 https://doi.org/10.1016/j.meegid.2020.104351
[9501] The Washington Post Aug 28, 2020 Poop becomes secret weapon to detect COVID-19 cases in dorm, says University of Arizona by Jaclyn Peiser https://nationalpost.com/news/world/poop-becomes-secret-weapon-to-detect-covid-19-cases-in-dorm-says-university-of-arizona
[9601] 経済産業省ホームページ 2020.2.19「東京電力ホールディングス（株）福島第一原子力発電所の廃止措置等に向けた中長期ロードマップ」 https://www.meti.go.jp/earthquake/nuclear/decommissioning.html
[9602] 福島第一原発の「水」問題は本当に八方塞がりか ステークホルダーを交えた本当の協議はまだ尽くされていない 安東量子 NPO 法人福島ダイアログ理事長 https://webronza.asahi.com/national/articles/2019100100006.html?page=2

[9603]　福島第一原発の汚染処理水の海洋放出の知られざるリスク「サンデーモーニング」が指摘した"不都合な真実"水島宏明｜上智大学教授・元日本テレビ「NNN ドキュメント」ディレクター 2020.3/9(月)
https://news.yahoo.co.jp/byline/mizushimahiroaki/20200309-00166801/
[9604]　東京新聞　2020.3.18 汚染水問題の行方は？事故 10 年目の福島第一原発
[9605] 日本海溝・千島海溝沿いの巨大地震モデルの検討について（概要報告）令和 2 年 4 月 21 日 内閣府（防災担当）及び「日本海溝・千島海溝沿いの巨大地震モデルの検討について」(参考図表集) http://www.bousai.go.jp/jishin/nihonkaiko_chishima/model/pdf/sankozuhyou.pdf
[9606] Science 07 Aug 2020: Vol. 369, Issue 6504, pp. 621-622 NUCLEAR WASTE Opening the floodgates at Fukushima Ken O. Buesseler DOI: 10.1126/science.abc1507

[1001] PNAS June 30, 2020 117 (26) 14857-14863;
https://doi.org/10.1073/pnas.2009637117　Identifying airborne transmission as the dominant route for the spread of COVID-19 Renyi Zhang 他
[1002] Lancet June 01, 2020 Physical distancing, face masks, and eye protection to prevent person-to-person transmission of SARS-CoV-2 and COVID-19: a systematic review and meta-analysis　Derek K Chu 他 DOI: https://doi.org/10.1016/S0140-6736(20)31142-9
[1003] JAMA July 14, 2020 Association Between Universal Masking in a Health Care System and SARS-CoV-2 Positivity Among Health Care Workers Xiaowen Wang 他　doi:10.1001/jama.2020.12897
[1004] 東京大学医科学研究所ホームページ　プレスリリース 2020 年 10 月 22 日「新型コロナウイルスの空気伝播に対するマスクの防御効果」
https://www.ims.u-tokyo.ac.jp/imsut/jp/about/press/page_00042.html
[1005] mSphere (2020 年 10 月 21 日) Effectiveness of face masks in preventing airborne transmission of SARS-CoV-2 Hiroshi Ueki, Yoshihiro Kawaoka 他
DOI:10.1128/mSphere.00637-20
https://msphere.asm.org/content/5/5/e00637-20.full
[1006] BMJ 2020;10:e039424.Ability of fabric face mask materials to filter ultrafine particles at coughing velocity doi: 10.1136/bmjopen-2020-039424
http://orcid.org/0000-0002-4748-3957Eugenia O'Kelly1
[1007] JAMA July 9, 2020 School Superintendents Confront COVID-19 There Are No Good Options for Next Year DOI 10.1001/jama.2020.12575 Rita Rubin
[1008] J. Paediatr. Child Health 16 June 2020 To what extent do children transmit SARS - CoV-2 virus? David Isaacs 他
https://doi.org/10.1111/jpc.14937
[1009] Science Jul. 7, 2020 School openings across globe suggest ways to keep coronavirus at bay, despite outbreaks By Jennifer Couzin-Frankel, Gretchen Vogel, Meagan Weiland doi:10.1126/science.abd4107
[1010] JAMA July 29, 2020 Association Between Statewide School Closure and COVID-19 Incidence and Mortality in the US Katherine A. Auger 他　doi:10.1001/jama.2020.14348
[1011] Science 21 Jul 2020: Serial interval of SARS-CoV-2 was shortened over time by nonpharmaceutical interventions Sheikh Taslim Ali 他 DOI: 10.1126/science.abc9004
[1012] Nature (29 OCTOBER 2020) 587, 17 (2020) Why schools probably aren't COVID hotspots by Dyani Lewis doi: https://doi.org/10.1038/d41586-020-02973-3
[1013] Great Barrington Declaration October 4, 2020 https://gbdeclaration.org/
[1014] Lancet October 15, 2020 Scientific consensus on the COVID-19 pandemic: we need to act now Nisreen A Alwan 他 DOI:https://doi.org/10.1016/S0140-6736(20)32153-X
[1015] Lancet SEPTEMBER 19, 2020 A history of herd immunity David Jones, Stefan Helmreich DOI:https://doi.org/10.1016/S0140-6736 (20)31924-3
[1016] JAMA October 19, 2020 Herd Immunity and Implications for SARS-CoV-2 Control
Saad B. Omer 他 doi:10.1001/jama.2020.2089
[1017] Nature (21 OCTOBER 2020) 587, 26-28 (2020) The false promise of herd immunity for COVID-19 by Christie Aschwanden doi: https://doi.org/10.1038/d41586-020-02948-4
[1018] JAMA November 24, 2020 Antibodies, Immunity, and COVID-19 Brad Spellberg 他 doi:10.1001/jamainternmed.2020.7986
[1019] JAMA November 24, 2020 Estimated SARS-CoV-2 Seroprevalence in the US as of September 2020 Kristina L. Bajema 他 doi:10.1001/jamainternmed.2020.7976

[1101] JAMA October 12, 2020 The COVID-19 Pandemic and the $16 Trillion Virus David M. Cutler, Lawrence H. Summers JAMA. 2020;324(15):1495-1496. doi:10.1001/jama.2020.19759

[1201] Johns Hopkins 大学ホームページ：ZERO COVID-19 DEATHS IN VIETNAM July 9, 2020 by Christina Potter
https://www.outbreakobservatory.org/outbreakthursday-1/7/9/2020/zero-covid-19-deaths-in-vietnam
[1202] JAMA July 23, 2020 COVID-19 Response in Lebanon Current Experience and Challenges in a Low-Resource Setting Petra Khoury 他 doi:10.1001/jama.2020.12695
[1203] Science 23 Jul 2020 Evolution and epidemic spread of SARS-CoV-2 in Brazil Darlan S. Candido 他 DOI: 10.1126/science.abd2161
[1204] medRxiv September 21, 2020. COVID-19 herd immunity in the Brazilian Amazon　Lewis F Buss、Ester C Sabino 他 doi: https://doi.org/10.1101/2020.09.16.20194787
[1205] MIT Technology Review September 22, 2020 A city in Brazil where covid-19 ran amok may be a 'sentinel' for the rest of the world by Antonio Regalado
[1206] Lancet July 06, 2020 Prevalence of SARS-CoV-2 in Spain (ENE-COVID): a nationwide, population-based seroepidemiological study Prof Marina Pollán 他
 DOI:https://doi.org/10.1016/S0140-6736(20)31483-5
[1207] JAMA August 24, 2020 Time Course of a Second Outbreak of COVID-19 in Beijing, China, June-July 2020 Zunyou Wu 他、doi:10.1001/jama.2020.15894
[1208] N Engl J Med August 20, 2020; 383:e56　JAMA Successful Elimination of Covid-19 Transmission in New Zealand Michael G. Baker 他 DOI: 10.1056/NEJMc2025203
[1209] Nature 14 AUGUST 2020 584, 336 (2020) We felt we had beaten it' : New Zealand' s race to eliminate the coronavirus again by Dyani Lewis doi: 10.1038/d41586-020-02402-5
[1210] Science 09 Oct 2020 Vol. 370, Issue 6513, pp. 159-163 Sweden's gamble by Gretchen Vogel DOI: 10.1126/science.370.6513.159
[1211] Science Oct. 29, 2020 India' s COVID-19 cases have declined rapidly—but herd immunity is still far away, scientists say By Vaishnavi Chandrashekhar doi:10.1126/science.abf4727
[1212] Science 06 Nov 2020 Vol. 370, Issue 6517, pp. 691-697 Epidemiology and transmission dynamics of COVID-19 in two Indian states Ramanan Laxminarayan 他 DOI: 10.1126/science.abd7672
[1213] Science 06 Nov 2020 Vol. 370, Issue 6517, pp. 663-664 Public health during the pandemic in India Jacob John, Gagandeep Kang DOI:

10.1126/science.abe9707

[1301] Medical Hypotheses 5 August 2020.Vol 144, November 2020, 110160 Apparent difference in fatalities between Central Europe and East Asia due to SARS-COV-2 and COVID-19: Four hypotheses for possible explanation Naoki Yamamoto & Georg Bauer
https://doi.org/10.1016/j.mehy.2020.110160
[1302] J Med Virol. 10 April 2020 2020;1–2. Clinical and demographic characteristics of patients dying from COVID‑19 in Italy vs China Giuseppe Lippi 他
https://doi.org/10.1002/jmv.25860
[1303] Arch Acad Emerg Med. 2020; 8(1): e54 2020 Apr 21.Cross-Protection Induced by Encephalitis Vaccines against COVID-19 Might be a Reason for Relatively Lower Mortality Rate in Some Countries Shojiro Katoh 他

[1401] Science Aug 14, 2020 How will COVID-19 affect the coming flu season? Scientists struggle for clues By Kelly Servick
doi:10.1126/science.abe3374
[1402] JAMA August 14, 2020 doi:10.1001/jama.2020.14661　Influenza in the COVID-19 Era Daniel A. Solomon 他
[1403] JAMA August 14, 2020 doi:10.1001/jama.2020.14772 Seasonal Influenza Vaccination Daniel A. Solomon
[1404] JAMA August 13, 2020 Comparison of Estimated Excess Deaths in New York City During the COVID-19 and 1918 Influenza Pandemics Jeremy Samuel Faust 他 doi:10.1001/jamanetworkopen.2020.17527
[1405] Inflamm Regener 40, 39 (2020). 12 October 2020 Immunopathogenesis of SARS-CoV-2-induced pneumonia: lessons from influenza virus infection. Masaaki Miyazawa https://doi.org/10.1186/s41232-020-00148-1

[1501] JAMA October 12, 2020 Mental Health Disorders Related to COVID-19–Related Deaths Naomi M. Simon 他
JAMA. 2020;324(15):1493-1494. doi:10.1001/jama.2020.19632

著者　略歴

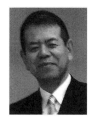

吉成河法吏　1953 年生まれ
東京大学卒業　理学博士（東京大学、生物化学）
第 1 種放射線取扱主任者
旭化成株式会社、Invitrogen 株式会社、神奈川工科大学非常勤講師等
現職：　株式会社道元　代表取締役社長、医療法人　聖友会　本部長代理

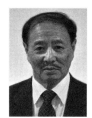

安江博　1949 年生まれ
大阪大学大学院理学研究科卒業　理学博士
愛知県がんセンター　研究所　ウイルス部
農林水産省／筑波大学助教授 (兼任)／厚生労働省　成育医療センター (兼任)
／生物資源研究所
現職：　(株) つくば遺伝子研究所 所長

感染症の脅威
新型コロナとの死闘（PART2）

2021 年 2 月 22 日　初版発行
共著　　吉成河法吏　安江博
装　丁　佐々木秀明
発行者　藤田貴也
発行所　株式会社医薬経済社
　　　　〒103-0023 東京都中央区日本橋本町 4-8-15
　　　　ネオカワイビル 8 階
　　　　電話 03-5204-9070　Fax 03-5204-9073
印刷所　モリモト印刷株式会社

©Yoshinari & Yasue 2021,Printed in Japan
ISBN 978-4-902968-67-5

271